全国高等医学教育课程创新
"十三五"规划教材

供临床、预防、基础、急救、全科医学、口腔、麻醉、影像、卫生法学、药学、检验、护理、法医、生物工程等专业使用

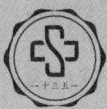

医学伦理学

主　编　刘俊荣　严金海

副主编　陈旻　李德玲　黄雪梅　赖平

编　者　（按姓氏笔画排序）

刘俊荣　广州医科大学

刘瑞琳　中国医科大学

严金海　南方医科大学

李恩昌　温州医科大学

李德玲　首都医科大学

肖　健　南方医科大学

陈　化　南方医科大学

陈　旻　福建医科大学

黄雪梅　遵义医科大学

董园园　中国医科大学

赖　平　湖南医药学院

华中科技大学出版社
http://www.hustp.com
中国·武汉

内 容 简 介

本书是全国高等医学教育课程创新"十三五"规划教材。

本书共 10 章,内容包括伦理学与医学伦理学,医学伦理学规范体系,健康伦理,公共卫生伦理,医疗人际关系伦理,临床诊疗伦理,临终关怀与死亡伦理、医学新技术研究与应用的伦理,医学科研伦理,卫生管理伦理,医学伦理教育、修养与评价。

本书可供临床、预防、基础、急救、全科医学、口腔、麻醉、影像、卫生法学、药学、检验、护理、法医、生物工程等专业使用。

图书在版编目(CIP)数据

医学伦理学/刘俊荣,严金海主编.—武汉:华中科技大学出版社,2019.8 (2024.2重印)
全国高等医学教育课程创新"十三五"规划教材
ISBN 978-7-5680-5568-0

Ⅰ. ①医… Ⅱ. ①刘… ②严… Ⅲ. ①医学伦理学-高等学校-教材 Ⅳ. ①R-052

中国版本图书馆 CIP 数据核字(2019)第 169581 号

医学伦理学　　　　　　　　　　　　　　　　　　　　　　刘俊荣　严金海　主编
Yixue Lunli Xue

策划编辑:周　琳
责任编辑:张　琳　毛晶晶
封面设计:原色设计
责任校对:刘　竣
责任监印:周治超
出版发行:华中科技大学出版社(中国·武汉)　　　电话:(027)81321913
　　　　　武汉市东湖新技术开发区华工科技园　　　邮编:430223
录　排:华中科技大学惠友文印中心
印　刷:武汉市洪林印务有限公司
开　本:880mm×1230mm　1/16
印　张:14
字　数:387 千字
版　次:2024 年 2 月第 1 版第 7 次印刷
定　价:39.00 元

全国高等医学教育课程创新"十三五"规划教材
编委会

网络增值服务使用说明

欢迎使用华中科技大学出版社医学服务网yixue.hustp.com

1.教师使用流程

（1）登录网址：http://yixue.hustp.com（注册时请选择教师用户）

注册 ▶ 登录 ▶ 完善个人信息 ▶ 等待审核

（2）审核通过后，您可以在网站使用以下功能：

管理学生

建立课程　　　　　　布置作业

下载教学资源　　**教师**　　查询学生学习记录等

2.学员使用流程

建议学员在PC端完成注册、登录、完善个人信息的操作。

（1）PC端学员操作步骤

①登录网址：http://yixue.hustp.com（注册时请选择普通用户）

注册　登录　完善个人信息

② 查看课程资源

如有学习码，请在个人中心-学习码验证中先验证，再进行操作。

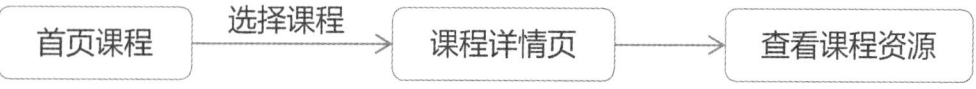

首页课程 —选择课程→ 课程详情页 → 查看课程资源

（2）手机端扫码操作步骤

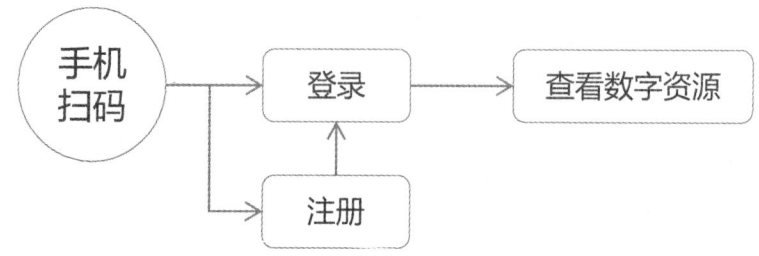

手机扫码 → 登录 → 查看数字资源

注册 → 登录

总序

Zongxu

《国务院办公厅关于深化医教协同进一步推进医学教育改革与发展的意见》指出："医教协同推进医学教育改革与发展，加强医学人才培养，是提高医疗卫生服务水平的基础工程，是深化医药卫生体制改革的重要任务，是推进健康中国建设的重要保障。""始终坚持把医学教育和人才培养摆在卫生与健康事业优先发展的战略地位。"我国把质量提升作为本科教育改革发展的核心任务，发布落实了一系列政策，有效促进了本科教育质量的持续提升。而随着健康中国战略的不断推进，加大了对卫生人才培养支持力度。尤其在遵循医学人才成长规律的基础上，要求不断提高医学青年人才的创新能力和实践能力。

为了更好地适应新形势下人才培养的需求，按照《国务院办公厅关于深化医教协同进一步推进医学教育改革与发展的意见》《国家中长期教育改革和发展规划纲要(2010—2020 年)》《国家中长期人才发展规划纲要(2010—2020 年)》等文件精神要求，进一步出版高质量教材，加强教材建设，充分发挥教材在提高人才培养质量中的基础性作用，培养医学人才。在认真、细致调研的基础上，在教育部相关医学专业专家和部分示范院校领导的指导下，我们组织了全国 50 多所高等医药院校的近 200 位老师编写了这套全国高等医学教育课程创新"十三五"规划教材，并得到了参编院校的大力支持。

本套教材充分反映了各院校的教学改革成果和研究成果，教材编写体系和内容均有所创新，在编写过程中重点突出以下特点：

(1) 教材定位准确，突出实用、适用、够用和创新的"三用一新"的特点。

(2) 教材内容反映最新教学和临床要求，紧密联系最新的教学大纲、临床执业医师资格考试的要求，整合和优化课程体系和内容，贴近岗位的实际需要。

(3) 以强化医学生职业道德、医学人文素养教育和临床实践能力培养为核心，推进医学基础课程与临床课程相结合，转变重理论而轻临床实践、重医学而轻职业道德和人文素养的传统观念，注重培养学生临床思维能力和临床实践操作能力。

(4) 问题式学习(PBL)与临床案例进行结合，通过案例与提问激发学生学习的热情，以学生为中心，利于学生主动学习。

本套教材得到了专家和领导的大力支持与高度关注，我们衷心希望这套教材能在相关课程的教学中发挥积极作用，并得到读者的青睐。我们也相信这套教材在使用过程中，通过教学实践的检验和实际问题的解决，能不断得到改进、完善和提高。

全国高等医学教育课程创新"十三五"规划教材
编写委员会

前言

Qianyan

在人类社会活动中,医学活动具有科学性和人文性的双重属性。一方面,医学是人类将同类个体作为研究、干预对象的活动,有鲜明的科学性的特点;另一方面,医学又是人类对自身的解救活动,闪烁着人性的光辉。正是因为医学活动对象的特殊性,在职业道德体系中,医学道德是从一般道德中分化最早、发展最完善的职业道德体系。如果回顾医学发展历史,人们将发现医学职业道德教育从一开始就是医学职业教育不可分割的一部分。我国古代的《黄帝内经》及古希腊的《希波克拉底誓言》中,都蕴含着丰富的医学伦理思想。随着生命科学技术的进步,医学研究领域的扩展和深化,以及社会体制的变革等,传统的医学伦理道德受到了诸多方面的冲击,发生了震荡和改变,从而对医学伦理学研究和教育提出了新的任务及要求。在这种背景下,学习医学道德及研究其新的发展,进行医学伦理道德教育与训练,具有十分重要的意义。

作为医学与伦理学的交叉学科,医学伦理学教育的目标在于为医学生提供正确的价值导向,树立"以人为本,关怀照顾"的基本理念,培养"医乃仁术"的人道情怀,提高医学生的道德修养,增强其医学伦理决策能力。为了实现这一目标,本书设计了以下的编写原则。

一是传统与现代相结合。医学伦理的理论与实践具有悠久的历史传统,已经形成了相对完善的理论体系,有效指导了医学实践活动。在编写过程中,编写组成员充分吸收了传统医学伦理道德的核心要义。随着时代的改变,道德观念已经或正在发生变化,所以,本书还关注到医学科学技术进步引发的医学伦理新问题、新发展、新方向。

二是理论与实践相结合。从知与行的关系来看,医学职业道德教育的重点不是知的问题,而是行的问题。医学生、医务人员也许能够比较准确地学习和理解医学职业道德的相关知识,但却并不一定能够在实践中很准确、很到位地践行相关的职业行为准则。所以,本书在编写过程中,既重视对理论的阐述,又注重对实践活动的指导与训练。

三是医学与社会相结合。医学活动既影响社会,又受制于社会文化、环境、经济、制度等外部因素。所以本书在多个章节的论述中,紧密结合社会实际问题,从社会大背景的角度讨论医学伦理建设。

本书是在华中科技大学出版社的组织和支持下,由中国医科大学、首都医科大学、南方医科大学、广州医科大学、福建医科大学、遵义医科大学、湖南医药学院等院校从事医学伦理教育与研究的专家学者共同合作编写而成。编写大纲由主编刘俊荣教授拟定,经编委会集体研究确定,撰写分工如下:刘俊荣编写第 1 章,肖健编写第 2 章,陈旻、李恩昌编写第 3 章,严金海编写第 4 章,刘俊荣编写第 5 章,董园园编写第 6 章,陈化编写第 7 章,刘瑞琳编写第 8 章,黄雪梅编写第 9 章,赖平编写第 10 章,李德玲编写第 11 章。全部书稿由主编刘俊荣教授、严金海

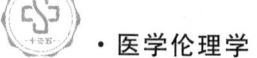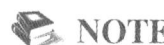

教授统稿、定稿。

本书适合临床、基础、预防、口腔、药学、检验、影像等医学专业及医学相关专业本科生使用，也可用于医疗机构从业人员的医学伦理学教育和培训。

由于时间仓促和编者水平所限，不足之处在所难免。我们由衷地欢迎读者提出宝贵的建议与意见，以便在下一版的编写中予以采纳和修正。谢谢！

编　者

目录

Mulu

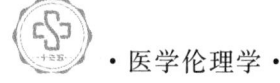

第一章 伦理学与医学伦理学

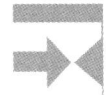

 教学目标

1. 识记:道德、伦理学、医学伦理的内涵;医学伦理学的研究对象和内容。
2. 理解:道德的特征和功能;医学伦理学的基本观点、基本理论、学科属性。
3. 运用:将理论联系实际、案例分析等方法运用到医学伦理学的学习过程中。

引导案例

患者张某,男,67岁,因胃癌行胃癌根治术,遵照医嘱及家属意愿,术后收入 ICU。术后第一天,患者身上留置了气管插管、胃管、腹腔引流管、导尿管等多种管道。患者清醒后,较为烦躁,并多次试图拔除身上的管道。从治疗、护理的需要以及患者的安全考虑,护士小李在征求经治医生的意见后,用宽绷带将患者腕部及膝部进行了适当的约束,以避免各种管道脱落或受阻。但患者对这种约束很反感,大吵大闹,叫嚷护士剥夺了他自主活动的权利,是对其尊严的侵犯。患者的两个女儿在病房外面听见了父亲的叫喊声后,也吵闹起来,谴责护士小李虐待,并表示要投诉。而护士小李认为自己是按照医生的要求去做的,有问题应当找经治医生。

请思考:

1. 从技术的角度看,护士的上述做法有无不妥之处?
2. 如何看待患者及其家属的不满情绪?它反映了什么问题?

医学伦理学是随着人类医学活动的产生而产生的,是研究医学道德关系、医学道德意识、医学道德活动等医学职业道德的科学。学习和研究医学伦理学,养成并实践医学职业道德,对于培育医务人员崇高的道德品质,提高医疗服务质量,调节医疗过程中的人际关系,推动医学科学的发展等方面,具有十分重要的意义。

第一节 伦理学概述

一、伦理学的内涵及其类型

（一）伦理学的内涵

伦理学（ethics）是人类古老的人文学科之一,经苏格拉底、柏拉图、亚里士多德等不同时代、不同国家和地区的伦理学家的研究和发展,以善恶为评价标准、以道德现象为研究客体,是关于道德的起源、本质、作用及其发展规律的科学。它主要以哲学反思的方式对人类社会生活中的道德现象进行思考,是指导人格完善及调节人与人、人与自然关系的行为规范体系,故伦理学又称道德哲学。

在日常生活中,以上论述中的伦理和道德常常混合使用。美国学者莱克在其主编的《生命伦理学百科全书》中曾特别提及,"伦理"(ethic)与"道德"(morality)这两个词常常被相互替换地使用。但是,作为一门科学进行思考,就需要对两个概念做出必要的辨识。

1. 道德的概念、特点及作用　在我国古汉语中,"道"与"德"二字早期是分别出现的,是两个不同的词语。老子的《道德经》就是由《道经》和《德经》两个篇目构成的哲学著作,并非专门研究道德现象的伦理学专著,书名中的"道德"也并非等同于现代的"道德"一词,而仅仅是"道"与"德"两个词并列的联合词组。其中,"道"本指事物运动、变化的规律,后来引申出反映客观规律性的道理、法则、规范等含义。按照规律、规范、原则去做事就可能有所得即为"德",所谓"德者,得也。"东汉学者许慎的《说文解字》中强调"德,外得于人,内得于己也",在此专指人们遵从人伦之道或人伦之理所形成的德行、德性、品德、美德等。"道""德"二字连用成为使用至今的一个词,最早见于春秋战国时期的《荀子》《管子》《庄子》诸书。在《荀子·劝学》中有"故学至乎礼而止矣,夫是之谓道德之极"的著名命题,译成现代汉语,意思是说:学习做人做事,如果一切行为都达到了礼的标准,那么,就进入了道德的最高境界。这表明春秋战国时期,汉语中道德的概念就具有了道德理想、道德规范、道德品质、道德境界等明确而丰富的含义。

在有关道德的定义中,马克思主义伦理学对道德的界定比较全面地揭示了这一概念的内涵,即道德是人们在社会生活实践中形成并由经济基础决定的,用善恶作为评价标准,依靠社会舆论、内心信念和传统习俗为指导的完善人格及调节人与人、人与自然关系的行为规范体系。道德是人们在其社会生活实践中形成的并由经济基础决定的特性,这使得道德具有了不同的类型:依据人们所处主要社会关系,如婚姻家庭关系、社会公共关系、职业关系和人与自然的关系的不同,与此相对应的道德分为婚姻家庭道德、社会公德、职业道德和自然道德;依照不同经济关系性质的演变,道德可划分为原始社会的道德、奴隶社会的道德、封建社会的道德、资本主义社会的道德和共产主义社会的道德(含社会主义社会的道德)。

道德作为一种社会规范,其主要特征表现如下。①阶级性与全民性的统一。一方面,在阶级社会中各个阶级具有不同的道德意识和行为规范,这就是道德的阶级性;另一方面,不同时代或同一时代的不同阶级、不同民族之间也存在着道德的共同性或一致性,这是道德的全民性。道德的阶级性与全民性不是并行、独立的,而是渗入、统一在道德现象之中的。②变动性与稳定性的统一。在不同的历史时代、经济关系、生产力发展水平、文化背景及社会条件下,道德亦有所不同,这就是道德的变动性;道德除了随人类社会的发展而变化外,还有继承性和保守性,这就是道德的稳定性。道德的变动性与稳定性相互蕴含,并行不悖,统一于道德现象之中。③自律性与他律性的统一。道德自律性指个人通过自我道德教育、道德修养、道德评价等方式,将外在的道德原则、规范内化为道德信念,养成道德习惯;道德他律性是指通过外部道德教育、道德影响、客观道德评价标准等形式,提高人们道德素质的过程。在个体道德养成的过程中,道德自律是基础,道德他律是条件,二者缺一不可。④现实性与理想性的统一。任何时代的道德要求均应适应社会的现实需要,不能脱离社会实际,此即道德的现实性;道德现象存在的更为根本的作用是反思现实的不完善,引导人们追求更加完美的生活,实现人格完善,此即道德的理想性。道德源于生活,高于生活,现实性与理想性统一于道德整体之中。⑤协调性与进取性的统一。道德调节人与人、人与自然的关系,达到人们之间和睦相处、社会安定和保持生态平衡的目的,此为道德的协调性;道德激励人们改造主观世界和客观世界,使自身和社会更加完善并日趋达到理想的境界,此为道德的进取性。协调中有进取,进取中也要求协调,两者互为统一。

道德的作用主要表现在以下几个方面：①认识功能。道德是引导人们追求至善的良师,凭借道德判断、道德标准和道德理想等特有形式,道德促使人们正确认识自身与他人、社会的关系以及对他人应承担的责任或义务,正确认识社会生活中的道德原则、规范,理解生活的意义,从而正确地选择自己的行为和生活道路。正如恩格斯在《反杜林论》中指出:人们自觉地或不自觉地,归根到底总是从他们阶级地位所依据的实际关系中吸取自己的道德观念。社会是由许多个人相互作用、相互需要、相互合作、相互交换形成的共同体,作为个体既有独立自主的一面,又有相互依赖的一面,道德有助于我们更好地理解社会生活的基本特性,激发实践道德要求的自觉性。②调节功能。道德是社会矛盾的调节器,使人与人之间、人与社会之间、人与自然之间的关系臻于完善与和谐。社会是由不同的阶级、阶层、集团、个人构成,它们有着合作、协调的一面。但是,因所处的位置、社会成熟性、实际利益等差异,会出现不协调的状态,这就需要一种更灵活、更有效、时时处处都能起监督作用的调节机制,这种调节机制就是道德。它通过对人的思想和行为进行灵活的、内在的、自觉的引导和监督,协调各种利益冲突,保障社会良性秩序,达到调节人与人、人与社会、人与自然的关系的效果,以使个人利益与社会利益协调一致,保持人类生存环境动态平衡。③教育功能。作为生命个体的人,首先得生存,其次是发展,最后才是享用,因此必须使个体获得生存素养、发展素养和享用素养。道德可以影响社会舆论,引导社会风尚,树立道德典型和理想人格,培养人们的道德意识、行为和品质,树立正确的义务、荣誉、正义和幸福等观念,使受教育者成为思想纯洁、理想高尚的人,达到提高其道德境界的功效。④评价功能。道德是人以评价来把握现实的一种方式,它是通过把周围社会现象判断为善与恶而实现的。道德通过善恶观念来能动地反映社会现实,从而使人们认识道德必然性和各种利益关系,了解个人在社会中的地位和应负的责任等。不同的道德价值会形成不同的道德判断。⑤平衡功能。道德能够通过评价、命令、指导、激励、惩罚等方式来平衡社会关系,使道德关系逐步由实有向应有过渡。在社会生活中,道德功能的发挥与政治、法律、文艺、宗教等其他社会因素功能的发挥是密切联系、相辅相成的。道德不仅调节人与人之间的关系,而且能教育人们从社会的全局利益和长远利益出发,平衡人与自然之间的正常关系。

2.伦理的概念 与道德概念的历史发展情形一样,在古汉语中"伦"与"理"两个字最早也是分别使用的,各为单独的两个词语。"伦"本义为辈分、人伦;"理"本义为玉石的纹理。"伦""理"二字连用成为一个词语,始见于《礼记·乐记》中"乐者,通伦理者也。"《说文解字》的解释告诉我们:伦,辈也,即人与人相处的规矩;伦理即人伦之理,也就是调整人伦关系的条理、道理、准则。

在西方,"道德"(morality)一词源于拉丁文的"mores",原意为风俗、习俗、性格,后引申为道德规范、行为品质、善恶评价等。"伦理"(ethics)一词源于希腊语的"ethos",早在古希腊《荷马史诗》中就出现过,原义为公共场所和驻地,后来专指一个民族特有的生活惯例,与汉语的"风尚""习俗"相当,再引申为性格、品格、品质和德性等含义。可见,在西方先民的词语中,道德与伦理所描述的生活现象相同,含义也并无本质差异,只是用法上有所不同。

德国古典哲学家黑格尔认为:道德的主要环节是我的识见、我的意图,在这里,主观的方面,我对于善的意见,是压倒一切的,而伦理的东西不像善那样是抽象的,而是强烈的、现实的。道德侧重于反映人们求善的个人实践,而伦理则侧重于反映人们求善的社会理念。道德更多地与个体联系在一起,而伦理更多地与国家和社会联系在一起。道德的部分日渐私人化,而伦理的部分日益地趋同法律化。道德是善的理想形式,而伦理则是善在现实社会生活中的展现,具体化为普遍的道德规范或道德规范系统,以不同的方式规定在某些社会场景中应该如何行动或应该做什么等。相较于道德,伦理具有某种更强的约束性。但无论是道德概念,还是伦理范畴,实际上都是以善为追求目标,关注人作为理性的存在者所具有的主动性、能动性是如何可能的问题。

鉴于此,本书将道德与伦理既加以区别,又适当并用。一方面,考虑到医学生主要处于学习成才阶段,已经积累了相当多的社会道德生活感受和经验,并以实习等方式参与到了医德实践之中,为认识和把握医德生活的真谛,特别需要从感性认识提升到理性认识,所以,书中道德与伦理两个概念适当并用。另一方面,以医学伦理素质及其培养为逻辑起点,更多地使用了伦理这一概念,在坚持理论与实践相结合的基础上突出和强化医学伦理理性的培养,为医学生在个人未来职业生涯中的医德实践奠定理论基础。

(二)伦理学的类型

中外学者从伦理学的研究方法、主要研究内容等不同视角,对伦理学进行了不同的分类。英国哲学家、伦理学家乔治·爱德华·摩尔在《伦理学原理》一书中,将伦理学划分为实践的、行动的伦理学(规范伦理学)与分析的伦理学(元伦理学)。中国伦理学家周中之将伦理学分为两大类,即规范伦理学(应用伦理学)与非规范伦理学(描述伦理学、元伦理学);而王海明则将伦理学分为三类,即元伦理学、规范伦理学、美德伦理学。本书主要就规范伦理学、元伦理学、描述伦理学和美德伦理学加以介绍。

1. 规范伦理学(normative ethics) 它主要关乎道德对错的标准,阐明道德的原则、规范和范畴,探究道德规范产生、发展、变化的历史必然性,论证道德规范体系的结构和职能,致力于揭示、发展和证明有可能指导人们的行为、行动和决定的基本道德原则,从事实出发,给实际生活以伦理上的指导,认为道德要调整人与人之间的关系,就必须依靠各种规范,以节制人们的欲望。规范伦理学一直是伦理学的代表、主体或核心。20世纪上半叶,规范伦理学曾一度衰落。20世纪60年代以来,以美国伦理学家约翰·罗尔斯《正义论》一书的出版为标志,规范伦理学在西方复兴。在当代,规范伦理学又分为一般规范伦理学与应用规范伦理学两类。

2. 元伦理学(meta-ethics) 它主要致力于伦理学学科本身的研究,即致力于伦理学的性质、道德概念、道德逻辑分析和道德判断等问题的研究,而不制定道德规范和价值标准,并且对任何道德规范、价值都采取中立的立场。因其学说是以逻辑和语言学的方法来分析道德概念、判断性质和意义,研究伦理词语、句子的功能和用法,强调伦理学的研究应当对善、恶等道德语言进行分析,故又被称为分析伦理学或价值论直觉主义。元伦理学的典型代表人物是英国伦理学家乔治·爱德华·摩尔。摩尔的元伦理学曾一度风靡英美国家,20世纪六七十年代,随着各种社会伦理与道德问题的出现,元伦理学无力应对,受到越来越多的抨击和批判,继而衰落。

3. 描述伦理学(descriptive ethics) 这是伦理学的一个特殊分支或派别。其主要是用描述和归纳的方法对社会道德进行经验或事实研究的理论与方法。描述伦理学对道德现象的研究既不涉及行为的善恶及其标准,也不谋求制定行为的准则或规范,只是依据其特有的学科立场和方法对道德现象进行经验性描述和再现。因其主要研究不同社会、文化中的道德主张、规范和实践,研究历史和现实中实际存在的和曾经存在的道德的实践样式和理论样式,研究各种道德样式存在的方式及其具体内容,研究道德样式存在的社会背景材料,从而发现有关人类行为、态度的重要事实,其所处理的问题主要是某一个社会或文化实际上在实行何种道德规范或具有何种道德实践,因此,又称记述伦理学。描述伦理学主要有两个分支,即道德社会学与道德心理学。最早对此进行专门研究的有英国哲学家赫伯特·斯宾塞等。

4. 美德伦理学(virtue ethics) 它是以人类个体或群体的道德品格和伦理德性为其基本研究主旨,旨在通过具体体现在某些特殊人类个体或社会群体的行为实践之中的卓越优异的道德品质,揭示人类作为道德存在所可能或者应该达成的美德成就或道德境界的伦理学派别。美德伦理学是以行为主体及其品德、美德为中心研究内容的伦理学,它并非不关注道德伦理规范的建构和论证,而是更强调在提出和论证道德伦理规范之前,必须首先确认我们依此制定这些道德伦理规范的具体历史语境和文化语境,用现代西方美德伦理学复兴的代表人物、著名伦理学家阿拉斯代尔·查莫斯·麦金泰尔的话来说,就是在制定和论证诸如"正义""合理性"一类的道德伦理原则之前,必须首先弄清楚"谁之正义""何种合理性"的问题。

在中国伦理学家万俊人看来,现代美德伦理学具有以下特征:其一,现代美德伦理学强调特殊道德共同体的文化多样性和差异性,强调个体对所属特殊文化共同体的文化认同和目的论的价值承诺,进而推出各种道德伦理谱系之间的相对独特性和它们相互间的"不可通约性"。其二,基于对文化或道德共同体之独特性的先在确认,美德伦理学坚持各种形式的文化或共同体之道德文化传统的特殊性和多样性,因而在总体上坚持所谓"多元文化论"或"文化多元论";坚持道德文化传统和历史叙事之于所谓"普遍理性"的优先性,甚至根本不承认有所谓"普遍理性"和"普遍原则"。其三,现代美德伦理学仍然秉承古希腊美德伦理学,尤其是亚里士多德式的美德伦理学传统,坚持保留道德与人性之间的某种内在关联以及古老的"道德目的论",强调道德伦理的责任主体、个人的内在道德目的之于其言行的重要的价值引导意义,以及个人的道德资质、伦理身份等天然的或内在的人格因素对于个人道德伦理实践的密切而复杂的价值关系,而不只是注重责任分配本身,不是直接指向个人的权利诉求,也不是简单地寻求个人的社会化身份及其制度化确认。

在上述四种类型的现代伦理学中,描述伦理学与元伦理学为规范伦理学与美德伦理学提供了研究基础和方法,而它们又都必须依赖规范伦理学与美德伦理学提供的理论指导,最终由美德伦理学体现人自身的完善。总之,四者相辅相成、相得益彰,成为帮助人们全面把握道德生活的伦理学学说体系的完整架构。

二、伦理学的研究对象

伦理学作为道德哲学,是以道德现象为其研究对象的。道德现象即"有关善恶是非的现象",并不是所有的行为都适于道德判断,人们只对"有意识的生物的行为"进行道德判断。道德现象同政治、法律、文化等一样,都是由经济基础决定的,同属于上层建筑,这是道德现象的一般本质。恩格斯认为:一切以往的道德论归根到底都是当时的社会经济状况的产物。由此可见,一定的社会的道德是在一定的社会经济条件下产生的,任何道德原则和规范都是以社会经济关系中所表现的利益关系为内容的,社会经济关系的性质决定道德的性质,有什么样的经济关系,就有什么样的道德体系。

道德现象是人与人、人与社会、人与自然之间的道德关系的反映,主要包括道德意识现象、道德规范现象和道德活动现象三个方面。道德意识现象是指道德主体在实践活动中产生的道德观念、道德情感和道德信念,也称道德理论,主要阐明道德的对象、作用和特点,以及道德的起源、本质和发展规律,研究历史上古今中外各个社会、各个阶段的道德现象及其内容,揭示道德的特点及其与相关学科的关系等。道德规范现象指在一定社会政治经济条件下,指导和评价道德主体的行为、调节道德关系所应该遵守的道德范畴、原则和规范。道德活动现象指人们按照一定的善恶观念进行的道德评价、道德教育和道德修养,也称为道德实践。道德现象主要研究将道德理论转化为道德实践的条件,以及进行道德教育和提高道德修养的正确途径和方法,从而提高道德主体的道德水平。

作为一种社会现象,道德现象的特殊本质在于其特殊规范性和实践精神:特殊规范性表明其不同于政治、法律规范,而是一种非制度化、内化的规范,不使用强制性手段为自己的实现开辟道路;实践精神表明其不同于科学、艺术等精神,是以指导人类行为为目的,对具体的实践有指导或规范作用,能够变为人们改造世界的实际行动的特殊的社会意识。道德现象的存在,一方面旨在促进人的发展以达到人格完善;另一方面则是统治阶级维持社会秩序、保护社会成员利益、保障生产力和社会协调发展及巩固经济基础、保持社会安定的工具。

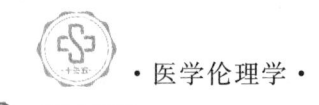
三、伦理学的基本理论

人们在进行道德判断时,依据行动者的行为动机,或其行为可能或实际产生的结果,或行为者本身的道德品质,形成了伦理学的基本理论,即义务论、效果论和美德论。

(一)义务论

义务论(deontology)又称道义论,是关于道德义务与道德责任的伦理学理论,它以道德义务与道德责任为中心,主要探讨人应该做什么、不应该做什么,即人应该遵守怎样的道德规范,并对人的行为动机和意向进行研究,以保证人的行为合乎道德。它强调对某一行为的善恶评价与行为的后果无关,主要看它是否符合规定了义务的伦理道德原则与规范。坚持行为动机的重要性,认为其作为一种内心意向,动机本身不能根据行为后果来判断。如医生为了救治患者可能会对患者造成一定的伤害后果,但这并不能否定医生善的救人动机。事实上,义务论思想在医学领域自古就有,古希腊希波克拉底的《希波克拉底誓言》,中国古代孙思邈的《大医精诚》、陈实功的《外科正宗·医家五戒十要》,以及世界医学会的《日内瓦协议法》和我国的《医疗机构从业人员行为规范》等,都属于义务论的范畴。

义务论是古老的伦理学理论之一。孟子认为"父子有亲,君臣有义,夫妇有别,长幼有序,朋友有信"。在此基础上,儒家提出了中国的基本道德义务与规范体系,并在中国漫长的封建社会中占有统治地位。例如,汉代董仲舒概括的"三纲五常"道德规范体系:三纲为"君为臣纲,父为子纲,夫为妻纲",五常为"仁、义、礼、智、信"。德国古典哲学大师康德依据经验和主观感觉寻找道德标准,提出了不包含任何经验内容的纯粹形式的道德体系,主张"道德源自理性而不是经验,义务不是来自人性或所处环境,而是来自纯粹推理"。一个行为之所以是符合道德的,并不是因为它引起或产生好的结果或者它能达到所追求的目标,只有出于义务的行为才是道德的。如果以各种偏好作为行为的动机,是不道德的,所以道德的行为就是为了尽自己的义务而去做应当的事情。康德认为先有道德法则,后有善恶概念。他主张按照既定的道德法则行动,提出了"为义务而义务""人是目的而不仅仅是手段"的绝对道德准则,强调决定行为善或恶的依据是先天的道德法则,善恶与人的苦乐感觉、利益无关。道德原则不以个体的经验事实为标准(趋乐避苦、幸福享乐),而以人类群体的普遍有效的"立法形式"(义务责任)为"律令"。康德的"只问动机,不管效果"的伦理学理论,是既没有预定目的,又不考虑效果的"纯粹"义务论。

义务论有行为义务论(act-deontology)与规则义务论(rule-deontology)之别:前者主张不存在普遍的道德规则,人们在某一特殊情况下所做出的决定是基于自己的良心、直觉和信念的,故又称义务直觉主义;后者主张作为道德唯一基础的规则是存在的,判定行为的善恶、正误,要视它是否符合伦理原则或规范,遵循规则的行为就是道德的,与行为结果无关。

(二)效果论

效果论(consequentialism)又称后果论、功利论、目的论,主张以行动者的行为所产生的可能或实际效果作为道德价值的基础或评价标准。它认为确定道德规范的目的是调整人们之间的利益关系,以使道德行为取得好的行为价值效用。价值效用是后果论的核心概念。所谓价值效用,就是客体对主体需要的满足,是客体所具有的满足主体需要的一种属性。客体有利于满足主体需要的属性,是正价值效用;客体不利于满足主体需要的属性,是负价值效用。功利论是效果论的最典型代表,该理论认为,判定人的行为在伦理上善恶、正误的标准是要看行为的效用如何,其主要代表人物是英国哲学家杰里米·边沁与约翰·斯图亚特·密尔。他们通过系统、严格的论证确立了功利论伦理学理论体系,成为"功利主义之父"。边沁以人人都具有"趋乐避苦"的本性作为其功利主义伦理学理论的论证始点,主张所谓"善或好的东西"就是那些能够最大限度促进人的快乐和减少痛苦的行为或事物,提出"最大多数人的最大幸福"原则。密尔对边沁的功利主义进行了修正和批判,强调快乐不仅有量的区别也有质的区别,不仅有肉体感官上的快乐还有精神上的追求,而且后者较前者更为高尚。功利论在其发展过程中,又演化出行为功利主义(act utilitarianism)与规则功利主义(rule utilitarianism)两种主要类型:前者将效用原则直接应用于特定的主体行为,主张行为的道德价值必须根据最后的实际效果来评价,道德判断只应以具体情况下的个人行为的经验效果为标准;后者认为人类的行为具有某种共同特性,某些共同准则必然带来最佳的后果,所以道德判断应以它是否符合能够带来最佳效果的道德规则为标准。

功利论的发展对公益论(theory of public interest)的形成起到推动作用,公益论就是一种强调以社会公众利益为原则,主张社会公益与个人健康利益相统一的伦理学理论。公益思想古已有之,而马克思伦理学使公益论获得新的发展。公益论主张人们在进行道德评价时,应当从社会、人类和后代的利益出发,从整体和长远角度来评价人们的行为,只有符合人类的整体利益和长远利益的行为才是道德的。

对效果论的批评主要集中在两个方面:其一,效果是难以定量和计算的,也是难以预测的。种种不同的后果和效用如何能还原为一个单位进行计算呢? 其二,有可能导致社会不公正。如果我们选择一个我们认为能导致"最大多数人的最大幸福"的行为,那么对没有从这种行为中受益的处于弱势地位的少数人就是不公正的了。

(三)美德论

美德论(virtue ethics)源自古希腊,苏格拉底最早提出"美德即知识"的观点,亚里士多德构建了较完整的美德论理论体系。中国的儒家伦理尤其强调美德的养成,提出"君子""贤人"以至"圣人"等道德完人的概念。

美德论又称德性论或品德论,其主要研究作为人所应该具备的品德、品格等。具体而言,德性论或美德论探讨什么是道德上的完人,即道德完人所具备的品质,以及告诉人们如何成为道德上的完人。美德论所关注的不是"我应该做什么",而是"我应该是哪一种人"或"如果我想生活得好,那么我应该如何实现"。美德论以行为者为中心而不是以人的行为为中心。美德论从行为者的内在特质、动机、良心而非义务或功利的概念来评价人们行为的道德价值,其目的在于描述一定文化或社会中受到推崇或敬重的道德品质。中国古代儒家提倡"礼、义、仁、智、信"的五常之道;古希腊哲学家主张"智慧、公正、勇敢和节制"乃人之美德等。不同时代、不同国家和民族都保留了许多传统美德,尽管其内容不尽相同,但仁慈、诚实、廉洁、公平、进取等这些传统美德,经过世代验证已成为人们社会生活中共同的行为准则或规范。美德论在指导人们"首先成为一个有同情心、令人尊敬和值得信赖的生命",并提醒人类在其生命中某些不需要理由但极其重要的价值方面有着不可忽视的作用。

美德论强调人应该具有良好的道德品质,养成良好的美德。但是,什么是"良好的"? 其评价标准是什么? 传授什么样的知识、什么样的品质才有助于人们树立良好的美德? 良好道德品质的养成离不开优良的道德规范,伦理学必须有提出道德规范的理论——义务论。义务论通过"义务与责任"的形式,提出道德规范体系,这些规范反映了人类对道德生活的认识,为人们解决道德难题提供了依据和标准,使人们能够有"矩"可循。但义务论提出的这些道德规范本身源于何处? 道德规范的合理性如何得到辩护? 这一系列的问题提示我们,义务论与美德论一样,不能独立成为伦理学的完整体系,必有确定、论证、辩护道德规范的理论——后果论。后果论把行为的效用作为制定道德规范的依据。道德规范通过约束人们的社会行为,使其产生好的后果。所以,根据后果论可以对责任、义务进行论证和辩护,形成道德规范体系,遵循这些道德规范体系,才有可能促成行为者道德品质的形成,达到美德论的要求。但后果论对

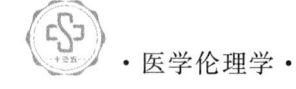

知识链接 1

什么是最大功利、如何评价不同个体功利需求的大小等问题,至今尚无统一的答案。因此,不同的伦理学理论需要相互补充、相互吸纳、相互支撑,只有这样才能对现实生活的道德现象予以更加全面的理论阐释。

第二节 医学伦理学概述

一、医学伦理学的内涵及学科属性

医学伦理学(medical ethics)是指以医学道德(以下简称医德)现象为研究对象的一门科学,是一般伦理学原理和基本原则在医疗实践中的具体应用,即运用一般伦理学原理、理论、范畴、原则等来分析和解决医学实践、医学科学发展中的人与人之间、医学与社会之间、医学与生态学之间的道德问题而形成的学说体系。就其概念演变而言,医学伦理学来源于医德学,即关于医务人员职业道德的本质和发展规律的科学。当今的医学伦理学中,仍以医务人员的职业道德为其主要研究内容,但已绝不仅仅限于医务人员的职业道德。当代医学科学领域中提出的诸多伦理问题,如器官移植、辅助生殖技术、克隆技术、基因工程等新技术中的伦理道德问题,都是医学伦理学的研究内容。同时,就其研究和适用的对象来说,当今的医学伦理学也不仅仅限于医务人员,还包括与医学事业有关的其他工作人员,如从事卫生政策及卫生行政工作的管理人员、涉及人的生物医学研究的科研人员、从事药品生产经营的医药人员等。

医学伦理学是医学与伦理学相互交叉的新兴学科,属于规范伦理学的范畴,其所处理的问题不仅涉及自然科学,还关乎社会与人的问题。因此,医学伦理学不仅与其他学科有着密切的联系,而且医学伦理学的研究也必须以多种学科为基础。医学伦理学与生命科学、决策科学、行为科学等学科的关系十分密切,生命科学是医学伦理学问题的主要来源,是生命决策科学的一部分,而行为科学的研究成果是医学伦理学深入研究的基础;哲学、法学、心理学和社会学等学科则是医学伦理学的学科基础:一直以来,医学伦理学是哲学的一部分或一个分支,而心理学、社会科学的研究方法和成果使医学伦理学研究更接近于现实。医学伦理学与卫生法学的关系则最为紧密,二者在内容上相互吸收,在功能上相互补充,共同调节医学实践中的各种人际关系,维护广大人民的健康利益和社会秩序。

二、医学伦理学的历史发展

在中西方的社会文化传承中,医学伦理学基本上历经了医德学、医学伦理学和生命伦理学三个历史发展阶段:医德学关注医生应有的美德及对待患者的正当态度;医学伦理学关注变化了的医患关系、医生对患者的责任,规范不断发展的医院和医生职业行为;生命伦理学则更多地关注当代生物医学技术发展与应用中的伦理问题,是迅速发展的生物医学对传统医学道德价值观念挑战的结果。

(一)西方医学伦理学的历史发展

古希腊时期的医生希波克拉底,既是西方"医学之父",也是西方医德的奠基人。《希波克拉底全集》中的很多篇章都论及医生的医德,而《希波克拉底誓言》则是专门论述医德的文献,其中提出的不伤害原则、患者利益原则、保密原则已成为西方传统医德的核心。该文献被视为西方医学道德规范的典范,对后世影响较大。古罗马时期的名医盖伦则指出:作为医生,不可能一方面赚钱,一方面从事伟大的艺术——医学,明确强调了医学职业的利他性。

中世纪的西方,其医德带有浓厚的宗教色彩,宗教机构通过建立具有医疗性质的收容院来救助贫病的人群。这一方面推动了医学的发展,另一方面也部分地彰显了医学的利他主义要义。文艺复兴运动后,医疗卫生事业不断社会化,宗教思想势弱而人道主义思想日盛,德国医生胡弗兰德的《胡弗兰德医德十二箴》,提出了医学应秉持救死扶伤、治病救人的观点。1803年英国爱丁堡医生托马斯·帕茨瓦尔出版了《医学伦理学》一书,标志着传统医德学向近现代医学伦理学的转变。1847年美国医学会(AMA)为加入本会的医生制定了从业伦理准则。1864年8月瑞士、法国、比利时、葡萄牙等12个国家在日内瓦签署了《日内瓦公约》,该公约曾两度修改与补充,是现代医学人道主义的首次规范性表述,它规定了医生在行医中的中立地位、伤病军人不论国籍均应受到接待和照顾的权利等。

当代生物医学的进步,一方面增强了医务人员的知识和能力,另一方面也带来了大量的医学伦理难题。为迎接新的挑战,1969年美国的著名学术机构海斯廷斯中心成立,1971年6月该中心出版了其学术研究成果《海斯廷斯报告》,其宗旨是"促进对医疗和医学科学领域的社会伦理问题进行深刻而全面的反思"。《海斯廷斯报告》成为西方医学伦理学学术界的重要期刊。1971年,美国学者波特在《生命伦理学:通往未来的桥梁》一书中首创了"生命伦理学"(bioethics)一词。1978年,美国肯尼迪伦理学研究所出版的《生命伦理学百科全书》根据道德价值和原则对生命伦理学进行了如下定义:生命伦理学是对"生命科学和卫生保健领域内人类行为进行系统研究"的一门科学。由此,医学伦理学的研究范围由医学职业扩大到整个卫生保健领域,由维护个体生命健康扩展到维护所有生命存在。相较于医学伦理学,生命伦理学的任务更广泛而复杂,并推动医学伦理学进入一个崭新的阶段。1992年10月5日至7日,荷兰健康理事会在鹿特丹成立了世界生命伦理学协会,并其后每两年召开一届世界生命伦理学大会,来自世界各国从事医学伦理学和生命伦理学教学和研究的学者,借助此平台实现了相互交流并制订了共同发展的目标。20世纪90年代,海斯廷斯中心又倡议并组织了对"医学目的"的大讨论,反思现代医学中存在的伦理和哲学问题。2002年,美国内科学基金、美国医师学院基金和欧洲内科医学联盟共同发起和倡议,在《美国内科医学年刊》《柳叶刀》杂志上首次发表了《新世纪医师职业精神——医师宣言》,指出医生职业精神是医学与社会达成承诺的基础,医学职业的本质要求将患者的利益置于医生的利益之上,要求制定并维护关于能力和正直的标准。医学界和社会必须清楚地认识到在变化的时代,虽然医疗的实施与实践具有很大的差异,但共同的宗旨仍然凸显出来,并形成了患者利益至上、患者自主、社会公平等现代医生的三项基本原则及对患者诚实、为患者保密、和患者保持适当关系、提高医疗质量、对有限的资源进行公平分配、通过解决利益冲突而维护信任等一系列明确的职业责任。该宣言已被36个国家和地区的120个国际医学组织认可并签署,成为引导现代医学职业发展的风向标。

(二)我国医学伦理学的历史发展

我国古代虽没有系统的医德学著作,但一些名医大多在其医学著作中对医德问题有较为丰富的论述。东汉时期的张仲景在《伤寒杂病论》中提出医生应"精研术"与"知人爱人"的观点,并特别批评了当时医界存在的不道德行径;晋代杨泉在《物理论》中指出:夫医者,非仁爱之士不可托也;非聪明理达不可任也;非廉洁淳良不可信。隋唐时期杰出医学家孙思邈著有《千金要方》,提出人命至重,有贵千金,一方济之,德逾于此。此观点凸显了医学职业的特殊道德价值,《大医精诚》是我国古代医学伦理思想形成的重要标志。宋代张杲著《医说》,其中有"医以救人为心"篇;林逋在《省心录》中提出无恒德者,不可以为医。明代龚信的《古今医鉴》、龚廷贤的《万病回春》、陈实功的《外科正宗》、李梴的《医学入门》等医学著作中都提出了具体的行医规范和医生应遵循的伦理准则;清代喻昌的《医门法律》中把医德在诊断和治疗中的作用予以论述,明确提出医生在诊治中应遵守的执业规范;清代张璐在其《张氏医通》中强调了医生对习俗风尚应有的态度。

16世纪以来,西方传教士陆续进入中国,传教士以"医务传教"的形式将西方医学带进中国。西方医学不仅改变了中医在社会中的地位,也推动了医学伦理学在中国的发展。1915年,由伍连德发起并成立了中华医学会,出版了《中华医学杂志》,在学会的宗旨中鲜明地提出了"尊重医德医权"的观点。1926年,《中国医学》刊登中华医学会制定的《医学伦理学法典》,其中涉及对一般医疗行为的论述,并论及经验不足的中国医生和经验丰富的外国护士之间的关系,这在20世纪早期全世界的医德规范中是少有的,体现了当时中国所特有的医学伦理观。此法典还明确规定:医生的职责应是人道主义的,而非谋取经济利益。这表明中国近代医学伦理学已开始与国际上的近代医学伦理学接轨。1932年,上海的《时事新报》刊登了"医师公会医师信条",制定了医生对自己、对患者、对同道、对公众之信条。1932年,宋国宾的《医业伦理学》出版,该书以传统的"仁""义"道德观为基础,同时也吸收了近代西方医学伦理学的理论思想,对医生人格、医患关系、同业关系、医社关系等进行了阐述。1935年,《广济医刊》刊登了"药师信条"。1939年,毛泽东发表了《纪念白求恩》,对医务人员的医德教育发挥了极大的作用。1941年,毛泽东在延安为当时的中国医科大学题词,提出了"救死扶伤,实行革命的人道主义"号召。1949年通过的《中国人民政治协商会议共同纲领》第四十八条,提出了"提倡国民体育,推广医药卫生事业,并注意保护母亲、婴儿和儿童的健康"的任务。1952年,我国政府提出了卫生工作应"面向工农兵,预防为主,团结中西医,卫生工作与群众运动相结合"的四大方针。1954年9月,我国第一部宪法明确规定了保护人民群众健康的权利,确立劳动者有权享受休息、休养、治疗和福利设施。从1950年起,我国政府就组织力量防治严重危害人民健康和生命的疾病,在控制传染病(如霍乱、鼠疫、性病、血吸虫病等)和在防治常见病、多发病、地方病普查普治等方面取得了可喜的成绩。1965年,我国政府提出"把医疗卫生工作重点放到农村去",农村卫生队伍迅速扩大,涌现出数以百万计的亦农亦医的医疗保健人员,这些遍布城乡工矿企业的群众性卫生队伍,活跃在基层,实施现场初级救护,普及卫生保健知识,宣传计划生育,有力地保障和促进了广大人民的身体健康。

"文革"期间,医学伦理学的学术研究和教育处于停滞状态,社会主义的医学人道主义精神也受到了严重影响。改革开放为医学伦理学发展和复兴带来了生机和活力。20世纪80年代加强了对传统医德学的研究,召开学术研讨会,出版了医德学论著,颁布了医德规范,医学伦理学研究和教育得以重建,其主要的历史性标志如下。①学术研究的开端。1981年6月,《医学与哲学》编辑部、中华医学会上海分会和上海自然辩证法研究会在上海联合召开了第一次全国医学伦理道德学术讨论会,成为我国医学伦理学研究的开端。会议涉及研究医学伦理学的意义、研究对象、任务与范畴、医生道德规范、医德评价与传统继承等诸多领域,开启了"文革"后我国医学伦理学研究的先河。此后召开的全国医德学术讨论会对医学伦理学当时的状况和时代特点逐步深入地进行了探讨。1986年召开的第四次全国医德学术讨论会确立了"义务、公益与价值及其在改革和医学科学发展中的实践"的主题,重点研究医学伦理学的理论与观念。②学术组织的组建。1988年召开的全国医学伦理学学术会议上成立了中华医学会医学伦理学分会,这是我国医学伦理学建设的一件大事,使我国医学伦理学的研究和发展规范化。这段时期,一些省市也成立了医学伦理学研究会,如1987年成立的上海市医学伦理学会,1989年成立的湖北省医学伦理学研究会等。③学术刊物的出版。1980年《医学与哲学》杂志创刊,这是中国科学技术协会主管、中国自然辩证法研究会主办的国家级学术期刊,该刊较早地对医德问题加以关注并刊登了大量医学伦理方面的研究成果。1988年,西安交通大学主办了《中国医学伦理学》杂志,这是我国首次创建也是目前唯一的一本以医学伦理学、生命伦理学为主要内容的专业刊物。④医德规范的出台。随着医学伦理学的研究发展和现实应用的扩大,关于医德的规范也开始形成。1981年国家卫生部颁布了《中华人民共和国医院工作人员守则和医德规范》,1982制定了《医院工作制度》《医院工作人员职责》,1988年颁布了《医务人员医德规范及实施办法》,标志着我国社会主义医学道德规范的形成。然而总体来说,这一阶段的医学伦理学研究还仅仅停留在理论研究的层次,更多的是借鉴和学习西方国家伦理学研究,国内实践和案例尚比较缺乏。

20世纪90年代后,中国的医学伦理学作为一个学科基本形成并在理论上趋于完善和成熟,开始更多地面向医疗实践,将医学伦理学思想融入具体实践中,如临床伦理、知情同意、医患关系、安乐死、脑死亡、器官移植伦理、辅助生殖伦理等成为研究的热点。在组织建设方面,继中华医学会医学伦理学分会成立以后,各省市也纷纷成立了医学伦理学分会或学会,部分社团也开始重视医学人文包括医学伦理学分支组织的建立,如中国医院协会、中国医师协会等均设立了相应的专业委员会,这有力地推动了全国医学伦理学研究有组织、有系统地展开。2000年国家卫生部成立了卫生部医学伦理专家委员会,目前大多省级卫生行政主管部门也相继成立了医学伦理学专家委员会,开展涉及人的生物医学研究的医疗机构也成立了机构伦理委员会,这标志着全国性医学伦理学组织机构建设的有秩序展开。而且,目前除《医学与哲学》《中国医学伦理学》外,出现了越来越多的刊物,如《医学与社会》《中华医院管理杂志》《中国卫生事业管理》《中国医院管理》,诸多高校学报也开始关注医学伦理学的发展与研究,大大拓宽了医学伦理学的研究平台。此外,各级各类医学伦理学、生命伦理学学术会议如中华医学会医学伦理学分会学术年会、全国生命伦理学学术会议年会等的定期召开,极大地丰富和促进了医学伦理学学科的发展及学术研究的进步。

在政策和文件规范建设方面,国家先后颁布了《基因工程安全管理办法》(1993)、《人类遗传资源管理暂行办法》(1998)、《中华人民共和国执业医师法》(1998)、《人胚胎干细胞研究伦理指导原则》《人类辅助生殖技术和人类精子库伦理原则》(2003)、《人体器官移植条例》(2007)、《医疗技术临床应用管理办法》(2009)、《医疗卫生机构开展临床研究项目管理办法》(2014)、《干细胞临床研究管理办法(试行)》(2015)、《涉及人的生物医学研究伦理审查办法》(2016)、《关于深化审评审批制度改革鼓励药品医疗器械创新的意见》(2017)等,这一系列政策文件对规范医学生的医学伦理教育、开展生物医学研究等提出了明确的要求和指引。

在医学伦理学教育方面,1983年出版的《医德学概论》成为中华人民共和国成立后的第一本医学伦理学教材。全国医德学术讨论会也提出倡议,在全国医学院校开设医学伦理学课程,并就开展医德教育中的一些问题、教材编写等进行研究和讨论。此后,部分院校开设了医学伦理学课程并设立了医学伦理学教研室,开始进行医学伦理学教育教学工作。随着医学伦理学课程的开设,各种版本的医学伦理学教材也日益丰富,并且国家级规划教材也逐渐将医学伦理学归入其中,人民卫生出版社、高等教育出版社等分别出版了国家级的医学伦理学规划教材,对于加强高校的医学伦理学教育教学发挥了积极的作用。按照《中华人民共和国执业医师法》,医师实行资格准入制度,从2000年开始在医师资格考试中明确将医学伦理学列为必考内容,国家医学考试中心制定了医师资格考试医学伦理学考试大纲和应试指南,从而为医学伦理学教育的规范化提供了教学指引,也增加了医学生学习医学伦理学的积极性和主动性,加强了教育教学效果。经过多年的建设,高校的医学伦理学课程也取得了可喜的成绩,大多院校已将该课程作为医学类专业学生的必修课,并且针对不同的医学类专业开设了各具特色的课程,如生命伦理学、药物伦理学、护理伦理学等。同时,部分高校的医学伦理学课程先后被评为国家级、省级精品资源共享课并成为视频公开课、MOOC等,设立了医学伦理学、生命伦理学研究中心,在强化课程建设的同时也促进了医学伦理学学科的发展。

三、医学伦理学的研究对象与内容

(一)医学伦理学的研究对象

医学伦理学以医学实践中的道德现象为其研究对象,包括医学道德意识现象、医学道德规范现象和医学道德实践现象,并以医学道德关系为重点,具体来说,其主要研究医学职业中的四种基本道德关系。

1. 医方与患方的关系 在医疗活动中,医方与患方的关系即医患关系是医疗人际关系的核心,也是医学伦理学的主要研究对象。医患关系的和谐既是医疗行为顺利开展的基础,也是医疗实践活动的目的,更是医疗质量的重要保障。医患关系问题,如医患关系与一般人际关系相比有哪些特征、医患关系的实质是什么、医患之间主要有哪些交往模式、在医患交往中各自有什么样的权利和义务、影响医患和谐的因素有哪些、如何构建和谐的医患关系等,都需要从伦理学的视角加以研究和解释。

2. 医务人员之间的关系 从广义上说,医务人员之间的关系即医际关系,包括医生与医生,医生与护士,医生与医技人员、卫生行政人员、后勤服务人员等之间的关系,而不仅仅是卫生技术人员之间的关系。在现代医学背景下,由于医学专业分工越来越细,而且各专业之间的联系日益密切,这就要求不同的医务人员之间必须相互支持、相互尊重、团结协作,杜绝专业偏见和歧视,从专业分工、专业合作的角度密切配合,共同实现为患者生命健康服务的医学宗旨。这些需要从伦理学的层面对当前的医际关系加以研究和剖析,弄清当前存在的主要问题、不同医务人员之间交往时需要遵循的伦理要求等问题。

3. 医务人员与社会的关系 医学是不同于纯粹的自然科学的一种社会建制,它与人类的生存延续、生活质量、生命尊严等有着更加密切的关系。作为医学职业整体组成部分的医务人员,其医疗行为直接影响着卫生资源的利用效率,影响着卫生资源配置的社会公平正义,影响着家庭、社会的稳定与和谐。医务人员有义务促进人类的健康发展,做好疾病的预防和控制,提高人们的生存质量,减少疾病的发生。这些需要对医务人员在确保患者利益的同时,如何平衡患者与他人、家庭、社会的利益,如何充分地履行其社会责任、做到公正公平等问题加以研究。

4. 医务人员与医学科学的关系 20世纪后半叶,生物医学得到了迅速发展,医学新技术在临床上得以广泛应用,同时带来了新的伦理和道德难题:如在涉及人的生物医学研究中,如何处理受试者利益与科学利益、社会利益的关系,如何确保受试者能够做到真正的自主参与,如何将医学试验可能给受试者带来的医疗风险降至最低,如何保护受试者的个人隐私等;在人类辅助生殖技术的临床应用中,如何将保护患者利益与后代利益、家庭利益、社会利益进行平衡,如何处理剩余配子、胚胎等人体细胞或组织等。在基因诊断与治疗、器官移植、干细胞研究、生殖性克隆等医学技术的研究和应用中,也都存在着许许多多有待加以研究的伦理问题。医学拥有了巨大的力量,医务人员将如何使用这把双刃剑,是医学伦理学将医务人员与医学科学发展的关系作为主要研究对象的根本原因。

(二)医学伦理学的研究内容

医学伦理学不同于医德学,其研究内容不但包括医务人员的职业道德,而且包括医学道德现象所涉及的一切伦理问题,主要如下。

1. 医德理论 在我国,医德理论应以马克思主义伦理学为指导,主要阐明医德的对象、作用、特点、起源、本质和发展规律,研究历史上古今中外各个社会、各个阶级的医德现象及其内容,揭示医德的阶级性和继承性等特点,以及医学伦理学与医学模式转变、卫生事业发展、其他学科的关系等,继承祖国优秀医德精华,克服各种落后的、消极的医德影响,树立和发扬社会主义医德新风尚。

2. 医德规范 其主要阐述医德的基本范畴、基本原则和基本规范,以及临床诊疗、公共卫生、医学科研等医疗实践中具体的伦理要求,告诫医务人员什么样的医德行为是善的,什么样的医德行为是恶的,使其自觉地选择符合医德规范的医德行为。

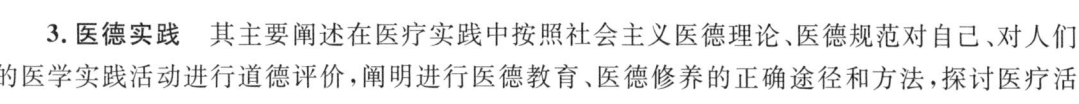
3. 医德实践 其主要阐述在医疗实践中按照社会主义医德理论、医德规范对自己、对人们的医学实践活动进行道德评价,阐明进行医德教育、医德修养的正确途径和方法,探讨医疗活动的伦理难题,进行伦理论证和解答。

四、医学伦理学的基本理念

医学伦理学的基本理念是渗透于医学职业和医学实践中的人们对健康与生死问题的基本伦理思想和价值观念。它包括健康观、生命观、死亡观、医学人道观等,树立正确的生命观、健康观、死亡观和医学人道观,不仅是对医务人员的道德要求,也是做一个合格公民应具备的基本道德素质。

(一)生命观

本书所谈到的生命,主要是就人的生命而言的。而生命观是指人们对待人的生命的基本看法和观点。从伦理学上看,在人类历史发展过程中,人们对生命的认识主要有以下几种基本观点:生命神圣论、生命质量论和生命价值论、生命统一论等。

生命神圣论认为,人的生命不可侵犯且具有至高无上的神圣性,任何时候、任何阶段的人类生命都具有同样的神圣性,应给予同样的保护和尊重。我国古代传统的伦理观念认为"人命至重,有贵千金""身体发肤,受之父母,不敢毁伤,孝之始也",古希腊的毕达哥拉斯提出"生命是神圣的,我们不能结束自己和别人的生命"。生命神圣论充分强调了生命的神圣性,把生命置于绝对不可侵犯的地位,认为在任何情况下保存、延长人的生命都是善的。根据生命神圣论,医务人员应当遵照某种既定的原则或某种固有的正当性去行动,把医生的义务作为绝对的要求提出,把道德的价值理所当然地作为适用于一切人的预设前提,而不引用任何价值理论。该理论认为医生对患者承担着健康的绝对责任,只要你是一名医生,就要无条件地为患者服务,而不要求考虑行为的后果及行为对自己和社会的利害关系。要求医务人员在医疗实践中应无条件地挽救或延长患者的生命,即使明知无医治的希望也要不惜一切代价地去抢救,否则就没有履行自己的职责,是对生命的亵渎和蔑视。《希波克拉底誓言》《胡弗兰德医德十二篇》及孙思邈的《大医精诚》等经典文献,都是以义务论为核心的。《胡弗兰德医德十二篇》告诫医生即便患者病入膏肓、无药救治时,还应该维持他的生命,解除当时的痛苦,尽医生的义务;当医生不能救治患者时也应该去安慰患者,要争取延长患者的生命,哪怕是很短的时间,这是作为一个医生应有的表现。生命神圣论虽然有助于捍卫生命的尊严,维护患者的生存权利,但却忽视了生命的质量,必然导致对生命数量的片面追求。同时,也不利于医学研究的开展,限制了对人体的解剖研究。盖伦的医学理论之所以存在诸多的错误,其重要的原因之一就在于缺乏对人体的解剖分析,他关于人体结构的许多论述,都是通过对动物的解剖推演而来的。

20世纪以来,随着生物医学技术的发展,人们不但能够更有效地诊断、治疗和预防疾病,而且能够操控生育模式和生育行为,极大地冲击了传统的生命道德观念,生命神圣论开始动摇。同时,起搏器、呼吸机等先进设备的使用,可以人工地维持生命,推迟死亡。但这种人工的推迟死亡又必然造成卫生资源无意义的消耗和社会负担的剧增,从而产生了坚持生命神圣论与后果论、功利论的矛盾。当社会中维持的生命数量超过了维持他们所需要的资源时,生命质量问题必然凸显出来,生命质量论也由此得以强化。所谓生命质量是就个体的躯体性、心理性及认知能力等方面而言的,生命质量论主张以生命质量的优劣来确定生命存在有无必要,认为只有具备一定质量、符合一定标准的生命才是值得保存和保护的。有学者提出,生命质量可有三个标准,即主要质量标准、根本质量标准、操作质量标准,只有符合一定质量标准的人或患者才有得到治疗的必要和意义。按照这种思想,临床医生在考虑治疗方案时,应首先努力提高患者的生命质量,并力争最好的生命质量,对于不符合特定生命质量标准的患者可以放弃或不予治疗,如无脑儿、植物人等。生命质量论在伦理上体现了功利主义思想,按照这种标准,医务人员的目标应是提高患者的生命质量,只要是有助于实现这一目标的行为就是善的和道德的。由于对不符合生命质量标准的人进行治疗不能给其增添快乐和幸福,无助于减少其痛苦,因此放弃或不予治疗的行为是善的。生命质量论从功利主义出发,强调了效果而轻视了动机,重视了个人利益而轻视了社会利益,无法解决卫生资源短缺的情况下个人与个人、个人与社会之间的利益矛盾。

医学的目的首先是促进健康,并不是无限延长生命或征服疾病和死亡。如果说生命质量论强调了生命对于生命个体自身的价值,那么生命价值论则更多地强调了生命个体对于他人和社会的价值。生命价值论主张以生命的价值来衡量生命存在的意义,强调生命对他人、对社会、对人类的贡献。与生命神圣论及生命质量论不同,它关注的主体不是患者个体的生命,而是患者个体的生命对他人和社会的意义,这种观点与公益论思想相一致。1973年,在美国召开的保护健康和变化中的价值讨论会上,乔治城大学人类生殖和生物伦理研究所所长在医学伦理学领域首次提出了公益论。公益论所要探讨的是如何通过使特殊的医疗手段(如优生、羊水穿刺等)使有限的卫生资源得到更合理的分配和使用,更符合大多数人的利益。现代医学已经突破了传统伦理中医生与患者之间的线性义务关系,而发展成为医生与患者、医生与社会等多重性质的契约关系。医疗活动已成为一种广泛的社会性事业,它不但涉及医生与患者,而且与他人、社会密切相关。这就要求医务人员在医疗活动中不仅要考虑患者当前的利益,还必须考虑人类整体和后代的社会公益。因此,公益论的提出反映了当代生物医学技术发展的客观要求,进一步揭示了生命神圣论的局限性,对于促进生命伦理道德和生物医学技术的健康发展具有重要的意义。但是,由于公益论把医务工作的重心放在了集体公益,势必忽视患者的个人利益,从而不利于贯彻"患者利益至上"的医疗思想,最终可能为追求虚幻的集体公益而影响患者个体的现实利益。因此,它至多是一种美好的理想框架,不可能引导人们走出当代生命伦理问题的困境。

随着器官移植、死亡标准、安乐死等问题的讨论,人们深深地认识到:无论是生命神圣论,还是生命质量论和生命价值论,都不能完满地适应现代生物医学技术发展的客观要求,难以说明具体工作中的伦理难题。现代生命道德主张生命神圣、生命质量及生命价值有机统一,故又可称为生命统一论。生命神圣的意义在于生命的质量和价值,毫无价值、质量低劣的生命,就不可能是神圣的。因此,生命的质量和价值是生命神圣的基础。而对生命神圣性的敬畏又是捍卫生命质量和价值的内在动因,否则,仅仅以质量和价值来衡量人的生命,有可能把人降低到一般动物的水平,甚至会导致不可想象的后果。在坚持生命神圣论的基础上,不断地提高生命质量,执着地追求生命价值,是现代生命伦理的核心。

现代生命伦理的理论基础既不能在义务论中寻找,也不能从后果论和公益论中推出,它与集体主义精神不谋而合,是集体主义原则在生命道德领域的扩展和延伸。德国伦理学家伦克在《当代的哲学、伦理学和人的技术活动》一书中指出,那种完全针对个人道德义务的伦理学,必须加以扩大,使它成为一切时代的,特别是未来的以及那些集体行动的人们的伦理学。首先,现代生命伦理突破了传统生命伦理中医生只对其面前的患者负责的一医一患关系,在强调患者利益的同时也兼顾集体和社会的公益,体现了生命价值论的要求,与集体主义原则中"集体利益至上"的精神相一致。而且,当代医学伦理所遇到的优生、器官移植、基因工程、堕胎、严重残障新生儿的处置等问题,也只有本着这一原则处理,才能有益于医学科学的进步,有益于人类自身。其次,现代生命伦理在考虑集体利益之时,并非无视患者的个人利益,它反对虚幻的集体利益,不是粗暴地、简单地以牺牲个别患者的生命为代价去换取多数人的潜在利益,体现了生命神圣的宗旨,与集体主义原则中"保障个人利益"的精神相一致。再次,当患者个人利益与集体利益发生冲突时,它既不是盲目地要求个人利益无条件地服从集体利益,也不是简单地以牺牲集体利益来确保个人利益,而是将"生命质量"作为二者取舍的标准。当患者具有或者治疗后可能具有较高的生命质量时,要求从生命神圣论出发,以牺牲集体的部分利益来确保患者个人的现实利益。当患者的生命质量极低甚至已无生命价值时,就应当以牺牲患者的即失利益而保障集体的现实利益。

现代生命伦理之所以能够顺应生物医学技术发展的时代要求,摆脱原有的伦理难题,其关键在于它把患者"个人"看作"社会的人",强调了个人的社会性。无论生命神圣论,还是生命质量论都把患者个人当作了"抽象的人",忽视了人的社会性。生命神圣论无视患者个人的疾病治疗过程对他人和社会的影响,要求医生不惜一切代价进行医治直至死亡;生命质量论从人的自然性出发仅看到了高质量的生命个体对其自身存在的意义,忘却了作为低质量生命存在的某些患者对家人和社会所发挥的精神激励价值;生命价值论只看到了患者个体的工具性价值,而忽视了其存在的目的性价值,把个人当作为他人和社会服务的工具,从而陷入了利他主义。只有现代生命伦理从人的自然属性和社会属性相统一的辩证立场出发,实现了生命神圣、生命质量与生命价值的有机统一,从而成为科学的生命伦理观。

（二）健康观

健康观是人们关于什么是健康、健康责任、健康价值、健康影响因素等问题的基本看法和态度。1948年世界卫生组织（WHO）首先提出了包含人类生物属性和社会属性的健康概念,即健康不仅是人体免于疾病和衰弱,还是保持体格方面、精神方面和社会方面的完美状态。1978年9月,在通过的《阿拉木图宣言》重申:健康不仅仅是没有疾病或病痛,而且包括身体、心理和社会方面的完好状态。1989年,WHO根据现代社会人们的状况,提出将道德因素引进健康范畴,从而认为人的健康包括身体健康、心理健康、社会适应良好和道德健康四个方面。健康概念作为一个整体,是以道德健康为统帅、生理健康为基础的,心理健康及社会适应全面发展的有机整体。从健康的内涵不难看出,影响健康的因素有生物因素、精神心理因素、社会因素以及人们的道德因素。不道德和存在道德缺陷的行为必然会导致行为者精神紧张、恐惧、焦虑、内疚等不良心态,从而影响其本人的健康。世界卫生组织对影响健康的因素总结如下:健康＝60％生活方式＋15％遗传因素＋10％社会因素＋8％医疗因素＋7％气候因素。长期以来,我国广大卫生与健康工作者弘扬"敬佑生命、救死扶伤、甘于奉献、大爱无疆"的精神,全心全意为人民服务,特别是在面对重大传染病威胁、抗击重大自然灾害时,广大卫生与健康工作者临危不惧、义无反顾、勇往直前、舍己救人,赢得了全社会的赞誉。但是,维护健康不仅是医学界的责任,还需要医学界与国际社会、各国政府、每一个民众及其他社会主体的共同努力,坚持"人人为健康,健康为人人"的健康道德基本原则。

健康是促进人的全面发展的必然要求,是经济社会发展的基础条件,是民族昌盛和国家富强的重要标志,也是广大人民群众的共同追求。习近平总书记在全国卫生与健康大会上强调:没有全民健康,就没有全面小康。要把人民健康放在优先发展的战略地位,以普及健康生活、优化健康服务、完善健康保障、建设健康环境、发展健康产业为重点,加快推进健康中国建设,全方位、全周期地保障人民健康,为实现"两个一百年"奋斗目标、实现中华民族伟大复兴的中国梦打下坚实健康的基础。当前,由于工业化、城镇化、人口老龄化,以及疾病谱、生态环境、生活方式的不断变化,我国仍然面临多重疾病威胁并存、多种健康影响因素交织的复杂局面,我们既面对着发达国家存在的卫生与健康问题,也面对着发展中国家存在的卫生与健康问题。如果这些问题不能得到有效解决,必然会严重影响人民健康,制约经济发展,影响社会的和谐稳定。在推进健康中国建设的过程中,我们必须坚持中国特色卫生与健康发展道路,坚持正确的卫生与健康工作方针,以基层为重点,以改革创新为动力,预防为主,中西医并重,将健康融入所有政策,人民共建共享。要坚持基本医疗卫生事业的公益性,不断完善制度、扩展服务、提高质量,让广大人民群众享有公平可及、系统连续的预防、治疗、康复、健康促进等健康服务。要坚持提高医疗卫生服务质量和水平,让全体人民公平获得。要坚定不移地贯彻预防为主的方针,坚持防治结合、联防联控、群防群控,努力为人民群众提供全生命周期的卫生与健康服务。要重视重大疾病防控,优化防治策略,最大限度地降低人群患病率。要重视少年儿童健康,全面加强幼儿园、中小学的卫生与健康工作,加强健康知识宣传力度,提高学生主动防病意识,有针对性地实施贫困地区学生营养餐或营养包行动,保障生长发育。要重视重点人群健康,保障妇幼健康,为老年人提供连续的健康管理服务和医疗服务,努力实现残疾人"人人享有康复服务"的目标,关注流动人口健康问题,深入实施健康扶贫工程。要倡导健康文明的生活方式,树立大卫生、大健康的观念,把以治病为中心转变为以人民健康为中心,建立健全健康教育体系,提升全民健康素养,推动全民健身和全民健康深度融合。要加大心理健康问题基础性研究,做好心理健康知识和心理疾病科普工作,规范发展心理治疗、心理咨询等心理健康服务。

总之,健康是人类繁衍、生存发展的基础,是确保生产力中最活跃、最重要因素的先决条件,需要政府、公众、社会的积极参与,共建共享。

(三)死亡观

死亡观是人们关于什么是死亡、如何面对死亡,以及如何看待安乐死、脑死亡等死亡问题的基本观点和态度。死亡究竟是什么?古希腊哲学家毕达哥拉斯从宗教和唯心主义立场出发,提出并论证了灵魂轮回转世说,断言"死亡是灵魂与躯体的暂时分离";赫拉克利特则认为"死亡就是我们醒时所看到的一切",认为人的死亡和自然万物的灭亡一样,是一种自然的合乎规律的现象,是人所固有的自然属性;德谟克利特则从朴素的原子论出发,主张"死亡是自然之身的解体",是组成人的自然躯体的诸多原子团的分离和崩解;柏拉图认为"死亡是灵魂从身体的开释",是灵魂净化的根本途径;海德格尔从存在主义出发,主张"死亡是此在的最本己的可能性",是"小我"超越"大我"、"个体"超越"群体"的途径;而萨特看来,死亡是一种双面的"雅努斯",是对生命的外在化,"是一个偶然的事实";黑格尔坚持死亡就是一种"扬弃",是精神的自我和解。在我国哲学史上,庄子认为"死生,命也";荀子认为"死,人之终也";韩非子认为"生尽之谓死";王充认为"死者,生之效";张载认为"死者,气之'游散'也"。可见,死亡的哲学内涵极其丰富,不一而足。如果考虑到其他学科及社会因素,对死亡的界定则更为复杂。如:从生物学角度来看,死亡就是生命活动的终止,是机体完整性的解体;从社会学角度来看,死亡可分为社会死亡、知识死亡和生物死亡等形式;从医学角度来看,死亡可分为濒死期、临终死亡期和生物学死亡期等。

生与死是一个问题的两个方面,二者不能分离。对死亡的判断是以判断者所持有的关于"生"的理解为前提的,一个患者被判断为是死还是活,这取决于我们对生与死的理解。而在理解生与死的概念时,社会、宗教、政治、伦理等因素起着十分重要的作用,不同文化、不同宗教持有不同的生死观。科学的死亡观是科学认识死亡、理性对待死亡、全面界定死亡标准的重要基础,对死亡概念的理解直接影响着死亡标准的界定,同时,也影响着人们对待人生和死亡的态度,影响着人们处理生死问题的方式。

(四)人道观

人道观是关于人生和为人之道的基本观点,简而言之就是应当把人当作人来对待的基本观念。在我国古代哲学中,人道观是相对于天道观而言的,所谓天道观即关于世界本原的根本观点,它是先秦哲学关注的一个重要问题。随着西周时期"以德配天"思想的形成和西周末期的疑天思潮的蔓延,兴起了注重人事的观念。孔子提出了以"爱人"和"克己复礼"为中心内容的仁的学说;墨子主张"爱无差等",提倡"兼相爱,交相利"的人道观;孟子在孔子"仁"的学说的基础上提出"仁者,人也",发展了"仁者爱人"的人道观。在孟子看来,人与动物的区别在于人有道德,人生来就有恻隐、羞恶、辞让、是非之心,于是产生仁、义、礼、智四种最基本的价值观念。医学人道观古已有之,其主要内容包括尊重患者的生命、尊重患者的人格、平等地对待患者、尊重患者的生命价值,其中尊重患者的生命价值是医学人道主义最基本的或最根本的思想,尊重患者的平等的医疗保健权利是医学人道观的基本主张和重要目标。医学人道观要求医务人员应当尽量排除非医疗因素(如政治、经济、文化、宗教)的干扰,珍重生命,尊重人的价值和权利,尽力救治患者,让每个患者都能够得到人道、平等的对待。

知识链接 2

第三节 学习医学伦理学的意义和方法

一、学习医学伦理学的意义

(一)学习医学伦理学是提高医学生综合素质的需要

医学生的综合素质包括政治素质、科学素质、身心素质和道德素质等方面。其中,道德素质既是医学生自身完善的重要方面,又是政治素质、科学素质、心理素质完善的必要条件。政治素质、科学素质和心理素质的完善往往都伴有良好的道德素质,其他素质的完善又会促进良好道德品质的形成。道德素质的完善是在深刻理解社会公德、认识道德本质的基础上,逐渐培养起来的。第一,需要提高医学生的道德认识,建立道德情感,形成道德意志和信念,进而净化医学生道德良心,进行道德的自我评价。第二,通过医学道德修养,达到职业上的"慎独"境界。提高医学生的综合素质是未来提高医疗质量的基础,也是医学人才成长的必要条件。因此,有志在医学事业做出贡献和成才的医学生,都应该培养自己高尚的医学道德。

(二)学习医学伦理学有利于实现技术与伦理的统一,提高医疗服务质量

医学是艺术,不是纯粹的技术,其对象不是冰冷的自然存在物而是有思想、有感情的人。患者需要的不只是医务人员的精良技术,还需要医务人员的关怀照顾和高度的责任感。学习医学伦理学及对其精神的深入领悟,有利于培养医务人员的责任感,实现技术与伦理的统一,更好地进行医学决策,充分发挥医疗技术的作用,维护医学职业的权威性,提高医疗质量等。如果忽视伦理的作用,不仅医疗质量难以提高,甚至可能会使医务人员误入歧途。大量的医学实践表明,提高医务人员的医德水平,增强其责任心是提高医疗服务质量的前提和保证。

(三)学习医学伦理学有利于医务人员解决医德难题及促进医学科学的发展

生物医学技术是一把双刃剑,医学如何能在给患者和社会带来更多福利的同时尽量减少伤害,减少其可能带来的社会伦理问题,如何对患者隐瞒信息或不保守秘密能够得到伦理上的辩护,如何对预后不良的患者进行病情告知等,这些问题都需要给予高度的伦理关注。否则,不仅会破坏医患关系的和谐,也会影响医学的进步与发展,甚至会导致人类灾难。医学伦理学的学习可以部分地提供解决难题的方向和思路,从而促进医学科学与社会的健康发展。

(四)学习医学伦理学有利于医药卫生单位及社会的精神文明建设

医务人员医学伦理素养的提高有助于医药卫生单位的精神文明建设,而医药卫生行业的良好形象对整个社会的道德风尚也有着重要影响。医务人员的良好职业素养,能使患者获得安全感、信任感和温暖感,促使患者早日康复;患者及其家属在医务人员及医疗机构的优质服务中获得的良好感受,可以传递到家庭、社会,促进社会的和谐。反之,医务人员的不良伦理素养常常引起医患关系紧张、医疗纠纷和矛盾增加,这不仅影响医疗机构的正常进行,还会影响患者安危和幸福,甚至影响社会安定。

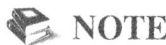

NOTE

二、学习医学伦理学的方法

学习医学伦理学的方法很多,仁者见仁,智者见智,如理论联系实际的方法、案例分析方法、社会调查方法、归纳方法、反思平衡方法等,这里主要介绍以下两种方法。

(一)理论联系实际的方法

医学伦理学不仅具有一定的理论性,也具有较强的应用性,这要求在学习和研究医学伦理学的过程中必须采用理论联系实际的方法。

坚持理论联系实际的方法,要求我们必须学好理论。医学伦理学所要解决和回答的问题是很多的,也是很复杂的,但是其中最基本的问题包括两个方面。一方面是经济利益和医学道德的关系问题,即经济关系决定医学道德,医学道德对经济关系有一定的反作用。这个方面决定着如何认识医学道德的根源、本质、社会作用和发展规律问题。另一方面就是个人利益和社会整体利益的关系问题,既要重视个人利益,也要兼顾社会整体利益,但当两者发生矛盾时,个人利益应当服从社会整体利益。这个方面决定着如何认识医学道德的基本原则、基本规范和基本范畴,也决定着医学道德活动的标准和方向。医务人员只有通过对医学伦理道德的学习,才能掌握其精神实质,并用以指导自己的医疗卫生实践。

坚持理论联系实际的方法,要求我们密切关注国内外医学伦理学的发展态势,运用正确的观点去分析和解决医疗卫生领域中的主要问题。马克思认为"社会生活在本质上是实践的"。人的本质是一切社会关系的总和。医务人员的道德品质是人的社会本质的一个重要内容,从根本上说,它只能在护理实践活动中形成和发展、凝练和升华。白求恩、林巧稚、叶欣乃至我们身边许许多多优秀的医务人员,他们"大公无私""一心赴救""精益求精"等高尚品质,都是在实践中日积月累磨炼而成。学习医学伦理学,除了掌握医学伦理学的基本理论原则去分析各种医学道德问题外,就是要在实践中锻炼自己,从自我做起,做到知行统一,积小善为大善,为我国的医学事业、人民健康事业奉献自己的才智。

(二)案例分析方法

案例分析方法是学习医学伦理学、培养对医学道德问题的敏感性及掌握有关道德理论、原则及范畴的有效方法,有助于解决现实医学实践中的医学道德困惑,开阔学生及医务人员的思维,增强分析与解决问题的能力;有助于医务人员在具体的医疗实践中做出合理的选择。运用案例分析方法学习医学伦理学,需要掌握案例分析的一般要求及程序。

1. 案例分析方法的一般要求

(1)明确医患双方的价值理念:价值理念决定了人们处理、分析、评价和解决问题的方法。面对同一个案例,不同价值理念的人可能会提出不同的伦理问题,进行不同的伦理评价,找出不同的解决方法。在案例 1-1 中,如果我们仅仅从护士有义务服从医嘱的角度分析,护士的做法没有错,她是按照医嘱进行的,而且技术上也没有过错,是出于对患者安全的考虑。但如果从患者的权利分析,护士的做法尽管对患者的安全有利,但这并不是维护患者安全的唯一办法,她忽视了患者获得尊重的权利、自主选择的权利。事实上,当患者较为烦躁并试图拔除身上的插管时,她首先应当给患者解释插管的必要性及拔除插管的危害,履行解释说明的义务,并征求患者家属的意见及配合。该案例中患者家属之所以不满护士的做法并产生矛盾,其关键就在于价值理念的不同。护士认为患者的安全是第一位,而家属认为这是对患者权利和尊严的侵犯。因此,在分析护患双方的行为是否符合伦理时,首先要明确医患双方的价值理念有无差异、评价的标准是什么等相关问题。但是,不能因为价值理念的不同而认为每一种选择都是符合伦理的。医学伦理学的核心是使患者获得最大利益,因此,要判断医疗行为是否符合伦理的关键是要看其是否符合患者的最大利益,而患者的最大利益是通过多个方面表现出来的,并不仅仅是健康利益,这就要求医务人员必须了解患者及其家属的信仰、价值观和道德立场等。

(2)明确有哪些伦理问题:由于伦理学是研究道德的,是调节人际关系的行为规范,因此,伦理问题必然要涉及两个以上的人的利益,并且必须有行为的发生。如果一个人的行为不对任何人产生影响,没有利益关系,那么这个行为与道德无关。如果某一事实不对他人产生任何影响,也不能成为伦理问题。只有行为才是伦理问题的所在,因为只有发生的行为才会对他人产生影响。案例 1-1 中的伦理问题就是护士对患者实施的行为引起的,它涉及患者的最大利益及实现最大利益的方法是什么等问题。

(3)明确如何分析和解决伦理问题:由于文化传统、风俗习惯、价值追求等因素的不同,每个人对一种行为都会有自己的判断。伦理学的任务不在于告诉人们按照规范要求去做,而是同人们一起探讨:你在追求什么? 你真正的想法是什么? 即做一件事情的伦理学根据,所决定要采取的行为的背后的原因及合理性。这就需要掌握分析和解决伦理问题的一般程序。

2. 案例分析方法的一般程序　关于案例分析的步骤和程序,下面将结合汤普森的生命伦理学决策模式和临床伦理四盒子模式,提出以下程序。

(1)确定具体的人和事:通过认真阅读案例,归纳案例中的事实材料和涉及的人际关系。如理清具体的案例情节,找出其中的医患关系、医际关系等。在案例 1-1 中,具体情节是医生发出医嘱→护士执行医嘱→患者反感→家属不满。其中涉及的人际关系有医护关系、护患关系。

(2)找出医学伦理问题:分析哪些事实情节与护理行为有关,是否涉及医患双方的利益问题,排除与护理行为、护患利益无关的非伦理问题,明确有哪些伦理问题。案例 1-1 中,有患者术后被收入 ICU、出现烦躁等事实,由于不涉及利益冲突,因此不应当作为伦理问题。而护士对患者实施的约束行为,直接影响患者的活动自由,影响患者的尊严,涉及患者的利益,故应当作为伦理问题。

(3)分析产生问题的原因:根据具体的事实材料和涉及的人际关系,分析产生了哪些意见分歧和利益冲突,引起意见分歧和利益冲突的原因是什么,当事人之间在价值理念、传统习俗、宗教信仰、动机和目的等主观方面存在哪些差异,客观条件对意见分歧和利益冲突有何影响等。

(4)选择适用的伦理原则:根据存在的伦理问题及原因分析,列举尽可能多的护理伦理规范和原则,分析在所给案例中适用哪些规范及原则。当可利用的道德规范和原则不能解决问题时,就需要我们对道德规范和原则进行基本的再思考,有时需要审查我们的常规行为标准中隐含的伦理准则或选择基本的伦理学理论、范畴(如义务论、功利论、良心、审慎等)进行分析。

(5)进行伦理学分析:某一案例可能适用多个原则,而且在原则的适应上也可能存在冲突。这就要进一步分析多个原则之间是否存在隐含关系,如自主原则是否隐含在尊重原则之中、不伤害原则是否隐含在有利原则之中等,如果原则之间存在隐含关系,就可以用上一层次的原则来涵盖下一层次的原则。如案例 1-1 中,护士的行为既不符合尊重原则,也不符合自主原则,而自主原则可以被涵盖在尊重原则之下,即尊重患者的自主权或知情同意权。如果在原则的适用上存在冲突,就要分析能否找出解决冲突的方案,究竟依据哪一个原则更能体现患者的最大利益,更能在不违背伦理和法律的前提下促进护患关系的和谐,减少护患矛盾。案例 1-1 中,护士的行为尽管符合有利原则,但却违背了尊重自主原则,此时就应当寻求解决矛盾的具体方案,如向患者解释说明插管的必要性,使其自觉配合治疗,征求患者家属的意见,履行代理知情同意等。

此外,在对案例进行伦理分析时,应当注意到伦理道德的层次性,我们提倡每个人向至善至美的最高道德层次努力,如全心全意为人民健康服务、一切为了患者的利益、大公无私等,但

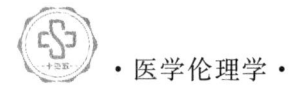

不能将这些最高的道德层次作为衡量一个人的行为是否符合道德的唯一准则。在市场经济条件下,我们并不反对个人利益,只是反对为了个人利益而不惜牺牲他人利益、集体利益或社会利益。因此,如果一个医务人员的行为既对自身有利也对患者有利是符合伦理的。以牺牲一方利益来换取另一方利益的行为方式,并不具有广泛的倡导价值。只有在双方利益发生冲突且不能同时兼顾的情况下,我们才倡导为了他人利益或社会利益而牺牲个人利益。

(6)做出伦理判断和建议:根据以上分析,总结出最终的伦理判断和评价,提出解决伦理问题的具体建议。

讨论案例

一列失控的火车正在接近铁道上的道岔。如果道岔没有转换,那么火车将轧死在铁道上工作的 5 个人。如果道岔转换了,火车会冲上另一条铁道且只会轧死正在跨越道轨的一个人。

请思考:

1.如果没有任何办法使火车停下,你认为扳道员应否转换道岔?试从不同的伦理学基本理论进行分析。

2.我们可以杀死一个健康的人以获得其器官并救治 5 个不同器官衰竭且急迫等待器官移植的人吗?为什么?

小结

医学伦理学作为研究医学职业道德的科学,以医学实践中的道德意识现象、道德规范现象和道德实践现象等为研究对象,以医方与患方的关系、医务人员之间的关系、医务人员与社会及医学科学的关系等为研究重点,在其发展过程经历了规范伦理学、元伦理学、描述伦理学、美德伦理学等发展阶段,形成了义务论、效果论、美德论等基本理论。学习医学伦理学,对医务人员正确生命观、健康观、死亡观和医学人道观的树立,综合素质的提高,技术与伦理的统一,医德难题的解决及医学科学发展的促进等,具有十分重要的意义。

思考题

1.规范伦理学、元伦理学、描述伦理学、美德伦理学的主要区别是什么?

2.义务论、效果论、美德论各有何优点和缺点?

3.结合实际,分析学习医学伦理学有何意义?

(刘俊荣　广州医科大学)

第二章　医学伦理学规范体系

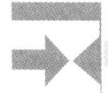

扫码看课件

教学目标

> 1.识记：医学伦理学规范体系的三个组成部分及其具体内容。
> 2.理解：医学伦理学基本原则、规范和范畴对医务人员的伦理要求。
> 3.运用：运用医学伦理学基本原则和规范指导和评价医疗活动。

引导案例

2010年12月3日，广州××医院一名孕妇临产时出现胎盘早剥，危及母子生命，必须进行剖宫产术。然而经医生、家人轮番劝说，神志清楚的产妇仍坚持拒绝签字，甚至在手术台上大喊："要自己生。"最终，本着患者生命权第一位的原则，医方征得其家人同意后，强行为其进行剖宫产。结果产妇平安，男婴因宫内缺氧过久死亡。该产妇产后表示以为这一胎是女孩，担心剖宫产后要过两年才能再要孩子。医生把抽出的血块给她看，告诉她："你的命被救回来了！"她答称："我也不知道当时是这种情况。"

请思考：如何评价该医院强行为产妇进行剖宫产术的行为？

医学伦理学规范体系是医学实践领域中伦理应然关系的反映，它源自医学实践，又反过来指导医学实践，是判断医学行为善恶的标准。医学伦理学规范体系包括三个组成部分，即医学伦理学基本原则、医学伦理学基本规范和医学伦理学基本范畴。三者之间相辅相成，共同构成了医学伦理学规范体系的有机整体。学习和掌握医学伦理学规范体系，有助于医务人员正确认识复杂的医学伦理现象和医学伦理关系，掌握评价医疗职业行为的伦理分析框架，并自觉用医学伦理规范来指导职业行为。

第一节　医学伦理学基本原则

医学伦理学基本原则是医学伦理规范体系中最能概括、最具有普遍性的道德原则，它作为医学伦理判断、选择和评价的根本依据和标准，贯穿医学道德体系的始终。关于医学伦理学基本原则，国内外有许多不同的建构，这些原则对我国的医学伦理学发展产生了巨大影响，其中影响最大的也是目前国际上通用的四个原则，即尊重原则、有利原则、不伤害原则与公正原则。这四个基本原则，需要在我国长期以来形成的"防病治病，救死扶伤，实行社会主义人道主义，全心全意为人民身心健康服务"及习近平总书记在全国卫生与健康大会上所强调的"敬佑生命、救死扶伤、甘于奉献、大爱无疆"的思想的指导下来理解，否则就可能难以适应中国的文化语境和土壤。

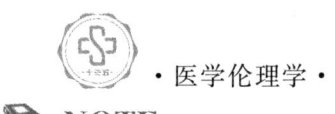

一、医学伦理学基本原则的指导思想

学习和理解医学伦理学基本原则,首先需要明确其指导思想。1981 年,在上海举行的全国第一届医德学术讨论会上,首次明确提出了"防病治病,救死扶伤,实行革命的人道主义,全心全意为人民服务"的社会主义医德原则。后经修改,上述提法表述为"防病治病,救死扶伤,实行社会主义人道主义,全心全意为人民身心健康服务"。有学者将上述原则简称为社会主义医学人道主义。这一原则至今仍不失其指导意义,是社会主义核心价值观在医疗卫生领域的具体体现,它包括三个方面的内容。

(一)防病治病,救死扶伤

防病治病从宏观层面强调了医疗机构从业人员的道德责任,主要包括治病与防病两个方面,反映了我国新时期的卫生工作方针。这一要求适用于各级医疗机构中的各类从业人员,尤其是广大临床医务工作人员、医疗机构从业人员,无论身在哪一个工作岗位,无论医疗卫生单位的类型、性质如何,都必须肩负起防病与治病的使命。虽然不同机构、不同岗位人员的工作重点可以有所侧重,但在思想上不能因机构的类型、性质、级别等因素的不同而顾此失彼,要尽力避免重治疗轻预防的思想,要克服狭隘的传统义务论,树立和形成由传统义务论与现代公益论整合而成的全新义务观,正确认识和处理好与患者、健康人群、生态环境等之间的关系,以促进全民健康目标的实现。

"救死扶伤"一词最早出自汉代司马迁的《报任少卿书》,其中有"与单于连战十有余日,所杀过半当,虏救死扶伤不给……"1941 年,毛泽东为中国医科大学第 14 期学员毕业典礼活动撰写了"救死扶伤,实行革命的人道主义"的题词,标志着革命人道主义医德观的形成和确立。该题词为当时的卫生工作指明了发展方向,成为凝聚和激励广大卫生工作者为人民健康献身的强大精神力量。"防病治病,救死扶伤"继承了历史上优良的医德传统,总结了革命根据地医疗卫生实践的经验,反映了医疗卫生事业的基本特点。特别重要的是它把人道主义和无产阶级革命事业联系在一起,使人道主义这一伦理原则更好地为无产阶级革命事业服务。今天在新的历史条件下,弘扬毛主席题词精神,对于深化医疗卫生改革,加强医疗卫生队伍建设,促进具有中国特色的社会主义卫生事业的建设和发展,有着极其重要的现实意义和深远的历史意义。

(二)实行社会主义人道主义

在当今社会主义建设时期,强调实行社会主义人道主义是对革命人道主义传统的继承和超越,是以马克思主义世界观和历史观为指导,建立在社会主义经济基础之上并同社会主义政治制度、核心价值观相适应的价值原则。它要求对人的生命予以敬畏和珍爱,对人的尊严予以理解和维护,对患者的权利予以尊重和保护,对患者的身心健康投以同情和仁爱,以人为本,对患者给予关怀照顾。

(三)全心全意为人民身心健康服务

全心全意为人民身心健康服务是社会主义医学伦理学原则的最高要求,也是社会主义医学道德的核心内容和目标。首先,为人民身心健康服务应该是全方位的。医务人员既要认真诊治,更要真诚关心患者;既要予以生物医学方面的救助,也要予以心理学、社会学方面的照顾,从而满足人民大众不断增长的健康需求,使他们保持生理、心理、社会、道德诸方面的良好适应能力和状态。其次,为人民身心健康服务作为一种道德境界应该是分层次的。为人民身心健康服务是基本要求、基本境界,经过积极努力,多数医务人员都可以达到;全心全意为人民身心健康服务是最高要求、最高境界,医务人员只有执着追求、养成和坚守医学职业精神,才能够达到。

以上三个方面相互支撑、相互作用,共同传承和完善着我国"医乃仁术"的传统美德,是社会主义核心价值观在医疗卫生领域的具体体现。其中,防病治病是手段,救死扶伤是宗旨,实行社会主义人道主义和全心全意是理念,为人民身心健康服务是目标,只有在宗旨及理念明确、手段正当并实施的前提下,才能确保目标的达成。

二、医学伦理学基本原则的内容

(一)不伤害原则(principle of nonmaleficence)

不伤害原则指医务人员在诊治过程中应避免对患者造成不应有的伤害。有利与无伤原则是古老的医学伦理法则,不论是在西方还是东方的医疗发展史中,有利和不伤害患者都有着深厚的历史渊源,不伤害原则是古代医德学留给后人的宝贵精神财富,也是古今医学一直致力于追求的目标,至今对于指导规范医务人员职业行为仍具有十分重要的意义。

不伤害原则不是绝对的。医疗伤害是临床医学实践的伴生物,是临床诊治过程中的客观现象,医疗手段一旦实施,其影响和结果往往是双重的,很多检查和治疗,即使符合适应证,而且实施后的确达到预期目的,大多也会给患者带来不同程度的身体和精神上的伤害。如肿瘤化疗,虽能抑制肿瘤,但可对造血功能和免疫系统有不良的影响。使用腔镜做体内检查,虽有助于确诊病情,但也会使患者感到不适和痛苦,而检查过程中客观存在的风险也会给患者心理上带来不安与焦虑。所以,医疗技术的性质决定了医疗中的伤害难以绝对避免,不伤害原则并不是要求医务人员绝对不能对患者带来任何伤害,而是强调医务人员不应当有故意伤害患者的行为,其注重的是医务人员行为的动机,必须是出于善意的。一般来说,凡是在医疗、护理上必需的或者是属于适应证范围内的,那么所实施的诊治、护理手段就是符合不伤害原则的。相反,如果实施的诊治、护理手段对患者是无益的、不必要的或是禁忌的,而有意或无意地去勉强实施,从而使患者受到伤害,也就违背了不伤害原则。

临床上可能对患者造成的伤害包括躯体伤害、精神伤害和经济损失。依据与医务人员的主观意志的关系,伤害又可划分为有意伤害与无意伤害、可知伤害与意外伤害、可控伤害与不可控伤害、责任伤害与非责任伤害。其中,有意伤害是指医务人员出于极不负责或打击报复等给患者造成的直接伤害;无意伤害是指医务人员非故意的、在正常的诊治、护理过程中给患者造成的间接伤害。可知伤害是指医务人员预先知晓或应该知晓给患者带来的伤害;不可知伤害是指医务人员无法预先知晓而给患者带来的伤害。可控伤害是指医务人员经过努力可以也应该降低或杜绝给患者造成的伤害;不可控伤害是指超出了医务人员的控制能力而给患者造成的伤害。责任伤害是指医务人员的有意伤害及虽然无意但属于可知、可控而未加认真预测与控制,任其发生对患者造成的伤害;非责任伤害是指意外伤害或虽医务人员可知而不可控给患者造成的伤害。

不伤害原则对医方的具体要求如下:强化以患者为中心的动机和意识,坚决杜绝有意识的责任伤害;恪尽职守,千方百计防范无意但却可预见的伤害,不给患者造成本可避免的身体伤害、精神伤害和经济损害;注重风险与治疗、伤害与受益的比较评价,选择最佳诊治方案,并在实施中尽最大努力,把不可避免但可控的伤害控制在最小范围之内。

(二)有利原则(principle of beneficence)

有利原则,又称行善原则,指医务人员在行医过程中有义务采取积极行动来努力维护与促进患者利益。在现代"生物-心理-社会"医学模式下,所考虑的患者利益既包括了生理上的利益,如健康、病痛减轻、疾病预防、疾病控制等,也包括了精神上的利益,如心态上的平静、安详、欣慰等。

临床诊疗通常是利害交织的,所以,有利原则要求医务人员经常要对一项医疗干预可能给

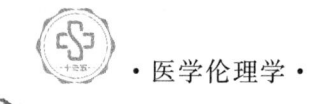

患者带来的利益与它可能给患者造成的伤害进行权衡,而医务人员进行利害抉择的基本原则就是遵守双重效应原则(the principle of double effect)。双重效应原则可以应用于许多利害兼存的医疗行为,它的伦理要求可以被形式化,即一项医疗行动所造成的伤害是合理的,当且仅当:

(1)行动本身(而不是行动的结果)不是内在错误的,即行动本身在道德上必须是善的或者至少是中立的;

(2)行动者的目的必须是正面效应而不是负面效应,即负面效应是能够被预见并且是可以容忍的,但绝不应该是行动者有意寻求的;

(3)负面效应绝不是获得正面效应这一"目的"的手段,即正面效应是直接通过行动本身获得的而不是以负面效应为手段而获得的;

(4)正面效应必须超过或者至少等同允许的危害,即在正面效应和负面效应之间必须有一个可以接受的比例。

例如,一个糖尿病患者,足部严重溃疡,经治疗病情未减轻,有发生败血症的危险,此时为保住患者的生命只能予以截肢。截肢是一种伤害,但与败血症的危险相比,截肢对患者的伤害是间接的、可预见的,而败血症的危险才是对患者最大的、最直接的伤害。因此,尽管截肢会对患者造成伤害,但这时保全生命是直接的、有益的效应。在这种情况下对患者所产生的伤害在伦理上是可接受的。

有利原则对医务人员提出的总体要求如下:树立全面的利益观,真诚关心以患者健康利益为核心的一切客观利益(如止痛、康复、治愈、节省医药费等)和主观利益(正当的心理需求和社会需求的满足等);提供最优化的服务,努力使患者受益,即解除由疾病引起的疼痛和不幸,照料和治愈有病的人,照料那些不能治愈的人,追求安详死亡,预防疾病和损伤,促进和维持健康;努力预防和减少难以避免的伤害;对利害得失全面权衡,选择受益最大、伤害最小的医学方案;坚持公益原则,将有利于患者同有利于社会公益有机地统一起来。

(三)尊重原则(principle of respect)

尊重原则是指医患在交往过程中应相互尊重,尤其强调医务人员应尊重患者及其家属。尊重原则有广义和狭义之分,狭义的尊重原则要求医务人员把患者当作具有独立人格的个体来对待,尊重患者及其家属独立的人格、尊严、隐私,不得侮辱、损害患者的正当权利。广义的尊重原则是指除了要尊重患者的人格、尊严、隐私之外,还要尊重患者的自主权,即医务人员应该尊重患者就关涉自我的医疗事务做出自我决定的权利。例如,对于一个需要通过截肢来避免死亡危险的患者,截肢与死亡风险都是伤害,但是对于两种伤害的权衡就不能仅仅参考医学上的标准,更要参考患者本人对两种伤害的接受程度,这要根据患者本人的基本价值取向、赋予生命与肢体完整性的重要性来决定。医务人员不仅要根据有利和不伤害原则来为患者积极寻求利益与避免医学上的伤害,还应该根据尊重原则来充分考虑患者对于自身利害的判断与权衡。

尊重原则的具体伦理要求如下。

1.尊重患者的人格、尊严与隐私 医务人员必须尊重任何患者(包括死去的患者)的人格尊严与隐私,真正把他们当作人而非病的生物体来对待,不仅看到患者的"病",更关注患者的"人"。医疗实践中的许多矛盾源于医务人员在工作中见"病"不见"人",忽视患者作为"人"的真正需求,单纯从生物角度治疗生理病痛而无视患者作为人的心理需求,由此引发患者不满。因此,尊重患者人格尊严与隐私,对于构建和谐医患关系必不可少。

2.尊重患者自主权 自主权是患者的一项基本权利,即在接受诊疗过程中,患者有根据自己的真实意愿对与自身有关的医疗问题进行自我决定的权利,这种权利应得到医务人员的充分尊重。尊重患者自主权对医务人员提出一系列行动要求,其中有两个最重要的要求。一是尊重患者的知情同意权。即指医务人员在行医过程中,必须向患者提供包括诊断结论、治疗方案、病情预后以及治疗费用等方面的真实、充分的信息,使患者或其家属在经过深思熟虑后做出自主选择,并以相应的方式表达其接受或拒绝此种治疗方案的意愿和承诺,医方需在患方明确承诺后才可最终确定和实施拟订的治疗方案。二是尊重患者隐私权。患者在临床诊疗过程中的隐私除个人的身份信息、家庭情况之外,还包括了一些特殊性疾病、生理缺陷、病史等不愿向他人透露的信息。隐私权是个人自主权的一部分,尊重患者隐私权即是尊重患者就有关个人的信息做出自主决定的权利,它要求医务人员不能随意泄露由于执行医疗任务而获得的患者隐私。

尊重患者人格和尊严是无条件的,医务人员在任何情况下都应该尊重患者作为一个人而应该平等享有的人格和尊严。尊重患者自主权是有条件的,当患者的决定损害到他人或社会的正当权益时,医务人员没有尊重的义务;患者在不具备自主能力情况下(如精神失常)所做出的不理智决定,也不应得到医务人员支持。所以,尊重患者自主权不等于医务人员不干预患者任何决定,更不能等同于袖手旁观,任由患者自己做决定。医疗决策的专业性特点,决定了如果没有医务人员的帮助、配合,患者的自主行动很难发生,医务人员应积极为患者创造出自主行动与选择的机会,且不仅仅是履行信息告知、解释和劝导的义务。当在患者由于无知、恐惧、慌乱等原因而做出并不能反映其真实意愿的决定时,医务人员还有义务帮助患者消除阻碍其自主决策的因素,使其尽可能恢复到自主决策所需要的状况。在紧急情形下,医务人员甚至应该采取必要的干预措施来限制患者选择以阻止其做出有害于自身或他人的行为。

在本章的引导案例中,××医院的行动及时制止了患者的不理智决定,维护了患者最大利益,是值得肯定的。首先,产妇拒绝剖宫产术并非是出于独特的价值观,是在无知、恐惧、慌乱、猜忌情况下做出的极具伤害性的不理智决定。这一点从她回答"我也不知道当时是这种情况"的事后反应也可以得到佐证。其次,院方强制手术的目的是为挽救产妇和胎儿的生命,且利大于弊。产妇拒绝剖宫产术的原因是担心这一胎是女孩,剖宫产会影响其尽快怀第二胎。且不说产妇的担心只是一种臆测,即使她的担心是真的,从产妇本人的价值观来看,干预仍然是可取的,生命不再,谈何生育。再次,医务人员在干预方式选择上尽可能兼顾到患者的尊严。当产妇拒绝手术时,医务人员并没有马上对其进行强制手术,而是对产妇及家属进行耐心解释和劝说,在取得家属同意的情况下,才实施了不得已而为之的强制手术。至于××医院的选择与我国临床患者手术签字制度的可能冲突,正如许多法学界专家所说的,这一案例可以说再一次暴露出我国相关法律制度存在的问题,有关手术签字权的法规仍需细化和明确。而在相关法律法规不够健全完善的情况下,××医院医务人员不计个人得失,毅然站在患者利益一边,用行动弥补了法律缺陷可能带来的伤害,呈现出一种高尚的医德境界。

尊重原则对指导医务人员职业行为具有重要意义,它从根本上反映了医务人员对患者的尊重,反映了医务人员对患者基本价值观与深层信念的尊重,有利于诊疗过程中的医患沟通与配合,有利于增进医患之间的信任与和谐。

（四）公正原则（principle of justice）

公正一般指公平正直、不偏私,强调在分配权利和义务或者评判是非功过、赏罚予取时,遵循公众认可或代表公众意志的规则而不偏私。

从内容与形式上说,公正可分为形式公正和内容公正。形式公正是指分配负担和收益时,相同的人同样对待,不同的人不同对待。形式公正在医护实践中是指类似的个案以同样的准则处理,不同的个案以不同的准则处理,在我国仅限于基本的医疗和护理。内容公正是指根据某些方面来分配负担和收益,如人们提出公正分配时可根据需要、个人能力、对社会的贡献、在

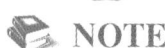

家庭中的角色地位等分配收益和负担,现阶段我国稀有卫生资源的分配,主要依据的就是内容公正。

依据道德主体的不同,公正可分为个体公正和社会公正。个体公正是指个体行为的公正,其内容主要是待人处事公而不偏,其功能在于调节人与人之间的关系。社会公正是指社会行为的公正,其内容主要涉及社会制度的道德性质,其功能在于调节社会各方面、各阶层的关系。医学伦理学中的公正问题涉及的是如何对待人的健康权利及如何在社会成员之间合理地分配卫生资源。医学伦理学公正原则是指医务人员根据一系列公认的伦理原则和规范,使人们在卫生资源的享用上受到公平的对待。

从个体公正的角度看,医学伦理学公正原则提出了医务人员如何对待和权衡患者权益、自身权益、医患第三方权益问题,它至少向医务人员提出了以下两个方面的行动要求。

1.平等地对待每一位患者 医务人员应该把平等权看作是患者所享有的不容侵犯的正当权益,对每一位患者的人格、权利、正当健康需求给予同样的尊重和关心,对贫困患者、老幼患者等弱势群体可给予适度倾斜。

2.公平地对待第三方利益 医疗职业在现代社会是高度社会化的事业,患者的医疗问题绝不仅仅只与医患双方有关,还会影响医患双方之外的第三者,这里的第三者既包括了与患者有密切关系的亲人、朋友、监护人或者雇主,也包括了与患者关系似乎不那么密切的医疗机构、保险公司、地方社区乃至国家。在患者利益与第三方利益发生冲突的情形下,患者利益不应是医务人员唯一考虑和保护的利益,医务人员必须对患者利益与第三方利益进行反复权衡,公平地做出决定。

从社会公正角度来看,医学伦理学公正原则提出了如何在制度层面对医疗资源进行分配的问题。

(1)在医疗卫生资源宏观分配上,公正原则要求在国家和社会层面应体现四个优先,即优先解决经济欠发达地区的卫生保健问题、优先解决农村初级卫生保健问题、优先发展普遍适用技术以及优先发展预防保健医学。以此来实现和保障人人充分享有的基本医疗保健,并在此基础上满足人民群众日益增长的多层次医疗保健需求。

(2)在医疗卫生资源的微观分配上,公正原则要求医务人员依次按照以下标准综合权衡,在比较中进行优化筛选,以确定稀缺医药卫生资源享用者的资格。这些标准包括医学标准、社会价值标准、家庭角色标准、科研价值标准、余年寿命标准。其中,医学标准主要考虑患者病情需要及治疗价值;社会标准主要考虑患者既往和预期社会贡献;家庭角色标准主要考虑患者对家庭的意义;余年寿命标准主要考虑患者治疗后生存的可能期限。在这些标准中,医学标准必须是优先保证的首要标准。

三、医学伦理学基本原则之间的张力

(一)医学伦理学基本原则应用中的困境

医学伦理学四原则是医务人员的行动指南,它们具有各自的调整范围,这些调整范围之间是交叉而非各自独立的,在有些情形下,不同原则对于交叉领域的同一问题能够得出一致的伦理判断与选择;而在另一些情形下,不同原则对于交叉领域的同一问题却不能得出一致的伦理判断与选择,不同伦理判断与选择都以基本原则作为伦理依据。于是,医学伦理学各原则之间便在这些具体伦理问题上产生了冲突,医学伦理难题由此出现。例如,无论是从有利原则还是从尊重原则考虑,医务人员在大多数情形下都会同意应在手术前获取患者的知情同意,尽管二者支持这一选择的伦理理由是不一样的。但是,当医务人员认为对某一患者隐瞒其病情更有利于患者的健康利益时,有利原则与尊重原则在伦理判断与选择上的冲突便出现了:从有利原

则出发,医务人员会选择对患者隐瞒病情;从尊重原则出发,医务人员则很可能会选择告知患者病情。

除了医学伦理学基本原则冲突所带来的医学伦理难题之外,还有医学伦理学基本原则理解分歧所带来的医学伦理难题。在具体的道德境遇下,不仅医学伦理学基本原则之间可能发生冲突,即使对同一原则,人们从不同的道德立场出发,也有可能做出相互冲突的原则解释。例如,在是否应切除智障且有痛经问题少女子宫的问题上,有利原则和无伤害原则要求医务人员在对待患者的处理上应坚持双重效应原则,要保证医疗行动给患者带来的利益大于伤害。但是,对于智障且有痛经问题的少女而言,切除子宫究竟是利益大于伤害,还是伤害大于利益,不同的人可能会有不同的看法,毕竟子宫对于一个女性特别是未成年女性来说关系重大,尽管子宫切除会给患者带来减轻痛苦、减少麻烦的好处,但是是以破坏患者身体的完整性、剥夺其作为女性所具有的特质为代价,这样做究竟是行善还是作恶呢? 这样,在该案例中,人们对有利原则和无伤害原则就可能出现两种不同的解释,而每种解释支持相互冲突的行动结论。再如,尽管支持不同道德理论或传统的人都赞同资源分配中的公正原则,在面对稀缺的救命器官究竟移植给谁的问题上,关于如何安排最能体现医疗公正,不同的人经常会有着不同甚至相互冲突的看法。

(二)医学伦理学基本原则困境的出路

医学伦理实践纷繁复杂,如何解决医学伦理学基本原则应用中的困境,目前并不存在某个达成共识的实质性解决方案,能够达成的只是一种程序共识,即基于尊重平等的道德商谈。正如恩格尔哈特所说的,在道德多元化的社会背景下,持有不同价值观念的"道德陌生人"相遇,即使他们可以在原则层面达成共识,但在具体境遇下对于原则却可能有着不同的解释和权衡,对何种解释与权衡才能最大限度地达成各种道德信念的融贯一致有着不同的坚持。面对相互冲突的价值观念,没有任何一种伦理学理论或价值观念有权宣称自己是唯一正确的指导原则,没有哪个人、哪个团体、哪个群体可以断言自己把持着朝向道德真理的唯一通道。因此,为了解决冲突,使冲突各方能够形成共识、达成一致的首先不是某种具体的立场、某种具体的观念,而是一个中立的程序——道德商谈,共识首先只能是关涉规范与价值的多元性的处置程序,共识只能是在程序上才是可能的、有意义的。这样一种中立的程序共识优势就在于:一方面它尊重并认可每位个体或社群拥有自己的道德信念与价值观来进行选择与行动的自由;另一方面它又能够使各种不同的理念在一个共同的道德视点上得到审视。在价值观念多元的背景下,道德问题的权衡与决断不应只是个人的私事,而是要依靠集体的智慧,要诉诸一种复杂的理性的权衡机制,才有可能最终形成摆脱了个人偶然性与随意性的明智合理的答案。因此,医学伦理学基本原则应用难题的解决也并非凭借个人简单的道德直觉与洞见,而只能是源自不同学科的专家、代表着不同利益的当事人,经过缜密的思考、周详的权衡与反复的协商所形成的共识。

在一种集体决策程序下,分歧各方需要考虑、协调与权衡各种因素。所谓各种因素,一方面是指不同的道德立场与道德信念,另一方面是指社会中通过不同的群体所体现出来的各种各样的利益要求。论证就在于对这些不同的理论范式及事实因素进行综合性、整体性的考察分析,仔细权衡各种得失利弊,从而求得一种作为最为合理的且体现了某种社会共识的道德判断。由此可见,道德共识不是意见的偶然堆积,而是伦理委员会成员们通过努力对不同的立场与观点进行协调,将各自不同的观点融合成一种相互作用的、为委员会中绝大多数成员所认可的结论。道德共识是一种妥协的产物,在最好的情况下,它能够为委员会中所有成员所认可。但在大多数情况下,它只能是委员会中多数人的共识。最不幸的情况就是通过理性论证的方式也仍然达不成共识,得不到一个妥协的方案。在这种情况下,只有依靠最低限度的程序上的共识——诉诸表决且少数服从多数。尽管表决从本质上讲是违背自主理念的,但这种极端的情况或处置方式,却是人们以和平的手段而不是以暴力的手段摆脱道德困境、寻求问题解决的唯一途径,也是民主时代以民主方式应对冲突与纷争的唯一途径。

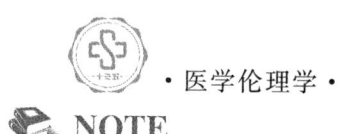
第二节　医学伦理学基本规范

　　医学伦理学基本规范作为在医学伦理学基本原则指导下协调医务人员人际关系及医务人员与社会关系的行为准则或具体要求,作为培养医务人员医德品质的具体标准,反映了社会对医务人员的职业道德要求,是支配医疗行为的基本准则。每个医务人员都应该以医德规范要求来调整自己的行为,提高角色意识和医德情操,推动医学事业不断发展。

一、医学伦理学基本规范的含义与本质

(一)医学伦理学基本规范的含义

　　规范,是指约定俗成或明文规定的行为标准。医学伦理学基本规范就是依据一定的医学伦理原则和理论而制定的,用以调节医疗卫生工作中的人际关系及评价医学行为善恶的行为准则。

(二)医学伦理学基本规范的本质

　　医学伦理学基本规范是医务人员的职业道德要求,是支配医务人员医疗活动的具体行为准则。它反映的是道德生活中人们对医务人员的普遍要求,来源于医学活动实践,又服务和指导医学活动,并在医学活动中不断发展和完善。

　　医学伦理学基本原则指出的是医学行为的总体道德框架,医学伦理学基本规范是医学伦理学基本原则的进一步展现和具体化,是医学伦理学规范体系的主体部分。实践性和明确的行动指向性是医学伦理学基本规范的突出特点。根据医学伦理学基本规范,医务人员通常能够在医疗实践中明辨是非善恶,做出符合医学道德要求的职业行为选择。

二、医学伦理学基本规范的形式和内容

(一)医学伦理学基本规范的形式

　　医学伦理学基本规范是以"哪些应该做""哪些不应该做"的表述形式,将医学伦理学基本理论、基本原则转换为医务人员在医疗实践中应遵循的具体标准。医学伦理学基本规范主要有两种表现形式。

　　1.守则或条文形式　这种形式的医学伦理学基本规范简明扼要、是非界限清楚,便于理解、记忆和接受,可操作性强,因而便于指导和规范医务人员的行为。如世界医学会在1949年颁布的《日内瓦协议法》,作为全世界医务人员共同遵守的行为准则;1949年世界医学会又在伦敦通过了《世界医学会国际医德守则》,进一步明确了医生的一般守则、医生对患者的职责和医生对医生的职责等方面的内容;1988年12月我国颁布了用于指导医务人员进行医疗活动的《医务人员医德规范及实施办法》;2012年6月,我国卫生部、国家食品药品监督管理局和国家中医药管理局组织制定了《医疗机构从业人员行为规范》。

　　2.誓言或誓词　这种形式神圣、庄严,可以激发医务人员对医学事业的使命感和责任感,进而自觉、忠实地履行自己的职责。如《希波克拉底誓言》《南丁格尔誓言》《赫尔辛基宣言》《悉尼宣言》等。再如,1991年我国国家教育委员会高等教育司制定并颁布的《医学生誓言》(试行),对培养医学生的职业责任意识、提升医德情感起到了积极作用。

(二)医学伦理学基本规范的内容

　　针对不同时代的医疗职业道德建设问题,医学伦理学基本规范的内容存在差别。在我国

曾经或正在发挥重要作用的医学伦理学的规范体系主要有三个。

1.《医务人员医德规范及实施办法》 这是 1988 年卫生部颁布的规范性文件,目的是加强卫生系统社会主义精神文明建设,提高医务人员的职业道德素质,改善和提高医疗服务质量,使我国的医德建设逐步进入规范化、系统化轨道。

2.《医疗机构从业人员行为规范》 为进一步规范医疗机构从业人员行为,2012 年 6 月 26 日卫生部、国家食品药品监督管理局和国家中医药管理局组织制定了《医疗机构从业人员行为规范》(以下简称《行为规范》)。《行为规范》在深化医药卫生体制改革的关键时期制定并发布,并结合医疗卫生改革发展新形势、新要求和人民群众新期待、新希望,整合、细化了有关医疗卫生法律法规、规章制度中对医疗机构从业人员的要求和规定。对进一步规范医疗机构从业人员医疗服务行为,改进医疗服务质量,加强医疗机构管理,解决"看病难、看病贵"等问题,都具有十分重要的意义。

3.《医学生誓言》 这是在全国医学院校实施的宣誓誓词,目的在于培养和提升在校医学生的医学伦理意识和素养。《医学生誓言》是我国目前唯一由官方颁布实施的针对医学生的习医行为规范,是每一个中国医学生(本科生、研究生、博士生)进入学校、步入医学殿堂的誓言。

三、医疗机构从业人员的行为规范

医学伦理学基本规范是在医学伦理学基本原则指导下,在优良的医德传统及各种医学道德规范的基础上,结合医疗工作实际总结概括而形成的。医学伦理学基本规范作为我国医务人员共同遵循的行为准则,其内容非常丰富,根据《医务人员医德规范及实施办法》《医疗机构从业人员行为规范》的要求和《新世纪的医师职业精神——医师宣言》中关于医师职业精神的内容,下面分别对医疗机构从业人员的基本行为规范与医务人员行为规范加以阐述。

(一)医疗机构从业人员的基本行为规范

1. 以人为本,践行宗旨 要求医务人员要坚持救死扶伤、防病治病的宗旨,以患者为中心,全心全意为人民身心健康服务。这是医学伦理对医务人员的基本要求,也是医务人员工作的价值所在。医务人员肩负着维护健康、保护生命的崇高使命,在工作中能否以人为本、恪尽职守,关系到患者的生死安危,牵涉千万家庭的悲欢离合,可谓责任重大。所以,医务人员必须把防病治病、全心全意为人民身心健康服务作为自己神圣的天职,时刻把患者的生死安危放在首位,将高尚的道德情操、科学的工作态度和先进的诊疗技术有机结合起来,积极践行医学宗旨。

2. 遵纪守法,廉洁行医 要求医务人员应自觉遵守国家法律法规,遵守医疗卫生行业规章和纪律,严格执行医疗机构各项制度规定,廉洁奉公,不以医谋私。法律是道德的底线,也是确保我国医疗卫生事业顺利发展的重要制度保障。医务人员应以人民的利益为重,以国家的利益为重,自觉维护医疗职业的崇高声誉,廉洁行医,不索取和非法收受患者财物;不利用职务之便谋取不正当利益;不收受医疗器械、药品、试剂等生产经营企业或人员以各种名义、形式给予的回扣、提成;不参加其安排、组织或支付费用的营业性娱乐活动;不骗取、套取基本医疗保障资金或为他人骗取、套取提供便利;不违规参与医疗广告宣传和药品医疗器械促销;不倒卖号源。

3. 尊重患者,关爱生命 要求医务人员尊重患者的知情同意权和隐私权,为患者保守医疗秘密和健康隐私;尊重患者被救治的权利,不因种族、宗教、地域、贫富、地位等歧视患者,不能因为担心在诊治过程中个人健康受到影响而拒绝提供医疗服务。尽管目前社会生活中还存在着医疗保健条件和待遇上的各种差别,但尊重服务对象的人格,尊重其应有的尊严、价值,以优质服务对待每一位患者,是医务人员能够做到也是必须做到的。

4. 优质服务,医患和谐 要求医务人员应当文明行医,认真践行医疗服务承诺,加强与患者的交流与沟通,自觉维护行业形象。医务人员的神态、表情、动作,都会直接影响患者的情绪以及求医心理与行为。文明行医要求医务人员做到态度和蔼可亲,举止稳重、大方,遇到紧急情况时沉着冷静、有条不紊。另外,还要讲究装束文明。医务人员的着装、服饰应与职业相适应,即规范、整洁、朴素、大方,既不主观随意,又不刻意包装,给患者一种祥和愉快、易于接近、易于沟通的感觉。医务人员要讲究语言文明,良好的愿望、热情的态度、诚挚的关心,都要通过语言表达。灵活适度的语言,既可以起到稳定患者情绪、改善患者心态、增加抗病能力的作用,又可以调节和改善医患关系。医务人员不仅应当运用礼貌语言突出其医学特点,还要讲究语言的艺术性,多安慰、鼓励患者,避免使用粗鲁、简单、生硬、刺激性和暗示性的语言。

5.严谨求实,精益求精 要求医务人员热爱学习,钻研业务,努力提高专业素养,诚实守信,抵制学术不端行为。这是医务人员在学风方面必须遵循的伦理准则。医学发展日新月异,人民群众的健康需求不断提高,医学模式正在由生物医学模式向"生物-心理-社会"医学模式转变,这些都期待着医务人员具备更全面、更高超的业务能力和专业素质,特别是具备钻研医术、精益求精的优良作风。医务人员要牢固树立终身学习医学知识的理念,以医学科学技术的不断提高为重任,热爱医学科学和医学事业,树立为患者健康和生命认真负责的服务意识,刻苦钻研医术,掌握扎实的医学理论知识,练就精湛的医学专业技能;强化学术良心,坚决反对不良学风,尤其要克服浮躁心态,不故步自封。

6.爱岗敬业,团结协作 要求医务人员忠于职业,尽职尽责,正确处理与同行之间的关系,互相尊重,互相配合,和谐共事。现代医学发展高度分化、高度综合,医院内部的专业分工越来越精细,医疗活动的开展需要多学科、多专业医务人员的团结协作。医务人员应当树立整体观念,顾全大局,相互理解、相互支持、相互尊重,加强信息交流与沟通,在心理、态度、技术等方面相互了解、相互适应、相互补充、密切协作,共同完成医疗任务。对于同行在医疗工作中出现的差错,医务人员要及时提醒,切不可袖手旁观、互相推卸责任。此外,还需要正确处理好医际竞争问题,坚持公开、公平、公正的正当竞争,反对不择手段、尔虞我诈的恶性竞争。

7.乐于奉献,热心公益 要求医务人员积极参加上级安排的指令性医疗任务和社会公益性的扶贫、义诊、助残、支农、援外等活动,主动开展公众健康教育。医务人员不仅在自己的医疗岗位上承担着治病救人的职业使命,还应该在更多的公共医疗卫生领域发挥作用。医务人员在一些突发的公共卫生事件(如地震、冰灾、洪灾和职业中毒等)中,负有重要责任,应根据上级安排,对此类事件做出及时处理;面向基层群众,提供公共卫生服务,包括预防、急救、疾病控制和宣传教育;保护环境,合理利用自然资源,应积极配合政府和医疗机构,在利用、处理废水、废气、废弃物等问题上严格把关,认真清理。

(二)医务人员的行为规范

《医疗机构从业人员行为规范》不仅对医疗机构所有从业人员提出了基本的行为规范,而且针对医生、护士、医技人员等医务人员还提出了具体规范和要求。下面主要对医生的行为规范加以论述。

1.尊重科学 所谓尊重科学,就是要求医生遵循医学科学规律,不断更新医学理念和知识,保证医疗技术应用的科学性、合理性。

医学是自然科学、人文社会科学、工程技术等相结合的综合学科,有着自身特定的内在规律。医生是医学的传承者、践行者和创新者。在执业过程中,医生遵循的首要原则就是尊重医学科学规律,保证医疗技术应用的科学合理性,同时应不断更新医学理念和知识,积极探索新的医学规律,使之为人类的健康服务。

2.规范行医 所谓规范行医,就是要求医生严格遵循临床诊疗和技术规范,使用适宜的诊疗技术和药物,因病施治,合理诊疗,不隐瞒、误导或夸大病情,不过度医疗。

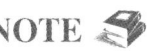

规范行医要求医生要充分认识疾病发生发展的规律,以及疾病中人体各部分之间的相互联系及所导致的机体状态变化规律,遵循科学的疾病诊疗规范,在患者知情同意下,采取科学合理的医疗技术手段诊疗疾病,因病施治,合理医疗,实现患者利益最大化。

规范行医是提高医疗服务质量和安全的重要保障,可保证患者所接受的诊疗项目精细化、标准化、程序化,减少治疗过程的随意化,降低医疗风险,提高医疗资源的利用率。

3. 重视人文　所谓重视人文,就是要求医生学习并掌握人文医学知识,提高人文素养,对患者实行人文关怀,真诚、耐心地与患者沟通,具备人文医学执业能力。

人文是医学的灵魂。医生在临床工作中,不但要拥有高超的医疗技能,更应具备人文意识;不仅要关注治疗过程,更应关注患者体验,耐心地与患者沟通,增强患者战胜疾病的信心。

医患沟通是医患之间信息的传递与交流,不仅是交换意见和观点,更是传递感情的过程。医生应掌握医患沟通技能,对患者充分尊重,耐心倾听,使用语言和肢体、目光和表情等传递出尊重与仁爱、真诚与温情。

4. 规范文书　所谓规范文书,就是要求医生认真执行医疗文书书写与管理制度,规范书写,妥善保存病历材料,不隐匿、伪造或违规涂改、销毁医学文书及有关资料,不违规签署医学证明文件。

医疗文书是医疗机构从业人员对患者诊疗过程的书面记载,是临床活动的忠实记录,是探索医学科学规律、进行医学科学研究的基础资料。在发生医疗纠纷时,医疗文书又是证明医疗行为是否正确的主要甚至唯一证据。规范医疗文书的书写、保管,确保医疗文书的客观、真实、准确、及时、完整,对保护医疗机构从业人员的自身权益和防范、解决医患纠纷都具有重要的法律意义。

5. 严格报告　所谓严格报告,就是要求医生依法履行医疗质量安全事件、传染病疫情、药品不良反应、食源性疾病和涉嫌伤害事件或非正常死亡等法定报告职责。

依法履行报告职责,既是医疗机构从业人员应尽的工作职责,更是医务人员必须承担的法律义务和社会责任。及时准确的报告,不仅可以提供科学、有效的防治决策信息,便于指导医疗机构及相关部门妥善处置相关事件,还可以切实保障医疗安全,有效预防、控制和消除事件危害,保障公众身体健康与生命安全。

6. 救死扶伤　所谓救死扶伤,就是要求医生认真履行医生的职责,积极救治,尽职尽责为患者服务,增强责任安全意识,努力防范和控制医疗责任差错事件。

每一位医生应牢记自身职责,以高度的责任心贯穿执业全过程,担负起救死扶伤、保护人民健康的神圣使命。责任心是医生职业道德的核心。责任心保障了医疗技术的实现和对有可能发生的医疗风险的预判,责任心是要用心去发现和处理患者每一细微的病情变化。具有责任心的医生,不需强制,无须监督,责任心也会成为医生不断进步的动力和成功的基石。

7. 严格权限　所谓严格权限,就是要求医生严格遵守医疗技术临床应用管理规范和单位内部规定的医生执业等级权限,不违规应用新的临床医疗技术。

医疗技术的创新发展,能够帮助医生提高治愈疾病的能力,有效改进医疗质量。但医疗技术是双刃剑,具有两面性,科学合理地使用才能提高质量、保障安全、造福人民,否则,无论是不成熟的医疗技术应用于临床,还是成熟技术的滥用、乱用,都会对患者造成伤害。医生在工作中应坚持谨慎、科学的态度,严格遵守医疗技术临床应用管理规范,不越权使用医疗技术,不违规应用新技术。

8. 规范试验　所谓规范试验,就是要求医生严格遵守药物和医疗技术临床试验有关规定,进行实验性临床医疗,应充分保障患者本人或其家属的知情同意权。

实验性医疗在推动医学发展的同时,也存在一定的风险性。医生参与的实验性临床医疗是医学创新技术在临床应用的最后一道关卡。医生要本着对患者不伤害、有利、尊重和公正的

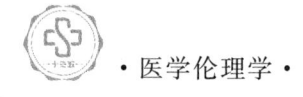
原则,坚守医学伦理,在患方充分知情并同意的条件下,按照已确定的临床试验方案进行临床试验,规避实验性医疗的风险,保障医学健康的发展和进步。

第三节　医学伦理学基本范畴

范畴是人们在实践基础上认识客观事物的本质属性和关系,对其进行分析、归纳所得出的最一般的概括和反映。对于一门学科而言,范畴是其中的基本概念,也是其基本构成要素。医学伦理学基本范畴是指医学伦理学中反映医学伦理现象及其特征和关系等普遍本质的基本概念,是一般伦理范畴与医学实践活动相结合的产物。医学伦理学基本范畴可分为广义和狭义两种。广义的医学伦理学基本范畴涵盖医学伦理学这门学科所使用的全部基本概念;狭义的医学伦理学基本范畴仅指那些反映医患之间、医际之间及医务人员与集体、社会之间,以及医疗卫生事业与社会其他事业之间的最本质、最一般、最普遍的医学伦理关系的基本概念。本书所指的医学伦理学基本范畴是就狭义而言的。医学伦理学基本范畴主要有权利与义务、情感与理智、审慎与胆识、良心与荣誉、尊严与价值。

一、权利与义务

权利与义务是法学和伦理学中两个基本的范畴。作为法律范畴,权利是公民依法行使的权力和享有的利益,义务是公民依法应尽的责任。作为伦理范畴,权利与义务的基本意义和法律范畴中权利和义务的意义基本一致,但又不尽相同。第一,法律义务具有强制性,由国家权力机关制定或认可,公民必须遵守;医学伦理中的义务不带有强制性,它依靠医务人员的内心信念、社会舆论和风俗习惯来维系。第二,法律义务与权利紧密相连,权利与义务是对等的,并具有一致性;伦理义务与权利则并非简单的对等关系,尽义务不以获取某种权利为前提,不能有权利就尽义务,无权利就不尽义务。第三,法律义务规定医务人员在医疗活动中最基本、最重要的责任;而医学伦理义务比法律义务涉及的范围更广泛,对医务人员的职业要求更高。

（一）权利

医学伦理中的权利,是指医患双方在医学道德允许的范围内可以行使的权力和应享受的利益。它包含患者在医学伦理关系中所享有的权利和医务人员在医学伦理关系中所享有的权利。

1.患者的权利　患者的权利主要包括以下5个方面。

（1）平等医疗权:任何患者在医疗中所享有的接受诊治的权利都是平等的,即使是战俘、罪犯等特殊人员也不应有例外。这要求医务人员或医疗机构应以公平公正的态度对待所有患者,尽心竭力谋求每一位患者的最佳利益,绝不能因患者社会地位的高低、权力的大小、财富的多少、信仰的不同等而给予不同的对待,更不得以任何借口拒绝患者的合理要求和正当权利。

（2）疾病认知权:对自身疾病的认知是患者参与医疗、患者自主权实施的基本前提。疾病认知权是指除意识不清或昏迷状态外,患者对自己所患疾病的有关信息了解和认知的权利,这些信息包括患者所患疾病的性质、病因、不同的治疗方案、治疗所需的时间及费用和预后等。医务人员在不损害患者利益和不影响医疗效果的前提下,应当如实向患者或者其家属提供有关疾病的信息。

（3）知情同意权:患者对于医务人员给予自己的诊治护理方案,有了解相关信息并自主决定接受或者拒绝该诊治护理方案的权利。知情是同意的前提,同意是知情的结果,知情同意权是患者自主权的具体体现。

知情同意不是绝对的,而是有条件的。患者知情同意权实现的前提条件如下。①它是建立在医护人员为患者提供适量、正确且患者能够理解的信息基础之上的。对患者缺乏必要的信息公开,那么患者就难以实现其知情同意。②患者必须具有一定的自主能力。对于丧失自主能力(如精神病患者的发作期,处于昏迷状态和植物状态的患者等)或缺乏自主能力的患者(如婴幼儿、少年患者,先天性严重智力低下的患者等)是不适用的,其知情同意权可由家属、监护人或代理人代理。在生命的危急时刻,家属或监护人不在场而又来不及赶到医院时,医务人员出于患者的利益和责任,可以按照相关规定行使"特殊干涉权"。③患者做出决定时情绪必须处于稳定状态。患者虽有知情同意能力,但由于情绪处于过度紧张、恐惧或冲动状态,往往失去自制力或难以做出自主性决定。④患者的知情同意必须是经过深思熟虑的。也就是说,患者在做出决定时,知道医疗问题的种种选择及它们的可能后果,能够对这些后果做出利弊评价并经权衡做出抉择。如果患者未经周密思考而轻率地做出决定,往往不能反映患者的真实自主性。

为了使患者知情同意和选择,医务人员要帮助患者,如提供正确、适量、适度的信息,并让患者能够理解,在此前提下让患者自由地选择,如果患者的选择不当,此时应劝导患者,不要采取听之任之、出问题自负的态度,劝导无效仍应尊重患者或家属的自主权。但是,有时出自各种各样的原因,患者的选择与他人、社会的利益发生了矛盾,医务人员要协助患者进行调整,以履行对他人、对社会的责任,同时使患者的损失降到最低限度。如果患者的选择会对他人的健康和生命构成威胁或对社会造成严重危害,医务人员对患者选择的限制是符合伦理的。

(4)隐私保护权:在不伤害他人或社会正当利益的前提下,患者对于自己生理、心理及疾病等个人隐私有保密的权利。它要求医务人员了解患者的隐私,只是为了对病情做出正确的诊断,方便选择合适的治疗方案,不应猎奇,更不允许随意泄露在诊疗过程中所获悉的患者隐私。《中华人民共和国侵权责任法》第六十二条规定:医疗机构及其医务人员应当对患者的隐私保密。泄露患者隐私或者未经患者同意公开其病历资料,造成患者损害的,应当承担侵权责任。《中华人民共和国执业医师法》第二十二条规定:医师应关心、爱护、尊重患者,保护患者的隐私。然而,如果患者的"隐私"涉及他人或社会的利益,对他人或社会具有一定的危害性(如患甲类传染病),则医务人员有疫情报告的义务,应当如实上报,但应对无关人员保密。

(5)社会责任减免权:患者在获得医疗机构合法的诊断书或医疗鉴定后,可因病不承担或少承担相应社会责任。某些疾病会影响人的正常生理功能,降低承担社会责任和义务的能力,只有减免患者相应的社会责任后,患者才能安心治疗和休养,早日恢复健康,为重新投入社会工作创造条件。

2. 医务人员的权利 医务人员是指按照国家法律法规经过考核和卫生行政部门批准及承认,取得相应资格和执业证书的各级各类卫生技术人员,包括医生、护士、医技人员等。在此,主要介绍医生的道德权利和义务。

医生的道德权利就是在医疗活动中,在道德上享有的正当权利。一般来说,法律权利都是道德权利,而道德权利不一定都是法律权利。法律权利具有强制性,并且有些法律权利可能并不符合特定的道德规范;道德权利不具有强制性或仅具有弱强制性,可作为法律权利辩护的基础。根据《中华人民共和国执业医师法》的规定,医生在执业活动中具有下列权利。

(1)在注册的执业范围内,进行医学检查、疾病调查、医学处置、出具相应的医学证明文件,选择合理的医疗、预防、保健方案。

(2)按照国务院卫生行政部门规定的标准,获得与本人执业活动相当的医疗设备基本条件。

(3)从事医学研究、学术交流,参加专业学术团体。

(4)参加专业培训,接受医学继续教育。

(5)在执业活动中,人格尊严、人身安全不受侵犯。

(6)获取工资报酬和津贴,享受国家规定的福利待遇。

(7)对所在机构的医疗、预防、保健工作和卫生行政部门的工作提出意见和建议,依法参与所在医疗机构的管理。

以上既是医生的法律权利,也是其道德权利。此外,医生还有要求患者和家属配合诊治、在特殊情况下享有干涉患者行为的道德权利。

医生在职业行为中具有一定的自主性,如《日内瓦宣言》提出"当我成为医务界的一个成员的时候……绝不容许宗教、国籍、种族、政党政治和社会立场的干扰"。《东京宣言》更明确地提出"医生对其治疗的患者有医疗责任,在做医疗决定时完全是自主的。医生的基本任务是减轻他的患者的痛苦并不得有任何个人的、集体或政治的动机反对这一崇高目的"。医生正当的道德权利应受到尊重和维护,这不仅有助于提高医生的声誉和社会地位,也可以调动和提高广大医生履行职业道德义务的积极性和主动性,从而有利于他们在维护和促进人类健康中发挥更大的作用。

(二)义务

医学伦理中的义务是指在医疗活动过程中,医务人员对患者、他人、社会所负的道德责任以及患者所负的道德责任。它包含患者在医学伦理关系中所承担的义务和医务人员在医学伦理关系中所承担的义务。

1.患者的义务 传统医德只强调医务人员对患者尽义务,而现代医学伦理观认为,权利与义务是相对应的。在医疗活动中,患者在行使其权利的同时,必须履行医疗中相应的义务。患者的义务主要包括以下5种。

(1)配合诊治的义务:患者应当尊重医务人员的劳动,遵守医院各项规章制度,积极配合诊治。成功的诊治离不开患者的积极配合,这要求患者在就医时,不仅详细叙述病史,如实回答医务人员的问诊,而且要积极配合医生的治疗,按时服药,接受必要的检查,调整不良生活习惯,争取早日康复。这既是对医务人员劳动的尊重,也是对自身利益的维护。

(2)遵守医院规章制度,尊重医务人员及其劳动的义务:为发挥医院职能,提高医疗质量和工作效率,保障正常工作秩序,患者必须自觉遵守医疗卫生机构各种规章制度,尊重医务人员的辛勤劳动,尊重医务人员的人格尊严。

(3)给付医疗费用的义务:医疗费用是诊疗、处方、检验、药品、手术、处置、住院等各种费用的总和。从某种意义上说,医疗服务是一种特殊的商品,它并不以治疗是否有效或是否成功作为收取费用的前提,哪怕是治疗失败,只要医生付出了劳动,并且尽职尽责、尽心尽力,不存在过错,就应当得到报酬,患者不能以失败为理由拒付医疗费。

(4)保持和恢复健康的义务:健康不仅是公民的权利,也是一项应尽的义务。作为一种义务,一方面体现了对患者的生命尊严的维护,另一方面也是人类种族延续、人口稳定及履行家庭、社会责任的需要。就此而言,每一个人都有保持自身健康且不危害他人健康,并为他人健康积极行动的义务。尤其是传染病患者应严格遵守隔离治疗制度,避免将疾病传播给他人。那种"健康是自己的事,他人无权干涉"的观点,是对健康道德的背离。

(5)支持临床实习和医学发展的义务:发展医学科学是一项涉及人类长远利益、造福子孙后代的公益义务,医学诊疗水平的提高离不开科学研究。疾病病因的探究、新药的使用、新疗法的推广等,都需要得到患者的配合;医学生培养中的临床实习,也离不开患者的理解、配合。患者既是医学研究成果的受益者,又是医学研究的对象。患者有义务支持和促进医学科学研究事业和医学科学人才教育事业的开展。

2.医务人员的义务 医务人员的义务是一种医疗活动中的义务,主要包括以下4种。

(1)治病救人的义务:医务人员必须用自己所掌握的医学专业知识和技能手段,全心全意帮助患者解除病痛,恢复身心健康。这是由医学职业本身的特点所决定的。

(2)尊重患者知情同意权的义务:知情同意是患者的一项基本权利,也是医务人员的一项基本义务。它要求医务人员尊重患者的知情同意权,凡是不经过患者或家属知情同意,或者利用隐瞒、欺骗、暗示、诱惑、强迫等手段得到患者承诺而实施的诊治,都是违背医务人员义务的行为。

(3)承担社会责任的义务:在现代医学伦理中,医务人员除了对患者尽义务外,还要对社会尽义务。医务人员对社会的义务主要包括承担医疗咨询、保健宣传、疾病普查和预防以及积极参与突发公共卫生事件医疗救治工作等。

(4)促进医学科学发展的义务:医学科学的发展与医学防病治病能力的提高息息相关,医务人员拥有医学专业背景知识,接触临床第一手资料,以治病救人为职业使命,最有资质且应该承担医学科学研究任务,在医学研究领域刻苦钻研,勇于挑战医学难题,致力于推动医学科学的发展。

根据《中华人民共和国执业医师法》规定,医生在执业活动中应履行下列义务:①遵守法律、法规,遵守技术操作规范;②树立敬业精神,遵守职业道德,履行医师职责,尽职尽责为患者服务;③关心、爱护、尊重患者,保护患者的隐私;④努力钻研业务,更新知识,提高专业技术水平;⑤宣传卫生保健知识,对患者进行健康教育。

二、情感与理智

(一)情感

情感是指人们对外界刺激肯定或否定的内心体验和自然流露。医学伦理中的情感是指医务人员根据医学伦理学基本原则和规范去感知和评价个人或他人行为时的内心体验和自然流露。医学伦理情感和义务是紧密联系在一起的,医务人员的医学伦理情感只有建立在对患者生命和健康高度负责的基础上,才能产生崇高的道德情感。

医学伦理情感的内容主要包括同情感、责任感和事业感。

1. 同情感 同情感是医务人员最基本的道德情感,指医务人员对患者的遭遇和不幸在自己情感上发生的共鸣,并以相应的态度表现出的悲悯之心。医务人员有了同情感,才能设身处地为患者着想,才能在为患者治疗时,满腔热忱,急患者之所急,想患者之所想。同情感往往能够成为医务人员为患者服务的原动力。

2. 责任感 责任感是医务人员把拯救患者生命健康作为自己崇高职业使命的自觉意识。它已经上升到职业责任的高度,是基于对医疗卫生事业的忠诚和执着追求,基于对全心全意为人民健康服务这一神圣职业使命的深刻认识和理解。所以,责任感比同情感的理性成分增多,是同情感的升华。同情感随着时间推移有可能慢慢淡化,责任感可以弥补这一不足,使医务人员全心全意为患者服务的职业行为具有稳定性。

3. 事业感 事业感是指把救死扶伤和发展医学科学、推动人类社会进步的伟大事业联系起来的情感,是责任感的进一步升华,也是最高层次的道德情感。强烈的事业感可以激励医务人员,把履行职责与医学事业的发展,与人类健康事业的发展紧密联系起来,把本职工作看作是一种神圣的事业,是自己一生为之奋斗的目标。为了医学事业的发展,不断探索追求。为了解决一个新的课题,反复实践,不辞辛劳。这是一种非常可贵的情感,一种能推动医学事业发展的情感。它要求医务人员要树立敬业精神,要热爱医学事业,要勇于探索、乐于奉献,并能够为之奋斗终生。

良好的医学伦理情感,不仅可以使患者感受到来自医务人员的理解与关心,消除焦虑、悲

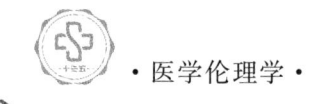

观、恐惧、失望等负面情绪,激发出与疾病抗争的乐观情绪,而且可以推动医务人员钻研医术,提升自身医疗服务水平。

(二)理智

理智就是人们辨别是非、利害关系以及控制自己行为的能力。医学伦理中的理智是指医务人员在医疗实践中,能够根据医学伦理学基本原则和规范来辨别是非、利害关系,并据此来选择和控制自己职业行为的能力,主要包括医学伦理认知能力、医学伦理辨析和决断能力及医学伦理行为调控能力。理智的作用在于驾驭、调控和优化情感,使情感与理智相互协调,共同促进。医学伦理中的理智在医疗职业实践中的主要表现如下。

1. 诊疗过程中科学、严谨的工作作风 无论患者的伤势病情如何危急或悲惨,无论患者及其家属的情绪情感如何悲观或失控,医务人员始终能够客观冷静,临危不乱,以医学专业的眼光和专业的标准来施行救治,不为患者的悲观情绪或家属的恶性心态所冲击,也不为自己无所助益的情感所干扰,在有限时间里高效整合利用资源,用专业资质为患者提供最优质的服务。

2. 医患交往中公平公正的职业态度 医务人员对待自己接诊的患者,应不分亲疏,不论贫富贵贱,一律平等待之。在涉及有限医疗资源的分配时,不应该因为与特定患者在情感上的亲近或认同,而无视医疗资源分配的正当程序。而面对一些患者可能损害到他人或社会正当利益的请求,医务人员应秉持公平公正原则,予以坚决拒绝。

三、审慎与胆识

(一)审慎

审慎即周密而谨慎。医学伦理中的审慎是指医务人员在医疗行为前的周密思考与行为过程中谨慎细致的道德作风。审慎既体现医务人员的内心信念和道德水准,又反映了医务人员对患者、对集体、对社会履行义务时所表现的高度责任感。历代医家都很重视审慎这一医学道德要求,并在长期的医疗实践中逐渐使之发展为稳定的职业心理和职业习惯。《本草类方》中有夫用药如用刑,误即便隔死生。盖人命一死不可复生,故须如此详谨,用药亦然。对于医务人员来说,审慎地思考,认真周密地工作,准确无误地行动,可以避免医疗差错,提高医疗质量,保证患者身体健康和生命安全。

审慎对医务人员的要求主要体现在言和行两个方面,即谨言慎行。

1. 言语审慎 从医疗角度讲,语言不仅是了解患者疾病的一种手段,也是心理治疗的一种方法。医务人员的言语是否审慎,不仅仅是礼貌问题,而且关系到医疗效果的好坏。俗话说"良言一句三冬暖,恶语伤人六月寒""言语可以治病,也可以致病"。适当的话语表达方式犹如一剂良药,能打消患者的顾虑,增强患者战胜疾病的信心,起到药物所不能起到的作用。医务人员在与患者交流时,应多用安慰、解释、鼓励的语言,不宜毫不顾忌患者感受地信口开河,也不应将个人负面情绪带入工作中。

2. 行动审慎 医疗活动直接关系到人的生死存亡,而医疗又具有复杂多变性,这就要求医务人员在诊断、治疗疾病时要严肃认真、周密细致、一丝不苟。在诊断时,医务人员首先要认真倾听患者的诉说,全面了解病史,检查体征,进行必要的辅助检查,在严密周详地思考分析临床材料的基础上,得出诊断结论。切忌先入为主,主观武断;在治疗时,要充分考虑患者年龄、性别、体质和耐受力等方面的差异,科学地选择最佳治疗方案并谨慎施治,尽量减少对患者的可能伤害。

(二)胆识

医学伦理中的胆识是指医务人员在患者面临医疗风险和难题而自己可以有所作为也必须有所作为的时候,能够预见风险,敢于承担风险,并善于化解风险的道德作风。胆识的深层本质是关心患者和尊重科学。医疗职业的特点要求医务人员具有胆识。胆识可以帮助医务人员把握住有效抢救危、重、急、险患者的时机;可以帮助医务人员在患者损伤不可避免时,做出争取最大善果和最小恶果的合理选择;可以帮助医务人员尽快对疑难病症做出正确诊断和处理。

四、良心与荣誉

(一)良心

良心是人们在履行对他人或社会的义务的过程中所形成的道德责任感和自我评价能力。医学伦理中的良心是指医务人员对职业道德责任的自我意识和自我评价。良心和义务是密切联系的,如果说义务是对他人、对社会应尽的道德责任,那么良心就是医德义务的内化形成,是医务人员内心的一种道德自律机制。

医务人员的职业良心主要表现为能够以医学伦理学基本原则和规范为职业行为指南,维护患者生命健康利益,捍卫国家和社会公共利益,积极推动医学事业发展。如果行为符合医学伦理学基本原则和规范,医务人员良心上就会感到欣慰、满意;反之,则会受到良心的谴责,感到内疚和悔恨。

良心对于医务人员的职业行为有重要的调节作用。

1.良心在医务人员的行为前具有审查作用 医务人员的良心可以促使医务人员在医疗行为选择前,自觉根据医学伦理的基本原则和规范要求,对行为动机进行自我检查和严肃思考,对可能的行为后果进行思考、权衡。对符合医德要求的动机给予肯定,对不符合医德要求的动机坚决予以抵制与否定。

2.良心在医务人员的行为过程中具有监督作用 良心在医务人员的工作过程中,无时无刻不在监督着医务人员的举止行为。对符合医学伦理学基本原则、规范的情感、信念和行为,给予内心的支持和肯定;反之,则会予以批评、制止、纠正,避免不良行为发生。特别是在产生负面情感和私欲邪念时,良心能及时给予制止,并主动调节控制医务人员自身行为,使其保持合乎医学道德的方式或方向。

3.良心在医务人员的行为后具有评价作用 良心能够促使医务人员自觉地对自己的行为后果做出评价。当医务人员履行了自己的义务并且给患者带来了健康和幸福时,心中就会感到满意和安慰,引起精神上愉悦;当医务人员的行为没有尽到自己应尽的职责和义务且给患者带来不幸和痛苦时,就会受到良心的谴责而内疚、悔恨。医务人员也正是在这种自我评价中自觉反省自己的行为,改进职业行为中的缺点,避免失误,积极弥补伤害,并引以为戒。

(二)荣誉

荣誉是一个人履行了社会义务以后,得到社会上的赞许、表扬和奖励,医学伦理中的荣誉是指医务人员履行了自己的职业义务以后,获得他人、集体或社会上的赞许、表扬和奖励。荣誉与医学伦理义务是分不开的,包括两个方面的含义:一是社会评价,即社会以某种鼓励性方式,对医务人员履行职业义务的道德行为所做出的肯定性确认和赞赏性评价;二是医务人员个人的自我意识,即个人以自尊、自爱、知耻等自觉性的心理行为,对自身履行了职业义务而做出的肯定性判断,以及所表达的情感上的满足意向和尊严感。

荣誉是一种无形的力量,它通过社会评价和自我意识,可以促使医务人员关心自己行为的社会后果,并严格要求自己,努力保持自己的荣誉,进行新的追求。这种荣誉感一旦成为广大医务人员的共同愿望,将作为一种精神力量激励他们关心荣誉、争取荣誉,从而形成一种积极向上的正气,推动广大医务人员不断进步。

1.医务人员的荣誉是实至名归的结果 这里的"实"指的是医务人员全心全意为人民的健康服务,并在自己的岗位上做出贡献。医务人员的职业荣誉只能是建立在对医学事业发展做贡献的基础之上,同医务人员的医德、医术、创造和贡献联系在一起。如果抛开对医学事业的追求与贡献,纯粹为了荣誉而去获取荣誉,甚至为了荣誉而不择手段,这就背离了荣誉的本义,最终也难以得到真正的荣誉。

2. 正确处理个人荣誉和集体荣誉的关系 个人荣誉与集体荣誉是统一的,前者是后者的体现和组成部分,后者是前者的基础和归宿。医务人员的荣誉同集体的荣誉是分不开的,个人荣誉包含着集体的智慧和力量,是群众集体智慧和才能的结晶。同时,集体荣誉也离不开每个医务人员的辛勤贡献。因此,在荣誉面前,医务人员应意识到他人、集体的作用,保持谦逊的态度。同时,在集体荣誉中,也要看到每个医务人员为集体做出的贡献,并根据贡献大小给予每个人应得的荣誉。

3. 在荣誉面前保持谦虚谨慎 古人云:"满招损,谦受益。"荣誉只是集体或社会对医务人员过去工作价值的肯定,并不代表医务人员的未来。医务人员应该把已取得的荣誉当作一种鼓励和鞭策的动力,勉励自己加倍努力,为人民的健康事业做出新的贡献,这样才能保持荣誉。如果把荣誉当成资本,目空一切,居功自傲,忘乎所以,不能正确地评估个人和他人的成绩,不但难以保持荣誉,而且还会走下坡路。

五、尊严与价值

(一)尊严

尊严是指人和具有人性特征的事物维护自我的独特性、相互关怀、避免侮辱的权利,它源自人作为人所内存的规定性及其基本的情感和精神需求。简而言之,尊严就是权利被尊重。《中华人民共和国宪法》第三十八条规定:中华人民共和国公民的人格尊严不受侵犯。禁止用任何方法对公民进行侮辱、诽谤和诬告陷害。医疗活动既涉及患者的尊严,也涉及医务人员的尊严。

尊严与人格是不可分的,通常与人格并称,即人格尊严。尽管人的具体特征与地位存在差异,但每个人都有内在的价值,其生活权、自由权及追求幸福的权利都是平等的。任何个人和社会组织都无权侵犯他人包括医务人员与患者的人格尊严及其权利。作为权利,人格尊严包括姓名权、肖像权、名誉权、荣誉权和隐私权等。《中华人民共和国执业医师法》第二十一条规定:医师在执业活动中享有人格尊严、人身安全不受侵犯的权利。《护士条例》总则第三条规定:护士人格尊严、人身安全不受侵犯。《中华人民共和国精神卫生法》第四条明确规定:精神障碍患者的人格尊严、人身和财产安全不受侵犯。

人的尊严体现在只有人才能对其所做的事负起道德上的责任,就是说,人首先要自爱,只有自爱才能得到他人的尊重。就医务人员而言,应对自己的医疗行为负责,做自己应该做的事。医务人员的自尊是推动其自强自立、有所作为、取得成就、创造价值的动力。在医疗活动中,医务人员整齐端庄的仪表、优雅得体的语言、丰富的专业知识、高度的同情心和换位思考的态度,以及足够的法律意识等,均能够体现医务人员的职业特性,提升自身的职业形象,对于维护医务人员的职业尊严起到积极的作用。医务人员只有重视职业所赋予的尊严,主动自觉地维护它,才能够被患者、被社会认可和尊重。同时,一个人要赢得他人的尊重,还必须尊重他人。在医疗活动中,尊重并维护患者的尊严是对医务人员的基本要求,也是医疗活动顺利进行的前提。医务人员应把患者看作是具有与自己平等的人格主体地位的伙伴,尊重他们,为他们提供合理的医疗服务,并保护患者的隐私。当然,医务人员之间也应当彼此尊重,保守同事的秘密,只有这样才能得到患者的尊重。

(二)价值

一般来说,价值是指客体所具有的促进主体生存和发展的属性和能力,当价值客体(被需要物)具有某种属性,而这种属性恰恰能够满足价值主体(现实的人)的需要时,价值客体的存在就是有价值的。价值有正面价值和负面价值之分。

在医疗活动中,对医务人员价值的理解有两种。一种是正确认识医务人员的价值,从职业能力、职业态度、职业行为等方面加强自身培养,努力提高自身价值,使个人职业素质明显提升,从而达到提升自我价值、提高行业整体价值的目的。另一种是错误地将提高自身价值作为筹码,用来获取更大更多的个人利益,模糊个人价值和行业价值的关系,一味通过提高自身价值来获利,其结果往往得不偿失。

就患者而言,其价值可分为两个层面,即个人价值和社会价值、工具性价值和目的性价值。在医疗活动中,医务人员应当把患者的目的性价值和个人价值放在第一位,任何时候任何人都不能把患者仅仅当作手段或工具。《日内瓦宣言》明确提出首先应考虑患者的健康,我国《涉及人的生物医学研究伦理审查办法》规定:对受试者的安全、健康和权益的考虑必须高于对科学和社会利益的考虑。当下,人们越来越重视健康和在医疗卫生保健中获得最大的健康价值,不仅期望延长寿命,还期望获得较高的生活质量。但评判人的生命价值的大小是一件极其复杂而又必然面临道德风险的事情。所以,医务人员不应随便进行生命质量及其价值的评判,在临床上必须评判时,应将生命神圣、生命质量与生命价值统一起来,不能单纯地强调某一方面的意义和作用。

尊严与价值是一对相互关联的概念。一般来说,一个人的价值(包括个人价值和社会价值)越大,越能获得他人的尊重;相反,一个自甘堕落、自暴自弃的人也很难得到他人的尊重。但是,这并不意味着一个人一旦失去了价值也就失去了尊严,即使一个死亡的人仍然享有获得尊重的人格权益。在医疗活动中,无论医务人员还是患者家属,都不应因为患者失去了自我意识、不再能够承担家庭责任和社会责任而不尊重其人格权益。

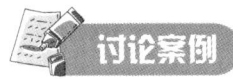
讨论案例

某市"切除智障少女子宫案"

2005 年 3 月,某市儿童福利院的两名十三四岁的智障少女,在该市一家医院被医生切除了子宫。切除手术是在儿童福利院领导的要求下做的,双方还签订了协议,规定一切法律责任由儿童福利院承担,儿童福利院的一位副院长以监护人的名义在协议和手术病历上签了字。儿童福利院领导还称,这两名女孩最近来了初潮,收拾起来非常麻烦,将来性成熟之后会更加麻烦,反正她们也不能生育,现在切除她们的子宫,省了许多麻烦。

2006 年 7 月 5 日下午,该市区法院对"切除智障少女子宫案"做出一审宣判,判决该市儿童福利院原副院长陈某、原院长缪某,以及医院妇产科医生王某、苏某四名被告人构成故意伤害罪,判处陈某有期徒刑 1 年、缓刑 2 年,判处其余三名被告人管制 6个月。

试从医学伦理角度对该市医院妇产科医生王某和苏某的行为进行分析。

小结

医学伦理学规范体系是医学伦理学的主体框架,也是指导和评价医学实践的依据。不伤害原则、有利原则、尊重原则与公正原则是目前国际通用的医学伦理学基本原则。四

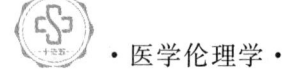
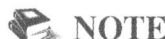
原则在特殊情形下可能发生道德冲突,形成医德难题。不存在原则主次排序的共识答案,秉持尊重前提下的道德商谈是解决医德难题的程序共识。医学伦理学基本规范是医学伦理学基本原则的具体展开,医学伦理学基本范畴反映了医患之间、医际之间及医务人员与集体、社会之间,以及医疗卫生事业与社会其他事业之间的最本质、最普遍的医学伦理关系。

思考题

1.在医疗活动中,当医学伦理学的基本原则之间发生冲突时,应当如何处理?

2.医生在执业活动中应当遵循哪些基本的行为规范?

3.正确理解和领会医学伦理学的基本范畴对于提高医德修养有何意义?

（肖健　南方医科大学）

第三章 健康伦理

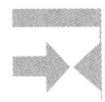

扫码看课件

 教学目标 ▌·····

> 1.识记:健康伦理的概念与内涵。
>
> 2.理解:健康伦理的价值与意义;健康的权利与义务。
>
> 3.运用:能贯彻健康战略,开展健康教育,促进健康行为养成。

引导案例

　　烟草是人类健康的致命杀手。2017年1月,世界卫生组织和美国癌症协会发布《烟草与烟草控制经济学》研究报告,指出全球范围内每年有约600万人因吸烟死亡,因吸烟导致的健康方面的花费每年高达1万亿美元。我国是世界上最大的烟草生产国和消费国,也是烟草最大的受害国。中国政府2003年11月10日签署世界卫生组织《烟草控制框架公约》,为遏制烟草流行,加快履约的步伐,2011年3月卫生部修订《公共场所卫生管理条例实施细则》,明确室内公共场所禁止吸烟。之后,继续加大控烟宣传教育力度,全面推行公共场所禁烟。要求党政机关、医疗卫生机构、教育机构等率先成为无烟单位。鼓励医疗机构设立规范的戒烟门诊,提供临床戒烟服务。但客观评价“十二五”期间我国控烟效果,尚未实现“全面推行公共场所禁烟”的目标。控烟不力给我国带来巨大的健康、经济及社会损失,也影响了我国在国际上的形象。

　　请思考:医学生和医务人员如何做控烟的模范?

　　伴随社会的进步、科学技术的发展和医学模式的转变,健康与健康伦理问题已成为人们关注的全球性重要问题。我国在落实以人民为中心的发展上,要持续改善医疗健康水平,致力于消除公众健康的威胁,实现人民群众对健康日益增长的需求。因此,认真研究并切实解决健康伦理问题,不仅是医学伦理学科建设的重要课题,也是健康中国战略实施的需要。

▌第一节　健康与健康伦理▌

一、健康的伦理价值

（一）健康的概念

1.健康的消极概念　在中国古代,“健”“康”是两个词。所谓“健”,指的是强健,表示一种动态。到了三国时代,“健”才用来指身体健康。所谓“康”,则指安乐、安宁。北宋开始,“健”

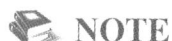

"康"才合用来指身体安康强健。人们长期认为没有疾病或治好疾病就是健康。在当时的历史条件下,这个概念是有其意义的,它鼓励人们用防治疾病的办法来争取健康,这对于促进医学的发展和维护人民的健康起到了一定的作用,有重要的历史价值。但是这个用疾病,即健康的对立面来定义健康的概念,并未对健康的本质内涵进行界定,也易导致人们过多地关注治疗疾病而忽视预防疾病,忽视健康的诸多内涵,因而存在缺陷。

2. 生物医学的健康概念　近现代基于人的身体病理解剖与科学技术的发展,18 世纪意大利医学家 Morgagni 创立了器官病理学,将疾病的认识从外在的症状推进到内在的器官,认为只要修复受损的器官,身体自然会恢复健康。这样的想法,到了 20 世纪中叶又有了新的发展。德国病理学家 Virchow 认为如果人体细胞能够正常运作,人的身体就会处于健康的状态。如果人体细胞不能够正常运作,人的身体就会处于疾病的状态。之后,人们进一步把研究从细胞的层面深入到基因的层面,知道人的身体是健康或是生病和基因的构造有关。把人的健康置于现代医学的可视范围之内,为防治疾病、促进健康提供了科学依据,使健康走上现代科学之路,为居民健康做出了巨大的贡献。但这个概念忽视了社会、心理因素在健康中的地位与作用,因而也是有内在缺陷的健康概念,它必然要被新的健康概念所取代。

3. 科学健康的积极概念　世界卫生组织(WHO)在 1948 年提出:健康不仅是没有疾病和虚弱的现象,而且是身体上、精神上与社会上的完好状态。这种观点不再把健康的概念局限于人体生理功能是否正常的想法上,开始将健康的概念从生理的层面往心理精神的层面拓展;也不再局限于个体的层面,更进一步将健康的概念从个体的层面往自然、社会、文化的层面延伸。纠正过去观点对于健康概念的片面、消极性,提出更全面、更积极的健康概念,认为健康不应只是人没有疾病的状态,而应该是人处于完好的状态。虽然对这个健康的概念还存在争论,但这个观点的支持者认为:这是一个有远见、卓识而全面的健康概念。一是它指出了健康所涉及的生理、心理、社会三个层次,并把它们有机地统一起来;二是它把健康放在人生活的心理社会背景下,如同重视生理问题一样,重视心理、社会因素在健康中的作用,从而为国家、社会对居民健康负责提供了依据,为医学的发展,为人民健康事业的发展提供了广阔的生理、心理、社会平台。

（二）健康伦理

健康一直是人们追求的重要目标。随着社会的发展,相关国际组织不仅把健康作为人的基本权利之一,也作为社会发展的目标。人的健康不仅是社会经济发展的手段,也是社会经济发展的根本目的之一。健康在经济社会发展中占有十分重要的地位。

知识链接3

虽然健康问题已受到人们高度的重视,但是,目前健康受到的威胁也是空前的。一是环境污染、生态破坏等对健康的宏观威胁日益严重;二是随着经济收入的增加,人们的不良生活方式也在增多。肥胖、运动不足、酗酒等导致心脑血管疾病、癌症等慢性病迅速增多;三是一些致病的微生物学因素,如细菌、病毒不断变异,人们一度认为被自己征服的传染病又成为人们不可预料的潜在的巨大威胁,从而引起人类的广泛焦虑,如已出现的"非典""禽流感"等。面对自己健康受到如此严重的威胁,人类只有奋发自强,不断进行科技和理论的研究创新,才能"护卫健康的长城"。健康伦理就是为适应人类的这一需要而产生并不断深化的。

李恩昌在《健康道德责任论》中提出,健康伦理(health ethics)是关于人类健康的一种道德观念。它包括健康伦理意识和健康伦理行为规范两个方面。作为健康伦理意识,它要求人们充分重视健康的价值,树立正确的健康观念,对自己和他人的健康负责。作为健康伦理行为规范,它是调节人们自身以及他人和环境、生态关系中有关健康问题的准则。还有对健康责任问题的讨论,其理论要点如下:健康是包括卫生部门在内的全社会的共同责任。所有部门、所有社会成员都要把自己的工作和行动与人民健康联系起来,防止自己的工作过程、工作结果、行为过程，以及行为结果对人的健康产生危害，并努力维持和促进人民健康。

二、健康伦理的内涵

（一）健康伦理是医学道德向社会道德的扩展

医学科学的发展肩负着双重责任：一方面，由传统的维持生命、捍卫健康走向完善生命、发展生命、提高生命质量、享受生命幸福的新目标，医学也因此更受到人们的重视和青睐；另一方面，医学卫生工作由个人从业、单体经营发展为多层次立体结构、全方位的社会公益事业，医学领域由原来简单的医患关系发展为复杂的医方患方关系、医际关系、医护关系、医管关系等，医学所面临的关系除传统的人际关系外，医学与自然、医学与生态、医学与市场经济等关系也日益上升为医学中的主要关系。显然，健康伦理作为一直以捍卫人类健康为己任的传统医学道德（medical morality），已经扩展为一种社会道德（social morality），需要医学部门及其他相关部门共同维护遵从。

（二）健康伦理是医学道德向社会公德的升华

健康伦理把防病、治病，维护、增进人类健康的责任扩展到了全社会所有组织、所有人群，维护、增进健康成为全人类的共同责任，医学道德已升华为社会公德（social ethics），健康伦理可称为"大医德"。

健康伦理在我国受到政府部门的重视，原卫生部部长陈敏章曾高度评价健康伦理的意义和作用，认为它对卫生事业的发展和人民健康水平的提高都有重要意义。与健康伦理密切联系的"大卫生观"得到我党和政府的赞赏和倡导，写入了党和国家的文件。巴德年等一批德高望重的医学科学家一直都在呼吁整合相关资源，促进全民健康与社会健全发展。这一切都说明，健康伦理正在把医学道德升华为一种社会公德。

三、健康伦理的意义

人人健康、人人参与是健康伦理的原则。伍天章在讨论全民健康道德教育时提出，人人健康、人人参与。首先科学地反映了健康伦理的本质和每个社会成员的健康利益与道德义务。健康是每个人都应享有的最基本的、平等的权利，为了全社会人人健康，每个人都要尽一定的义务。其次，人人健康、人人参与体现着社会主义对人民权利的关心和尊重。在社会主义社会里，人与人之间，个人与集体、社会的利益基本上是一致的。人人健康、人人参与是社会主义国家的目标，从健康伦理方面体现了对社会每个成员生理、心理、社会等需求的满足，也是衡量每个公民、全社会健康伦理的标准。健康伦理在调整各种健康关系上有重要意义。

（一）健康伦理有利于树立科学健康观

健康伦理指引而形成的科学健康观认为：人民健康是由政治、经济、文化和自然生态环境决定的多元函数。人民健康水平是反映社会政治、文化和自然生态发展优劣的主要综合指标之一。促进人民健康，使人民健康在现有基础上达到最佳水平，是执政党、政府及全社会的主要责任和共同目标。要通过政治、经济、文化的协调、全面可持续的发展和改革来促进人民健康，寓人民健康于政治、经济、文化发展之中。一切社会部门，特别是政府部门要明确树立"以人为本、健康第一"的思想，以自己所从事的一切工作是否对人民健康有益为标准，以各自的工作促进人民健康，努力防止工作过程、工作结果对人民健康的危害。如果全社会树立了科学健康观，必将极大地提高人民的健康水平。正如吴孟超院士所说的，把医学发展与社会发展联系起来，从政治、经济、文化这些基本社会层面，促进人民健康，深入到疾病防治的本质领域，犹如在人民健康的上游筑起防治疾病、保障人民健康的堤坝。这一工作做好了，就可以使国民的发病率大为下降、治愈率大为提高，从而使医疗费用也大幅下降，走出一条节约、高效的卫生事业

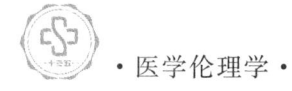

NOTE

和健康事业的新路子。

（二）健康伦理有利于加强健康教育

健康伦理是医学道德的扩张和升华，而医学是一个高度知识化、规范化的学科体系，要让全社会的人都有医学道德，就必须使人们首先具备基本的健康知识，让人们知道怎样操作、如何做、向着什么方向才能对人的健康有益，而不怎样做、不做什么才不会对人的健康构成威胁。所以，知识化成为健康伦理的第一原则。为此，必须在全社会大力宣传、普及医学知识，提高全社会成员的健商（health quotient）。李恩昌认为，健商是个人或一个区域的居民所具有的健康意识、健康知识和健康能力水平的反映，一个人健商的高低可以用数字表示，即它是人们已具有的健康意识、健康知识、健康能力与应具的健康意识、健康知识、健康能力之比。如果用英文缩写 HQ 表示健商，用 HKOK 表示应有的健康意识、健康知识、健康能力，用 HKAP 表示已有的健康意识、健康知识和健康能力，那么 HQ＝HKAP/HKOK。

以上公式中，健康意识是指人们对健康的信念和观念，即人们对健康价值的态度和能否获得健康的信心。正确的健康意识认为：健康是人的第一财富，是事业和幸福的保证，它既是人们活动的基础，也是人们各种活动的最终目的之一。同时也要认识到，人类社会和医学发展到了今天，人类健康在很大程度上是可以通过自身的努力而获得的，一部分危害健康的原因都已查明并且有了防治的办法。只要我们按照科学的要求去做，人们的健康就可在正确的健康观念指引下得到有效的保障。

知识链接 4

（三）健康伦理有利于促进共同发展

实现全人类健康是一项规模巨大的系统工程，需要国家、组织、个人和国际社会的一致努力，对社会、生态、自然一起关注，方有可能实现。这就要求健康道德必须具有立足健康、放眼全球、关注全局的整体视角，才能完善自身健康体系。

人类的健康不可能独立存在、单独发展。它是人类社会协调发展、人与自然协调发展、人与人之间关系协调发展、医疗卫生事业与社会经济协调发展的结果。人民健康指标也成为检验社会经济、生态自然协调发展主要、敏感的指标之一。重视人民健康与社会经济的同步发展，已成为各国政府及世界卫生组织的共识，并制定了一系列宪章、法律、法规予以保障。

第二节　健康权利与义务

一、健康权利

（一）健康权利的含义

健康权利（health rights）是自然人享有保持生理机能正常及其健康状况不受侵犯的权利，是公民享有一切权利的基础。身心健康是公民生存和进行正常民事活动的前提条件，也是公民作为民事主体所应享有的基本权利。对公民器质健康、生理健康、心理健康的侵害均构成侵害公民的健康权。由于健康与公民生命、身体具有密切关系，因此侵害公民身体、剥夺公民生命，也会造成对公民健康的侵害。如果健康权利得不到保障，那么公民的其他权利就无法实现或很难实现。保护公民的健康权利是我国刑法、民法等多项部门法的共同任务。非法侵害公民的健康权，必须承担相应的民事、刑事法律责任。

（二）健康权利的实现

健康权利内容主要包括健康保持权和特定情形下的健康利益支配权，这就要求政府必须创造条件使每个公民都能够尽可能健康。这些条件包括确保公民获得卫生服务、健康和安全的工作条件、安全的居所和有营养的食物。

健康权利也是公民享有的一项最基本人权。联合国《经济、社会及文化权利国际公约》（1966年）第十二条规定，为实现健康权需采取的步骤包括以下内容：

(1)减低死胎率和婴儿死亡率，使儿童得到健康的发育；

(2)改善环境卫生和工业卫生的各方面；

(3)预防、治疗和控制传染病、地方性疾病、职业病及其他的疾病；

(4)创造保证人人在患病时能得到医疗照顾的条件。

为阐明和实施上述条款，负责监督《经济、社会及文化权利国际公约》遵守情况的联合国经济、社会、文化权利委员会于2000年通过了一项关于健康权的一般性意见。这项一般性意见阐明健康权不仅包括及时和适当的卫生保健，而且也包括决定健康的基本因素，如享有安全的饮水、适当的卫生条件、充足的安全食物、营养和住房供应，符合卫生的职业和环境条件、获得卫生方面的教育和信息等。根据这项一般性意见，健康权包括四个要素：①便利：有足够数量、行之有效的公共卫生和卫生保健设施、商品和服务，以及卫生计划。②获得条件：卫生设施、商品和服务必须面向所有人，并且获得健康权时不受歧视、具有实际获得的条件或有经济上的获得条件，以及具备获得信息的条件。③接受条件：所有卫生设施、商品和服务必须遵守医务职业道德，在文化上是适当的，并对性别和生活周期的需要敏感。④质量：卫生设施、商品和服务必须在科学和医学上是适当和高质量的。

二、健康义务

此处谈及的健康义务(health obligations)侧重于指在道德或伦理上的应尽责任，根据履行义务或责任的主体不同，做如下阐述。

(一)人类的健康使命与伦理义务

随着社会分工不断专业化，社会活动交流日益频繁，公民健康逐渐成为一个全球化的问题，需要全人类的共同参与、协作互动。一是从自然环境来看，环境污染事件的发生即使只在某一国家、某一地区，但其污染物必定随着大气、水流而流向别的地区、别的国家乃至全球，危害人类健康。二是从社会环境来看，传染病流行具有全球性。由于飞机、火车、汽车等运输工具带来的便利，某一种传染病的病原微生物可以在几十小时内扩散到世界各地。三是贫富差距及医疗技术、医疗资源全球发展分布不均，成为人类健康的薄弱环节。全人类只有联合起来，共担责任，才能实现人类共同健康的目标。李恩昌在《健康道德责任论》中提出，人类的健康伦理义务有以下几点。

1. 发展国际组织，完善国际规则 全人类的事只有全球人民一起努力，世界各国一起参与，才有可能办好。为此，成立国际组织，制定国际规则，做到有组织、有规则地促进健康就是全人类健康伦理义务的首要一条。

目前，联合国已设立了世界卫生组织、联合国教育、科学及文化组织、联合国艾滋病规划署、联合国开发计划署等与人类健康相关的组织，这些组织在制定国际规则、促进人类健康方面发挥了重要作用。根据人类健康面临的严峻挑战，建议还应成立相应的环境组织、生态组织，进一步完善与人类健康相关的组织体系，并制定相应的规则、准则。全球共同努力沟通协调与人类健康相关的事宜。

2. 遵守合约与规则，共担责任与义务 对于国际组织制定的规则、相关国际合约，世界各国或有关国家必须共同遵守，切实履行，不可只考虑本国利益，不签约或只签约不履行，这样不但损害了人类的健康，也会损害其国家的国际形象。如美国作为世界发达国家，污染物排放居

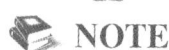

世界第一,但对于旨在减少环境污染的《京都议定书》,迟迟不签约,受到了世界舆论的普遍谴责。

3. 互助互爱,帮贫扶弱,济难救危　世界上还有很多贫困人口每天人均收入不到 1 美元,生存状况令人担忧。地震、海啸、飓风、空难等天灾人祸还时常发生,新老传染病的传播还此起彼伏。这一切说明,这个世界存在着严重的两极分化及潜伏着不可预测的灾难和风险。需要人类建立怜悯同情心和道德责任感,互助互爱、帮贫扶弱、济难救危。各国应共同参与,一起作为,我们的世界才会真正美好。

4. 交流互惠,共享成果,促进健康　在防治疾病、捍卫健康的斗争中,许多国家和地区都把人民的幸福指数作为国家发展目标,积累了不少成功的经验。如我国在 1949—1980 年卫生工作取得的显著成绩和经验,以及泰国防治艾滋病的成功经验,都得到了国际组织和世界有关国家的赞赏和倡导。

世界各国应在尊重国际准则,遵守知识产权制度的基础上相互学习、交流贸易、互利互惠,既不可剽窃盗用,也不可封锁保守,才能使人类健康的经验、成果共享,促进人类健康均衡提高,共同进步。

(二)国家对公民健康负有的伦理义务

国家拥有立法、执法、政策制定、政策执行等管理、社会的最大权力,拥有税收、货币制造、财政分配等最大的资源,因此,国家对人民健康负有极大的伦理义务。

1. 在国家发展的价值观中确立健康价值观　健康是公民的基本权利,也是一种人权。健康作为人力资源是进行社会生产、创造历史的手段,同时在一个以人为本的社会里,健康的人又是社会发展的目的,是社会经济、政治、文化成果的享用者,幸福的感受者。在国家发展的价值观中,健康处在核心地位,具有根本性和不可替代性。

大量的事实使人们看到,人类健康所涉及的难题,无一不与伦理问题关系密切;许多失败的教训更使人们看到,其根源在于伦理价值观或伦理原则上的选择不当。如前些年,我国艾滋病的防治工作一度处在情况不明、措施不力、传播迅速的失控状态。当借鉴了国外经验,对艾滋病病毒携带者和患者实施"四免一关怀"的宽容策略与人文关怀,并采取在某些场所免费发放安全套的措施之后,防治艾滋病工作才有了新起色,受到世界卫生组织的表扬。

又如大量事实证明,烟草对人民健康的危害已成为目前我国一个非常严重的公共卫生问题。因为吸烟不仅是个人嗜好和个人卫生问题,也是一种严重危害公众健康的不良行为。吸烟者呼出的烟雾会污染空气,易被他人吸入,称之为吸二手烟。这种二手烟的吸入也同样危害吸入者的健康。因此,吸烟者不仅危害自己,更危害别人,既侵犯别人不吸烟的自由和权利,又侵犯别人的健康权利。吸烟者和吸二手烟者,肺癌、喉癌、胃癌、肝癌、肠癌、胰腺癌的发病率要是不吸烟者的 12～13 倍,每天吸烟越多,吸烟的年龄越小,时间越长,诱发癌症的危险越大。吸烟者平均寿命要缩短 10 岁左右。

世界上每分钟都有人因吸烟死亡,地球上每年有数百万人死于与吸烟相关的疾病。此外,吸烟污染大气,加剧地球变暖,引发火灾(全国每年火灾中有一部分是由吸烟引起的),耗费资源,其危害不可胜数。控烟已成为国家和各级政府不可不抓的大事。我国有关部门已明确表示履行《世界卫生组织烟草控制框架公约》,相关措施正在落实。但目前最紧迫的是要提高全民对烟草危害的认识,不能仅从发展经济、增加财政收入的角度对控烟"只说不做",亟须采取有力措施,加大控烟力度。每名医务人员和医学生都应该成为控烟的模范。国家确立了提高全民族健康素质的价值观,人民健康就有了保证,有利于人民健康的伦理原则、规范也才能诞生,相应的有关健康的政策、法规的制定也就有了正确价值观的指导。

2. 促成有利于健康的政治、经济、文化制度　按照健康伦理和科学健康观的要求,人民健康水平也是检验国家执政水平的重要指标。因此,决策者必须对此有深刻的理解,确定有利于人民健康的执政理念,在有关政治、经济、文化、生态环境制度的制定上都应充分考虑人民健康的要求,寓人民健康于政治、经济、文化以及生态环境的发展之中,努力消除危害人民健康的政治、经济、文化、生态环境因素。新中国成立以来,我国的政治环境、经济环境、文化环境迅速发生变化,人民生存条件、健康环境随之改变,人民健康水平迅速提高。目前人均预期寿命达到76.7岁,婴儿死亡率、孕产妇死亡率也较新中国成立前下降了很多。

但是,对于一些危害人民健康的政治、经济、文化、生态环境因素绝不可小觑。由于我国民主与法制尚不健全,一些地方和单位视局部利益高于整体利益,官僚主义严重、假冒产品盛行、食品卫生不良等都严重地危害人民健康,使我国人民的健康水平增长放缓。党和国家正在采取措施加以解决。

3. 完善优化医疗卫生制度,主导医疗卫生工作 健康是人全面发展的基础,关系到千家万户的幸福。医疗卫生制度是人民健康的最直接因素,国家必须制定公正、公平的医疗卫生制度,公平分配医疗资源,保证人民群众享有公平、公正的医疗卫生服务。

我国政府一直非常重视医疗卫生制度,全国农村建立了以合作医疗为基础的三级医疗网,同时初步建立了预防保健体系和医疗体系,人民健康水平迅速提高。但是近年来,由于医改中过度的市场化倾向以及社会改革中过分重视经济效益而忽视了公益事业建设,我国的农村卫生、社区卫生服务出现倒退现象,人民群众"看病难、看病贵"问题重新抬头。

目前,国家正在采取措施予以纠正。制定促进人民健康的医疗卫生制度,加强对医疗卫生工作的管理;进一步明确坚持医疗卫生公益性质,坚持预防为主,以农村为重点,强化政府责任和投入,完善国民健康政策,鼓励社会参与,建立覆盖城乡居民的公共卫生服务体系、医疗服务体系、医疗保障体系、药品供应保障体系,为群众提供安全、有效、方便、价廉的医疗卫生服务。这些政策和措施都受到群众的欢迎。

4. 落实国际承诺,参与全球合作 由于传染病流行的迅速性,环境、生态问题的全球性,加之经济的全球化发展,人民健康日益成为一个国际问题,联合国世界卫生组织及艾滋病防治机构、环境保护机构都在其中发挥了主导作用。各国政府必须对它的安排部署予以承诺和落实。在世界卫生组织提出"2000年人人享有卫生保健"的全球战略目标后,我国政府随即做了承诺,并为之做了大量工作,取得了一定的成绩。但是由于种种原因,该目标并未能完全实现,其原因具体表现在:公共卫生体制不健全,农村和城市社区卫生服务薄弱或空白,重大疾病的监测报告网络不健全,突发公共卫生事件应急能力差,传染病"非典"的流行一时难以控制。我国政府积极采取措施,国务院颁发了《突发公共卫生事件应急条例》,逐步完善重大疾病的防控体系,提高突发公共卫生事件应急处理能力;加强农村三级卫生服务网络和城市社区卫生服务体系建设,开展爱国卫生运动,促进人民群众的健康和社会的发展。

5. 向公民开展健康知识和健康伦理知识的普及宣教 向公民进行健康知识和健康伦理知识教育是国家的一项重要职责。这是因为:①健康的实现是一个需要人人参与、人人努力的过程,所以,必须进行广泛的教育,动员人民群众一起参与。②健康的维护和增进是一个内涵丰富的知识化概念,其中包含了大量的知识,只有把这些知识不断向人民群众进行宣传教育,使人民群众掌握健康知识和健康伦理知识,他们才能自觉参与其中。③在我国,封建迷信的健康观念还存在,在边远山区、在城乡的许多角落,一些人并不认为健康是由现代科学所揭示的一系列因素决定的,而是由"鬼神"在背后操纵的,因此,"求神拜佛""作法驱鬼"以乞求健康的现象还屡见不鲜。

所以,国家必须采取有效措施,通过临床医学、社区医学、数字化健康教育体系,在健康知识、健康伦理知识的宣传中破除这些落后观念,帮助人民群众树立正确的健康观。

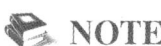
（三）医疗卫生机构的健康伦理义务

1. 积极开展健康指导　医疗卫生机构在健康伦理方面具有主力军和突击队的作用。一方面要向群众宣传介绍有关人体健康的医学、心理、社会知识，了解影响健康的自然、社会等方面的原因，从而自觉地预防和排除这些因素的干扰和侵蚀。广大医务人员要行动起来，除了在诊治、预防活动中面对面地向患者和服务对象进行健康知识宣传外，医务人员还应拿起手中的笔或敲动自己的键盘，撰写有关科普文章，通过传统媒体和网络媒体向广大群众传播健康知识，倡导健康的行为。有关部门也应制定相应的激励制度，鼓励广大医务人员把这件事作为自己的本职工作，用心做好。另一方面，要进行健康咨询和康复指导，使人们掌握维护身心健康的基本知识，自觉地调节心理平衡，加强自我保健，保持身心健康。

2. 扩大城乡医疗卫生服务　要建立配套的医疗卫生服务网络，把医疗卫生服务从治疗服务扩大到防治结合；增加服务项目，从院内服务扩大到院外服务，从个体扩展到群体、社会；从技术服务扩展到社会服务，开展有利于社会成员身心健康、有利于生态环境保护的活动，把治病扩大到预防，同时要加强环境卫生、劳动卫生和食品卫生等的宣传和监督。

（四）公民个体的健康伦理义务

社会是由社会成员组成的，人类崇高而神圣的健康目标只有每个社会成员共同参与、一起努力，才能实现。社会中公民个体的健康伦理义务主要有以下几个方面。

1. 掌握健康知识，树立科学健康观　知识化是健康伦理的基本原则之一，只有掌握了相应的健康知识，树立了科学的健康观念，才能养成健康、文明、科学的生活方式和行为习惯。知道什么是健康的行为，什么是不健康的行为，才能使那些迷信于生死由命或相信健康是鬼神操纵的少数人觉醒过来，也才能使更多的社会成员更加自觉地用健康的行为维持、增进自己的健康，提高自我保健意识和能力。

2. 传播健康知识，倡导健康行为　由于人们的学历背景、家庭背景、社会经历不同，所以每个社会成员所具有的健康知识、健康行为是不一样的，这就要求具有较多健康知识、较好健康行为的人向周围的人传播健康知识，倡导健康行为。同时要积极参加社会主义精神文明建设，要自觉遵守社会公德，讲文明、树新风，参加一切有益于人民群众身心健康的公益活动，不浪费卫生资源，主动奉献，主动地为他人的健康造福，克服和戒除给他人健康带来损害的不良行为，为增进人类健康做出应有的贡献。其他社会成员也应虚心向医务人员请教、学习健康知识，提高医务人员的积极性。

3. 基于本职工作维护和促进自己与他人的健康　"事事关健康，健康论事事"是健康伦理的核心原则之一。每一个社会成员所从事的每一项工作，都直接或间接地事关自己、他人的健康，如卫生工作者、环保工作者所从事的工作直接关乎人民健康，而工业生产者、商业工作者、交通运输工作者、文化工作者、公安工作者所从事的工作关系到人民健康、人民的生命安危，所以，每个社会成员都要以崇高的健康责任感和相应的健康知识，在自己的工作中积极防止可能对人民健康产生危害的因素的发生，用自己的实际行动促进人民的健康。

4. 同危害健康的言行做斗争，制止危害健康事件的发生　由于种种原因，相当一部分社会成员健康知识缺乏，健康责任淡漠，健康观念不正确，愚昧无知，导致危害健康事件时有发生，这就要求每个社会成员都要克服"老好人"思想，以适当的方式同危害健康的言行做斗争，制止危害健康事件的发生。

三、健康权利与义务的统一

（一）增强公民健康权利与义务意识

个人健康、公共健康是涉及民生的一件大事，也是公众必须面对的问题。健康的维护不能完全依靠政府部门,其人力和精力是远远不够的,要通过各种途径调动广大公民自觉维护自我健康、公共健康的积极性,增强公民健康权利与义务意识。对此,学者罗刚认为,一方面,要通过宣传教育等使公民自身树立起健康权利与义务意识,在维护健康时积极主动地行使权利并履行义务;另一方面,立法者应当充分认识到公民个人自主对公共健康安全的积极作用,充分尊重公民应有的权利,在法律上不留漏洞,并通过相关制度规定予以明确保障。

（二）注重公民权利与义务的平衡

在处理个人、社会、国家之间的关系时,公民一般是在其履行义务的范围内享有权利,在享有权利的范围内履行义务。而且,公民个体所拥有的权利,一部分以他人履行义务而获得,另一部分以自己履行义务而获得。正是在这样的一种循环中,公民的人身权和财产权得到保护。在维护个体与公共健康事件中,应当实行权利与义务平衡的原则,将公民权利的行使与公民的经济、道德以及法律义务紧密联系起来,这不仅有利于有效保障个人权利,更有利于实现健康安全的保护。

（三）促进健康权利与义务的统一

权利与义务在结构上是互相对应的,既相互区别,又相互联系;既是不可分的,又是可分的。权利与义务在功能上具有互补性。各以对方的存在作为自己存在的前提。

维护和增进健康是每个社会成员共同的权利和义务,它要求社会成员的健康权利与义务相统一。社会成员不仅具有享受健康和卫生保健的权利,还应承担参与卫生保健活动和推动卫生保健事业发展的义务。这两者相辅相成,如果只有权利,不尽义务,卫生保健就难以广泛开展。相反,如果只有义务,而得不到卫生保健的权利,就难以调动广大成员参与卫生保健活动的积极性,从而也难以保证卫生保健活动的持久开展。因此,要真正实现"健康中国"的宏伟目标,就必须实现健康权利与义务相统一,这是推动卫生事业进步和社会发展的重要措施和优化手段。

第三节　健康伦理的践行

一、贯彻健康中国战略

原国家卫生计生委主任李斌要求,要全面贯彻落实党的十九大提出的实施健康中国战略各项新要求。持续深化医药卫生体制改革,全面建立中国特色基本医疗卫生制度,完善国民健康政策,加强基层医疗卫生服务体系建设和疾病防控工作,深入开展爱国卫生运动,传承发展中医药事业,大力发展健康产业,加强人口发展战略研究。要全面落实以人民为中心的发展思想,精准对接人民群众健康需求,补短板、强弱项,深入实施健康扶贫工程,持续改善医疗服务水平,促进卫生计生事业更加平衡、更加充分的发展,不断增强人民群众的获得感和幸福感。

（一）健康中国战略在新时代中国特色社会主义事业中的意义

党的十九大报告指出人民健康是民族昌盛和国家富强的重要标志。这体现了党对人民健康重要价值和作用的认识达到新高度。实施健康中国战略,增进人民健康福祉,事关人的全面发展、社会全面进步,事关"两个一百年"奋斗目标的实现,必须从国家层面统筹谋划推进。实施健康中国战略在新时代中国特色社会主义事业中具有重要意义。

1. 实施健康中国战略是新时代经济社会协调发展的必然要求　健康的、受过良好教育的劳动者是经济发展最重要的人力资源。投资于健康可以有效提高劳动力工作年限和劳动生产率,促进人口红利更多地转化为健康红利,降低人口老龄化对劳动力结构的负面影响,延长重要战略机遇期。完善健康保障,深化供给侧结构性改革,可以解除群众后顾之忧,有利于释放投资和消费需求,拉动增长、扩大就业。实施健康中国战略,将为经济社会协调发展注入新活力。

2. 实施健康中国战略是实现人民对美好生活新期盼的重要支撑 随着人民生活水平的提高以及健康意识的增强,人们更加追求生活质量、关注健康安全,不仅要求看得上病、看得好病,更希望少得病、不得病,看病更舒心、服务更体贴,这必然带来层次更高、覆盖范围更广的全民健康需求。实施健康中国战略,可以更加精准地对接和满足群众多层次、多样化、个性化的健康需求。

3. 实施健康中国战略是维护国家安全与社会稳定的必备条件 随着经济全球化深入发展,传染病疫情、抗生素耐药等跨国播散的公共安全威胁日益严峻。这些重大流行疾病问题解决不好,就会造成人心恐慌、社会不稳,甚至影响经济社会多年建设成果。实施健康中国战略,保证人人享有基本医疗卫生服务,是党和政府义不容辞的职责。

4. 实施健康中国战略是医疗卫生事业改革发展的内在要求 自党的十八大以来,我国医疗卫生事业获得长足发展,深化医药卫生体制改革取得突破性进展,人民健康和医疗卫生水平大幅提高,主要健康指标优于中高收入国家平均水平。同时,随着工业化、城镇化、人口老龄化进程加快,疾病谱、生态环境、生活方式等发生变化,我国面临多重疾病威胁并存、多种影响因素交织的复杂局面,医疗卫生事业发展不平衡、不充分与人民健康需求之间的矛盾比较突出。实施健康中国战略,就是要坚持问题和需求双导向,最大限度降低健康危险因素,全面提升医疗卫生发展水平。

（二）准确把握实施健康中国战略的核心要义

建设健康中国是习近平新时代中国特色社会主义思想的重要组成部分。我们必须全面、系统、准确地把握健康中国战略的核心要义和基本思路,统筹解决人民群众最关心、最直接、最现实的健康问题。

1. 坚持以人民为中心,把人民健康放在优先发展的战略位置 人之健康是立身之本,人民之健康是立国之基。把人民健康放在优先发展的战略位置,就是把健康优先体现在社会生活全过程,经济社会发展规划中突出健康目标,公共政策制定实施中向健康倾斜,财政投入上保障健康需求,切实维护人民健康权益。

2. 贯彻新发展理念,坚持新时代卫生与健康工作方针 坚持预防为主、中西医并重等是实践证明的行之有效的指导思想;强调以基层为重点,推动工作重心下移、资源下沉到农村和城市社区,突出以改革创新为动力,以自我革命的精神,用中国办法破解医改世界性难题;特别倡导把健康融入所有政策,人民共建共享,推动政府、全社会、人民群众共同行动,激发积极性和创造力,实现"人人参与、人人尽力、人人享有"。

3. 完善国民健康政策,全方位、全周期维护人民健康 以提高人民健康水平为核心,从健康影响因素的广泛性出发,转变卫生与健康发展方式,加快基本医疗卫生与健康促进法立法进程,把健康管理融入更广泛的政策之中,将维护人民健康的范畴从传统的疾病防治拓展到生态环境保护、体育健身、职业安全、意外伤害、食品药品安全等领域,普及健康生活,优化健康服务,完善健康保障,建设健康环境,发展健康产业,实现对生命全程的健康服务和健康保障。

4. 促进社会公平正义,坚持基本医疗卫生事业的公益性 毫不动摇地把公益性写在医疗卫生事业的旗帜上,正确处理政府与市场、基本与非基本的关系,绝不走全盘市场化、商业化的路子。政府承担公共卫生和基本医疗服务等组织管理职责,切实履行领导、保障、管理和监督的办医责任,同时注重发挥竞争机制的作用。在非基本医疗卫生服务领域,充分发挥市场配置资源作用,鼓励社会力量增加服务供给,优化结构。

（三）把实施健康中国战略各项重点任务落到实处

党的十九大报告对实施健康中国战略做出全面部署。学者牛宏超在《2018 迈向健康中国》中提出，要全面贯彻党的十九大精神，以习近平新时代中国特色社会主义思想为指导，按照习近平同志在全国卫生与健康大会上的重要讲话要求，采取针对性更强、覆盖面更大、作用更直接、效果更明显的举措，确保健康中国战略落到实处。

1. 深化医药卫生体制改革，全面建立中国特色基本医疗卫生制度 全面建立分级诊疗制度，优化医疗资源结构和布局，明确各级各类医疗卫生机构的功能定位，建立管理紧密型城市医疗集团、县域医疗共同体、区域专科联盟、远程医疗协作等多种形式的医疗联合体，提高医疗资源利用效率和整体效益，加快构建优质高效的整合型医疗卫生服务体系，形成科学合理的就医秩序，为居民提供一体化、连续性的健康管理和基本医疗服务。

2. 健全现代医院管理制度 科学调整医疗服务价格，提升医疗质量和医疗安全，开展便民惠民服务，持续改善医疗服务。建立健全全民医疗保障制度、药品供应保障制度、综合监管制度，强化医务人员依法执业、患者依法就医、医患纠纷依法处理，坚决打击涉医违法犯罪活动，形成全社会"尊医重卫"的风气。加强基层医疗卫生服务体系建设，多措并举促进基层"软件"和"硬件"双提升。加强全科医生队伍建设，为群众提供综合、连续、协同的基本医疗卫生服务。

3. 坚持预防为主，全面提升公共卫生服务水平 大力抓好健康促进，广泛开展全民健身运动，倡导健康文明的生活方式，塑造自主自律的健康行为。坚持防治结合，因病施策，实施扩大国家免疫规划，有效防控各类重大疾病。深入实施基本和重大公共卫生服务项目。加强老年人、妇幼、残疾人、流动人口等重点人群健康工作。深入开展爱国卫生运动，综合整治城乡环境卫生，推进健康城市、村镇、社区、学校、家庭等建设。加强大气、水、土壤、工业污染等治理，建设有利于健康的生态环境。实施食品安全战略，让人民吃得放心。深入实施健康扶贫工程，避免群众因健康问题而导致贫困。

4. 坚持中西医并重，传承发展中医药事业 发展健康产业，满足人民群众多样化健康需求。鼓励社会力量提供卫生与健康服务。推动医疗服务与旅游、互联网、体育、食品行业等深度融合。深化"互联网＋健康医疗"服务，促进和规范健康医疗大数据应用。加快医学与健康科技成果转化，打造核心竞争力强的医药工业。

完善人口政策，促进人口均衡发展与家庭和谐幸福。加强生育全程基本医疗保健服务。加强人口发展战略研究，准确研判人口形势，营造有利于经济社会协调发展和人的全面发展的人口环境。实施健康老龄化工程，健全医疗卫生机构与养老机构合作机制，支持社会力量兴办医养结合机构，提供康复、护理、安宁疗护等多种形式的健康养老服务。

二、健康教育与健康促进

（一）健康教育与健康促进的内涵与特点

健康是人的基本权利，是个人全面发展，享受生活、学习、工作和关爱他人的基础，是社会经济发展的重要资源和保障，也是衡量一个国家进步的重要指标之一。追求并努力达到最佳健康状态，是全人类的目标之一，也必将对人类社会的进步与发展做出积极贡献。20 世纪中叶，遗传与生物学因素、环境因素、行为生活方式因素和卫生服务因素被广泛认为是影响健康的四大类因素。遗传与生物学因素对健康的影响包括遗传疾病、慢性非传染病（如高血压、糖尿病、乳腺癌等）的家族遗传性；环境因素既包括生活环境、工作环境、社区环境，乃至区域环境、全球生态环境等物质环境，也包括社会经济、教育、文化、社会支持等社会环境因素；不利于健康的行为生活方式涉及范围十分广泛，如不合理饮食、吸烟、酗酒、久坐而不锻炼、性关系混乱、吸毒、药物依赖、驾车不系安全带等；卫生服务对健康的影响则主要来自卫生资源投入、卫生资源配置、服务质量等。行为生活方式除了作为独立的健康影响因素外,在遗传疾病筛检、切断传染病传播途径、环境保护与治理,以及卫生服务利用等方面也发挥着重要作用。

我国仍面临慢性病、传染病的双重负担,加之人口老龄化、快速城市化和全球化的影响,交通伤害、心理问题等也日益凸显。健康教育与健康促进旨在通过促使人们采纳有益于健康的行为生活方式预防疾病、增进健康,作为重要的卫生策略在世界范围已经得到广泛认可和有力推进。随着我国社会经济的发展、法制与文明的进步,公众对健康教育与健康促进服务的需求增加,对服务内容和质量的要求越来越高;他们的自我认知、自身权益维护的意识也与日俱增。此外,除了健康教育机构、社区卫生服务机构、疾病预防控制机构等专业机构与人员提供健康教育与健康促进服务外,媒体、相关企业也越来越多涉足健康教育与健康促进服务领域,共同推动人民健康水平的提高和社会的进步与发展。

1. 健康教育与健康促进的内涵　健康教育与健康促进是研究如何促使人们的行为向着更有利于健康的方向改变的科学。健康教育(health education)指的是通过信息传播和行为干预,帮助个人和群体掌握卫生保健知识、树立健康观念、自觉采纳有利于健康的行为生活方式的教育活动与过程,其目的是消除或减轻影响健康的危险因素,预防疾病,促进健康和生活质量的提高。健康促进(health promotion)是促进人们维护和提高其自身健康的过程,是协调人类与环境之间的战略,规定个人与社会对健康各自所负的责任。健康教育侧重于通过提升人们自身的认知和能力,促使其采取有益于健康的行为生活方式;健康促进不仅包括健康教育,还包括政策支持和环境改善,即为人们的健康行为生活方式提供支持和保障,减少那些直接改变社会、经济和环境条件的活动对个体和大众健康的不利影响,增强决定健康的有利因素。

2. 健康教育与健康促进的特点

(1)健康教育与健康促进涉及每个个体和整个人群,目的在于使最广泛的社会大众获益,且涉及健康和生活的各个层面,而非仅限于某一部分人群和针对某一疾病的危险因素。

(2)健康教育是以健康为中心的全民教育,它需要社会人群自觉参与,在态度和价值观念改变的基础上自觉采纳有益于健康的行为生活方式;健康促进是在组织、政治、经济、法律上提供环境支持,它对行为改变的作用比较持久并且带有约束性。

(3)健康教育与健康促进都注重以证据为基础的决策,即要基于人群的需求设计和规划健康教育与健康促进的干预内容和策略,因此更注重群体的需求。

(4)健康教育与健康促进服务的提供,不仅需要卫生系统,还需要教育、传媒、企业、非政府组织等各方面社会力量的参与,是要求全社会参与和多部门合作的系统的社会工程。

(二)健康教育与健康促进的实施

健康教育与健康促进的主要任务是将已研究证实的有益于健康的行为生活方式推广到人群中,从而发挥其健康效用。在健康教育与健康促进的实施过程中,尽管不涉及对目标人群的身体伤害,但需要人们花费一定时间、改变以往的习惯、放弃一些乐趣,甚至花费一定金钱。包括个体差异在内的多种因素可能导致这些改变在每个人身上所体现出的效用不同,甚至收效甚微或没有效用。同时,健康教育等公共卫生项目大多将降低人群危险行为发生率、降低疾病发病率和死亡率作为终极目标,并不会关注一个特定个体的行为是否发生改变或者其感染疾病的风险是否减小。因此,即使是非常成功的健康教育与健康促进项目,也很难确保所有个体都从中受益。

健康教育与健康促进作为重要的卫生策略已经得到广泛认可,在我国的医疗改革中已经将健康教育确定为向社会大众提供的基本公共卫生服务之一。第一,健康教育与健康促进体现了"让社会中的每个人都有平等机会分享潜在利益"以及"实现公共利益最大化"的公正原则。第二,健康教育与健康促进的干预手段与其他医疗卫生手段有所不同,主要是通过提供信息、知识、技能,改善自然环境和社会环境,促使人们采纳有益于健康的行为生活方式,进而实现预防疾病、增进和改善健康的目的。这样的干预手段对人体无创伤,并能预防疾病、伤残的发生,能提高人们的生活质量。同时,与其他形式的医疗卫生服务措施相比,服务对象的经济及精神损失更小,也最好地诠释了伦理学中的不伤害原则。第三,开展健康教育与健康促进,也是权利与义务统一的体现。根据我国宪法,每个公民都有生命权和健康权,即公民有维护自己的健康和生命不受侵害的权利。本着权利与义务对等的伦理观,在国家、政府承担公民健康责任的同时,个人也应该积极采纳有益于健康的行为生活方式,从疾病预防、合理利用卫生服务、配合医生进行康复等方面承担相应的义务和责任,从而减少健康问题对个人身体、心理、经济造成的伤害,也可以减少社会卫生资源的消耗以及劳动力的损失。

三、健康行为的养成

随着社会的不断发展进步以及文化和社会生活水平的不断提高,人们对于自身的健康问题给予了越来越多的关注,同时,健康问题也越来越成为影响社会进步与发展的重大问题。尤其是亚健康问题的广泛存在和持续演进,已经对社会发展、群体进步、家庭幸福和个体成长产生了不可忽视的阻碍甚至是破坏作用。因此,如何养成健康行为(health behavior),已经成为全社会、全体民众的共同责任和历史任务。

(一)亚健康已经成为严峻的现实问题

国内外的研究表明现代社会符合健康标准者约占人群总数的15%左右,人群中已被确诊为患病、属于不健康的也占15%左右。如果把健康和疾病看作是生命过程的两端的话,那么它就像一个两头尖的橄榄,中间凸出的一大块,正是健康与疾病之间的过渡状态,即为亚健康状态(subhealth)。从动态的意义上说,没有绝对健康的人,人们有70%左右的时间处于亚健康状态。亚健康是低质量的健康。用"健康与疾病之间"来给亚健康定位,表明亚健康来源于健康,会趋向于疾病,也可以恢复为健康。亚健康广泛存在,并且影响人们的健康质量。亚健康大多缓慢发生、持续存在,其诱因也是综合性的。亚健康潜藏、诱发诸多疾病,如不能及早发现、诊治,将严重影响个体、群体、社会,甚至自然的存在和发展。健康是我们共同的追求,预防和治疗亚健康,则是我们每一个人和全社会的共同责任。医学技术可以延长生命时间,但不能保证生命质量,要提升生命质量,需要从自身做起,坚持体育锻炼,选择健康的生活方式来预防亚健康。亚健康已经成为关系每一个人和每个家庭健康幸福、关系社会进步发展的重大现实问题。

(二)亚健康的个体表现

亚健康主要体现在人们的身体(生理)、心理两个方面。用通俗的语言来说,处于亚健康状态的人,总会感到身体有些不舒服、心里有些不安宁,情感有些不如意,思想有些不正确,行为有些不恰当。最常见的亚健康表现和体验是身体和心理的亚健康。

1. 身体亚健康 身体(生理)亚健康的主要表现,就是个体总感到自己的身体有些不舒服,如乏力困倦、肢体酸痛、失眠憔悴、功能下降、功能失调等。产生身体(生理)亚健康的主要原因是功能退化、负担过重、休息不够、体力透支,以及其他精神、社会因素的影响等。在医院里,有的手术需要十多个小时,医务人员体能消耗很大,门诊人员坐在门诊桌前就几乎没有时间站起来,医务人员经常加班熬夜,长此以往,必然会损害身体,导致身体功能下降,出现身体亚健康。要防止和治疗身体亚健康,就要劳逸结合,坚持科学、适度的锻炼与休息,注意养成良好的习惯,建立科学健康的生活、学习和工作方式。

2. 心理亚健康 心理亚健康的主要表现就是个体总感到心里有些不安宁,如烦躁、焦虑、妒忌、恐惧、抑郁、记忆力下降、反应迟钝等。导致心理亚健康的原因主要有个性人格不健全、心理承受能力弱、生活事件的打击、周边人际关系不如意等。各种现实的矛盾和冲突都可能会引起心理亚健康问题。如少数医务人员觉得自己付出得多,得到的少,心里不平衡,甚至阻止自己的孩子学医。应对心理亚健康的主要办法,就是要主动积极地分析原因,树立正确的观念,自觉地进行心理调适,保持心理平衡,并配合适当的治疗,提高心理素养。

(三)导致亚健康的主要因素

导致亚健康的原因是多方面的,既有个体自己的原因,也有家庭和社会的原因,主要表现在社会生活环境恶劣、生存发展压力大和有害健康的生活运动方式三个方面。

1.亚健康源于越来越恶劣的社会生活环境　世界卫生组织指出:人类80%的疾病与水有关。全球有11亿人缺乏安全饮用水,每6个人中就有1人在生活中无法固定获得清洁饮用水。随着工业的发展,水污染情况也非常严重。同时,我国铅含量超过儿童血铅中毒标准的城区在50%以上,铅中毒已成为损害儿童智力发育和身体健康的严重威胁,尤其是在工业区内。我国目前约有5.1亿人口生活在缺碘地区,占世界总缺碘人口的50%。我国现有智力障碍者中80%以上都是由于缺碘所致。空气污染、重金属污染及农村化肥、农药、农膜的大量使用,都在危及人们的身体健康,影响了人类的生存和生活质量。

2.亚健康源于越来越紧张的生存发展压力　美国哈里斯调查中心在2010年指出,人们60%～90%的疾病与压力有关,包括心脑血管疾病、溃疡病、糖尿病、癌症、心理障碍、头痛、背痛、腰痛、失眠等至少100种以上的疾病。当今时代,人们的生存压力很大,很容易导致亚健康。对年轻人来说,就业压力、住房压力、就医压力、工作压力、学习压力等,都是现实的生活压力,承受不了这些压力,亚健康很快就会"找上门来",甚至因为工作时间过长、劳动强度过重、心理压力太大出现精疲力竭的亚健康状态,突然引发身体潜在的疾病急性恶化,救治不及时会导致猝死("过劳死")。

3.亚健康源于有害健康的生活运动方式　健康有四大决定因素:一是内因,即父母的遗传因素,占15%;二是外界环境因素,占17%,其中社会环境占10%,自然环境占7%;第三是医疗条件,占8%;第四是个人生活方式的影响,占60%。可见,生活方式对健康的影响最大,要防止亚健康、远离亚健康,就一定要养成健康的生活方式。

世界卫生组织公布的严重的不健康生活方式有吸烟、酗酒、膳食结构不合理、缺少运动、心理应激能力下降等。此外,还包括不健康的休息方式、运动方式、情感生活方式、心理活动和交友方式等。世界卫生组织认为,吸烟、酗酒和摄入过量脂肪、盐、糖等不健康的习惯导致生活方式疾病蔓延,这些生活方式疾病蔓延引发的公共健康风险超过人类已知的其他任何疾病,成为全球人类的头号死因。生活方式疾病至少包括吸烟、酗酒、久坐、网络成瘾、缺乏锻炼、缺少交流、不健康饮食等。科学研究表明,生活方式的改变甚至可以使患心血管疾病的概率降低80%,并减少2/3的猝死。可见,重视亚健康问题,并采取积极的行动防治亚健康,是我们全社会的共同责任。

(四)摆脱亚健康状态的途径

要走出亚健康,就要坚持适度、乐观、和谐的基本原则。

所谓适度原则,就是要客观地认识和使用自己的能力,坚持实事求是,不要祈求和接受超出自己能力范围的工作,不要过度放纵自己、过度沉迷网络而长期久坐,不要抽烟酗酒、贪食贪喝、熬夜缺觉,不要封闭自己、自以为是、自卑低下;在生活中和工作上都不要强求自己,也不要强求别人,己所不欲勿施于人;改变自己的生活方式,加强运动,要根据自己的实际情况选择适当的方式,循序渐进、适度展开,不能操之过急,不然会适得其反。

所谓乐观原则,就是要乐观待己、乐观待人、乐观处世,笑对万事万物;要能想得开、放得下,千万不要钻牛角尖、钻死胡同,相信明天会更好;得之淡然,失之坦然,保持自然;遇到好事不贪心,遇到困难不灰心,遇到挫折不死心。由于多方面的原因,有的人心理承受能力较弱,对困难和挫折的抵抗能力脆弱。在家庭和社会生活中,缺乏理想信念,不能主动担当,不能尽职尽责,缺乏创新精神,缺乏自信自觉,于是,也就失去了乐观的现实基础和内在支撑。乐观,是一种登高远望的态度,是一种自信担当的胸怀。

所谓和谐原则,就是要改变我们生活结构失衡的状况,从"现代文明病""生活方式病"中走出来。掌握科学的健康理念和健康方法,经常检查和审视自己,戒除不良嗜好,形成良好习惯,心平气和,动静有度。如果已经处于亚健康状态,就要及时进行自我调适,进行必要的科学治疗。和谐,既是自己身体内部各要素之间的和谐运作,也是自己身体各系统之间的平衡协调;既是躯体的、心理的和谐,也是躯体和心理之间的和谐;既是个体自身的和谐,也是个体与家庭、与同事、与社会的融洽相处、合作共赢。和谐,既是一种稳定的良好状态,更是一个动态的协调过程。

因此,要牢固树立"预防为主"的观念。据美国社会福利局报告,采用医疗方法,花费数百至上千亿美元可以减少10%的过早死亡;而采用养生预防方法,不用花多少钱,就可以减少70%的过早死亡。我国一项攻关研究表明,1元的预防投入可以减少8.59元的医疗费用支出。大量事实表明,养成健康的生活习惯,坚持预防为主的原则,简单易行,效果重大。

要走出亚健康,建立健康行为就要掌握基本健康知识。杨菊贤等认为,健康行为的建立应该努力做到以下几点。

1. 生活有规律 由于现代社会工作和生活节奏加快,负荷加重,随之而来的是人们容易产生疲劳。可以认为疲劳是目前和未来危害健康的一个重要因素。生活不规律,长期不间断地工作,极易产生疲劳;生活有规律是预防和消除疲劳的一个重要方法,除了饮食起居外,不论多忙,一定要给自己留出一些时间,劳逸结合,积极培养业余爱好,更重要的是少熬夜,要牢记健康的体魄来自睡眠,没有睡眠就没有健康。要逐步形成合理的工作方式,有计划、有节奏、有张有弛地工作。

2. 形成良好的生活方式,注意营养均衡 任何一种食物都不能提供人体需要的全部营养素,因此合理的膳食必须由多种食品组成。每餐以八分饱为度,减少动物脂肪和甜食的摄入,增加豆制品、蔬菜、水果等富含钾、镁的食物,多进富含多不饱和脂肪酸的食物;减少钠盐的摄入量,WHO建议每天钠盐的摄入量为6克左右,目前我国居民钠盐的每日平均摄入量为10~13克,减少钠盐摄入量可直接降低高血压的患病率。

要适度休息、锻炼和娱乐。"生命在于运动"这一名言的意思是,保持脑力和体力协调的适量运动是预防和消除疲劳、保证健康长寿的一个要素。体育锻炼对中老年人格外重要,中老年人好静不好动,是导致肥胖、心脑血管疾病和骨质疏松发生的危险因素。体育锻炼贵在坚持,重在适度。有报告指出,美国人多年来开展有规律体育锻炼,使其国家的心脑血管疾病死亡率降低25%;坚持适量的体育锻炼一般都能使慢性病患者较早恢复工作能力。

要养成健康习惯。除了勤洗手、勤剪指甲、勤换衣、勤理发、勤洗澡、不随地吐痰、不乱倒垃圾等一般卫生习惯外,还要自觉养成不吸烟、少饮酒等良好的健康习惯。

3. 讲究心理卫生,做好自我心理调整 我国杰出的心理学家潘菽教授早在几十年前就曾提出"我们因注重身体的健康,故研究生理卫生;我们若要使得心理得到健全的发展,则必须注重心理卫生"。人生在世,难免会遭受种种矛盾与挫折,心理卫生不仅能预防心理疾病的发生,还可以培养人的性格,陶冶人的情操,促进人的心理健康。树立正确的人生观,保持乐观,学会宽容,学会坦然,学会诚信,学会快乐,学会反思,学会施爱,都有利于防止与克服心理冲突,保护与增强人的心理健康。

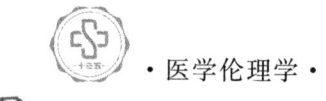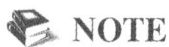

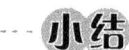

讨论案例

中国有 3000 万抑郁症患者,他们病了。他们卧床不起,情绪沮丧,甚至崩溃和自杀。他们需要依靠安眠药、镇静剂和抗抑郁药来抵御这个悄然袭来的"灰色杀手"。这就是 21 世纪最流行的情绪疾病——抑郁症。随着现代医学的发展,人类已经认识到,抑郁症既不是心胸狭窄,也不是意志薄弱,更不是品质恶劣,它和感冒一样,是一种疾病。目前,全球有近 5 亿人正在遭受这种疾病的困扰,大约每 10 个人就有 1 个人患有抑郁症。全球抑郁症的发病率约为 11%。在北京市,抑郁障碍的终生患病率,也就是一生中得过一次抑郁症的为 6.87%;时点患病率,也就是调查时正患有抑郁症的为 3.31%。抑郁症目前已经成为世界第四大疾病,预计到 2020 年它可能成为仅次于心脑血管疾病的人类第二大疾病。

请分析:抑郁症的亚健康状态对社会发展、家庭幸福和个体生活将会产生什么样的影响?

小结

健康不仅是没有疾病和虚弱的现象,而是身体上、心理上与社会适应上的完好状态。健康伦理是关于人类健康的一种道德观念,在调整各种健康关系上有重要意义。健康伦理包括健康伦理意识和健康伦理行为规范两个方面,要求人们重视健康的价值,树立正确的健康观念,对自己和他人的健康负责;调节人们自身以及他人和生态环境关系中有关的健康问题。人人健康、人人参与是健康伦理的原则。健康权利是自然人享有保持生理机能正常及其健康状况不受侵犯的权利,是公民享有其他权利的基础。健康义务根据履行主体的不同,有人类的健康使命与伦理义务、国家对公民健康负有的伦理义务、医疗卫生机构的健康伦理义务、公民个体的健康伦理义务。权利与义务相辅相成,必须实现健康权利与义务相统一,这是推动卫生事业进步和社会发展的重要措施和优化手段。健康中国战略在新时代中国特色社会主义事业中具有重要意义。要坚持以人民为中心,把人民健康放在优先发展的战略位置,提供全方位、全周期的人民健康服务。通过健康教育与健康促进,促使人们健康行为的养成,摆脱亚健康状态,向着更有利于健康的方向改变。

思考题

1.请问如何理解健康的定义?

2.健康伦理包括哪些内容?

3.如何理解健康既是个人的权利又是个人的义务?

(陈旻　福建医科大学　　李恩昌　温州医科大学)

第四章　公共卫生伦理

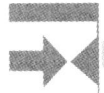

扫码看课件

教学目标

1. 识记:公共卫生的基本概念、特点和伦理原则。
2. 理解:疾病预防和控制、食品卫生工作中的道德规范和要求。
3. 运用:公共卫生突发事件处置的伦理原则。

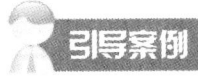

　　吸烟对人体多个器官会产生损害,烟草已成为继高血压之后的第二号全球杀手。世界卫生组织驻华代表施贺德博士曾指出:10亿非吸烟者中有四分之三人口每天被迫吸入有毒的烟草烟雾;每天还有数百人因此死去。接触二手烟危害生命,但它和其他吞噬千百人性命的疾病有着根本区别——对于二手烟,我们有"解药",即让所有室内公共场所100%无烟。

　　请思考:

　　1. 控烟作为一项公共卫生活动涉及哪些责任主体?

　　2. 作为医学生和医务人员如何履行自己的控烟责任?

　　人类个体的社会生活离不开其他人,个体之间相互影响、相互作用。随着人口总量的急剧增长,个体间联系的频率与程度也急剧增加,这种相互影响与作用对人类群体的健康与疾病所产生的后果不可小觑。公共卫生作为医学活动的重要领域,其目的在于解决人类群体所面对的公共卫生问题,而此与政府、社会、群体、个体等密切相关,需要政府主导、多方参与,共同履行各自的健康责任。

第一节　公共卫生伦理

　　公共卫生伦理存在的前提是人类存在着公共卫生问题,公共卫生问题源于人类的共同社会生活因素:一是共同的自然生活环境;二是共同的社会生活方式;三是成员之间因共同生活而存在着密切的行为联系,相互影响着身心健康。

一、公共卫生工作的性质与特点

(一)公共卫生的概念

公共卫生(public health),又称公共健康,概念的提出是针对传统的注重个体健康而言的。

医学事业发展的结果之一是医学活动的对象从个体转向群体和整个社会。其转向并不表明现代医学不再关注个体健康问题,而是给予同等的关注。所以公共卫生亦可以称为人口的健康、群体的健康。

从内涵上看,公共卫生包括静态与动态两个层面。静态是指其工作目标,以及围绕实现工作目标而建立的制度、组织、文化等。静态工作目标具体包括制订预防流行疾病发生的战略与战术、提高群体生活质量、延长人群寿命、减少损伤、减少残疾的发生率、促进群体的身心健康水平等。其结果将在统计学层面显示出社会健康状况的改善,而不能在某个个体的具体健康和生存年龄等方面得到证明。

动态是指实现与维持目标处于稳定状态的工作过程,包括现状评价、问题分析、政策制定与调整、保障措施的实施等。早期的公共卫生观念及其指导下的行为,与烈性传染病的流行密切相关。在微生物知识、传染病以及预防和治疗知识技术成熟之前,人们根据直观经验,发现对待烈性传染病的唯一有效办法,就是将已发病的人隔离起来,并监视他们的生活,完全避免与其接触。"中世纪的普遍做法:封闭城市及其郊区,严禁离开城市,违者处死,捕杀一切乱窜的动物。将城市分成若干小区,各区由一名区长负责。每条街道由一名里长负责,严格监视该街事务;如果他离开该街,将被处死。在规定的那些天,所有的人都必须待在家里,违者处死。"

随着细菌学知识的完善和消毒技术的普及,以及20世纪免疫接种技术和抗生素的发现与广泛使用,烈性传染病得到相对地控制。但人口的快速增长,城市化速度的加剧,导致公共卫生概念的内涵与外延扩展。传统的预防传染病的组织得到保留与扩大,通过有组织的教育和卫生促进活动,改善公众的身体素质和健康水平,延长寿命,预防除传染病以外的其他流行性疾病,也成为公共卫生的新目标。1916年,第一所公共卫生学院在美国约翰·霍普金斯大学医学院成立,随后美国其他的大学也成立公共卫生学院。至1999年,美国有29所公共卫生学院。这种教育模式在20世纪已经成为培养公共卫生人才的标准模式。

(二)公共卫生工作的特点

与传统的以疾病治疗为中心的医学体系相比,公共卫生工作有自身的特点。

一是工作对象的群体性。医学的传统是关注已经出现各种病态现象的患者。虽然历史上有过经典的预防思想,如《黄帝内经》提出"不治已病治未病"的观念,但限于当时的知识与技术水平,医生还无法明确具体地指出"未病"在那里,如何保持"未病"状态等问题。在现代公共卫生知识和技术成熟之前,总体来看,临床医学只能将出现问题的个体作为工作的对象。公共卫生工作对象的转变,真正实现了"不治已病治未病"的理想,将具体有效的防止疾病发生、促进健康的理论与方法,以具体的措施在社会层面实施,提高了全体成员的整体健康水平。公共卫生实施过程一定会落实到个体,但其关注的核心是群体与群体的健康水平。

二是工作结果的统计性。当针对个体实施疾病治疗时,无论有效还是无效,效果都只将在个体层面上显现。公共卫生针对群体实施干预,其结果虽然对提高大部分个体的身心健康都有意义,但是最终结果只能显示在群体层面。如采用预防接种的方式预防传染病,可以有效地预防传染病在群体内流行,以前后统计结果的对照变化证明其效果。

三是工作过程的公众性。在疾病治疗过程中,患者与医务人员之间存在着医学知识和技术的不对称性,医务人员在医疗活动过程中处于相对主动的位置,患者大多需要主动配合医务人员的治疗活动。但是公共卫生工作如果要产生实际的效果,则需要参与的公众按照专业指引主动地参与并保持相应的行为模式持续相当的时间,才能导致相应的结果发生。

(三)公共卫生伦理的理论基础和特点

公共卫生伦理(public health ethics),是伦理学的基本理论和观念在公共健康与卫生领域中的具体应用,作为一个新兴的、正在形成中的概念,其主要表现为一些原则和价值,以及对涉及人群健康问题的宣传与教育、疾病与伤害的预防等方面予以伦理学角度的思考、帮助、设计、指导等，其伦理基础和价值取向以强调和维护公民健康平等权利、实现人群健康为核心。一般认为，功利主义、自由主义和社群主义可以作为思考、分析和判断公共卫生领域中各类政策、制度等好坏与否的理论基础。

按照功利主义，国家和社会的决策者应当优先选择那些能够最大限度改善总体社会健康福利的保健制度和方案。但是为了可用资源产生最大化收益而可能牺牲少数人的健康福利，是否公正或公平？这是功利主义观点应用于公共卫生领域最核心的理论缺陷；按照自由主义（liberalism），人类具有发展和实施他们决定如何生活的权利，社会对公民健康负有特别的社会责任，或至少应为所有人提供最低水平的卫生保健。但是，这可能会部分地否定个人对健康的责任，更主要的是由于社会资源是有限的，社会对公民健康的责任的界限是什么？这是自由主义所无法回答的问题。按照社群主义（communitarianism），构成个人的基本因素即人首先是社会的人，公共利益优先于个人权利，国家应在伦理和道德问题上负起责任，社会有责任改善其成员的生存状况，以便共享兼具美德和良好行为的社区。在公共卫生实践中，社群主义的观点具有方向性的指导意义。功利主义、自由主义和社群主义三者就其核心而言虽有不同，但它们的目的，即对"何者可以被称之为是好的"这一问题的追问是相同的。理解隐藏在公共卫生实践背后的伦理学观点，既有助于政策分析者和决策者更为有效地从事他们的工作，也可以更好地解释和捍卫自己的立场，以及更容易地理解和回应他人的观点和所持的立场。

公共卫生伦理是基于公共卫生实践的特点，借助于伦理学的思辨方式，探讨和思考什么是公共卫生实践领域中的"好"的制度、政策和处理公共卫生问题的最佳措施，即人们如何判断公共卫生政策及公共卫生行为或活动的好坏。其具体特点如下。

一是道德目标的超前性。医学从产生时开始，重点是关注已经出现在个体身上的身心苦痛。即问题已经发生，如何将问题的不利影响消除，或者至少是减轻其不利影响。公共卫生工作的目标与此不同，是以将来为工作导向。其目的是减少那些将来有很大可能发生的疾病的发生率，从整体上改善群体的健康状况。从道德的产生基础看，临床医学和公共卫生并无本质的不同，都是人类对他人和自身痛楚的深切关怀，是人类情怀的显现。但是公共卫生工作的目标，又体现了其道德关怀的超越性，所关注的是尚未发生的未来的人类痛楚。这一超越，其前提是人类对健康和疾病发生与发展规律知识和控制技术的进步，从而真切地实现了人类对群体和他人将来身心健康的实际关切与改善。

二是道德目标的社会性。公共卫生的最终价值体现在社会层面。首先，公共卫生目标的实现，虽然存在着主要的组织者与实施者，如政府卫生行政部门、卫生机构等，但如果没有多数社会成员的积极参与，如果没有全社会的共识与支持，目标的实现就有不可克服的障碍。其次，公共卫生工作的受益者是相对多数的社会成员，而不一定确保每一个社会成员都避免受疾病的影响。从总体看，有效的公共卫生工作确实能减少疾病的发生率，提高社会成员的健康水平。最后，开展公共卫生工作，可能影响部分成员的生活，甚至带来不便。如戒烟运动，目前的研究结果显示能降低相关疾病发生率、提高社会健康水平，但是对于有吸烟习惯的社会成员，其生活在社会压力下将受到一定的影响。

三是道德目标评估的滞后性。从工作目标的实现时间点看，公共卫生工作的效果评价具有滞后性特点。从已经产生的结果看，公共卫生工作具有巨大的社会、经济效益，但是并不具立竿见影的效果。天花曾经是世界上严重的传染病之一。数千年来致千百万人死亡或毁容。1796 年，英国人琴纳试种牛痘成功，最终发展结果是制造出有效预防天花的牛痘疫苗。直至1979 年 10 月 26 日，联合国世界卫生组织在肯尼亚首都内罗毕宣布，全世界已经消灭了天花，并且为此举行了庆祝仪式。天花是人类完全控制的第一个烈性传染病，实施的科学价值、社会影响和经济利益等，无法估算。可见，天花疫苗预防接种的道德价值的完全显现与肯定，需要

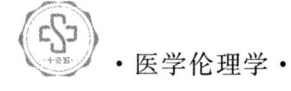

等到 183 年之后。公共卫生价值评估滞后性特点,在一定程度上影响某些公共卫生工作的展开。因为不是所有人都能以理性的思维对待公共卫生政策与活动。这需要通过提高全民的知识水平、建立相对完善的公共卫生制度来确保公共卫生的有效展开。

二、公共卫生工作者的道德责任

公共卫生工作者的道德责任源于其职业活动的根本目的,是其职业道德规范对其职业行为的要求。

(一)自觉地以大卫生观指导职业活动

传统卫生观认为医学活动是医药卫生行业的事情,其主体是医务人员与医学研究人员,所服务的对象是患者,活动的场所是医院、医学院及其他卫生事业单位,活动的目的是治疗疾病、恢复健康,依靠的手段是药物和各种医疗器械。其关注的重点是人体已经出现的疾病状态,致力于寻找各种疾病的有效治疗方法。总体来看,传统卫生观是被动地与疾病做斗争的方式,医药卫生行业消极地承担维护健康的责任。

大卫生观的形成,其逻辑前提是人类疾病谱和死亡谱的变化、人口老龄化、社会和自然环境对健康影响的权重显著增强等现象。其核心由以疾病、患者及治疗为中心,扩大到以健康、健康人、保健和康复为中心。医疗卫生事业的范畴也随之发生改变:由治疗服务扩大到预防服务,由关注疾病的自然原因到同等程度地关注社会原因,由生理服务扩大到心理服务,由院内服务扩大到院外服务,由个体服务扩大到群体服务,由技术服务扩大到社会服务,由消极治疗与康复扩大到积极预防和主动提高健康水平,预防保健的责任从医药卫生行业扩大到社会各行各业,卫生事业活动的主体由医务人员扩大到社会全体成员。

大卫生观是指导、约束公共卫生的观念性规范。

首先,大卫生观扩大了医学道德规范的主体范围。传统的医学道德所规范的对象是医务人员及相关人员,按照大卫生观的要求与标准,医学道德规范的对象明显扩大。凡是与卫生、健康相关的政府机构及其工作人员的决策与活动、各种社会组织与社会活动,都有可能受到医学道德的约束。另外,每个社会成员的行为也都受到医学道德的规范与约束。如在公众场所吸烟,损害自己和他人的健康,不仅违背公共道德,还间接地与医学道德相关联。

其次,大卫生观扩大了医学道德规范行为的内容。从字面上看,医德只与医学活动甚至只与医务人员相关,可是按照人人参与、全社会参与的要求,人们日常生活中的许多行为将纳入医学道德约束的范围之内。不符合健康要求的生活方式、有损健康的经济活动和社会活动、破坏自然环境的行为等,都违背了大卫生观的基本理念,属于应该受到批评并禁止的行为范畴。

最后,大卫生观促进了医学道德评价体系的发展与完善。医学道德评价标准是在医疗卫生工作实践中,根据医学道德的基本原则抽象出来的客观评价标准。传统卫生观以治病救人为评价标准,大卫生观则加入了维护健康、促进健康的新标准。合乎医学道德的行为不仅包括促进患者生理结构与功能、心理与社会功能的恢复,还包括促进健康人采取健康的生活方式,促进全社会健康事业的发展。

(二)以健康教育为工作重点

要实现公共卫生的工作目标,需要全体社会成员都具备相应的知识和技术能力。公共卫生工作者对全体社会成员此类知识和技术的获取责无旁贷。从途径与效果看,健康教育是促进公民健康水平最直接、最有效、最经济的手段。所以在具体的工作中,公共卫生工作者应将健康教育工作放在首位。

从公共卫生角度出发实施的健康教育应包括以下内容。一是建立组织机构与网络。健康教育应依托现有的教育、医疗卫生、社区、机关、单位等已经成型的组织网络,并充分利用现代传播媒介优势,实施有效传播、全员覆盖。二是明确教育目的。健康意识、健康知识、健康行为是健康教育的三要素。其主要任务包括提升社会成员自身及对他人的健康责任意识,传播正确的健康知识,促进社会成员理智选择有利于健康的生活方式。三是健康教育知识与技术的选择。针对社会成员的健康教育,不能等同于公共卫生的大学与专业教育。所传播的内容应经过公共卫生工作者的筛选编写,并应以新颖、简明、快捷的形式传达给公众。四是建立有效的评价机制。健康教育活动开展的效果和针对性,需要通过有效的评价机制衡量。因此,实施教育的同时还要建立有效的评价机制,便于发现并修正问题。实践表明,健康教育是影响并改善公众整体健康水平的最有效方式。目前我国广泛开展的全国爱国卫生运动是一种有效的健康教育形式。

(三)以维护公共卫生和实现预防保健为最终工作目标

公共卫生相对于个人卫生而言,是指群体共同活动场所及个体的活动能够通过某种形式直接或间接影响他人身心健康的卫生控制水平。公共卫生工作的具体工作目标有二。

其一是维护一个良好的公共卫生环境条件,从而有利于每一个社会成员的生活。重点关注影响公共卫生水平的常见问题,努力维护公共环境卫生。自然环境自人类出现以来就影响着身心健康。这一问题在我国广大的农村地区,并未得到完全解决。在农村地区,公共卫生工作的重点应放在提供干净的食用水、人畜粪便无害化处理等方面。通过降低因自然环境导致的疾病发生率,提高农民的健康水平。

随着工业化、都市化进程的加速,农药、放射性物质、噪声、光污染及医疗废物等成为危害公民健康的新"杀手"。在我国,这类新的环境问题对健康的影响程度日益明显。从影响范围看,污染影响的是大气、水源、土壤和整体生活环境。从影响方式看,污染危害可以是暴发式,也可以是渐进式。渐进式污染的危害性可能数年甚至数十年才显现,易被公众和社会忽视。因此,公共卫生工作者应牢记工作目标,以科学严谨的态度,认真对待和处理环境卫生问题,确保全社会都有一个良好的生活环境条件。

其二是开展全民预防保健,减少流行性疾病的发生。医学的进步虽然控制了某些传染病的传播,但并未取得决定性胜利。因此,公共卫生工作者应将预防保健作为另一日常工作的重点。如对传染病进行积极的检疫和防控,及时发现疫情,并采取有针对性的措施防止疫情扩散。如果已经有相应传染病免疫疫苗,应及时针对健康人群进行免疫接种。对地方病、生活方式病等局限性流行病,公共卫生工作者应及时开展流行病调查,寻找原因和解决办法,通过向特殊人群进行健康教育的方式,控制疾病发生的范围和程度,并争取早发现、早治疗。

三、公共卫生工作的道德原则

公共卫生伦理的道德原则是根据伦理学基本原则,结合公共卫生实践特点与要求,概括出的原则性规范。基于公共卫生工作的性质与任务,公共卫生工作的道德原则应该包括以下方面。

(一)全社会参与原则

公共卫生以关注人群健康为宗旨,要实现这一使命不能仅靠医疗卫生保健人员孤军奋战,必须由政府、社会、团体、公众共同参与。政府主要通过制定相关法律、法规和政策,培养高素质的公共卫生管理和技术人才,指导、规范和监督公共卫生工作,促进公共卫生事业发展;社会、团体和医疗卫生机构应贯彻公共卫生法律、法规,落实各项公共卫生政策,应对突发公共卫生事件和传染病的流行,维护公共卫生秩序;公众要养成良好的卫生习惯和健康文明的生活方式,在维护自身健康的同时,积极为他人健康提供力所能及的帮助。同时,公共卫生政策的制定、方案的提出和优先性的选择和评价,需要通过一系列的措施来确保社会成员都有参与的机会,尊重不同主体的利益诉求,充分发挥各自的积极作用。

(二)社会公益原则

在公共卫生工作中,有时候不可避免会牺牲部分个体的某些利益。恰当的公共卫生行动,一定是社会净受益最大化。此时并不是简单地对个人利益和负担进行加减。如隔离染病患者,可能会使当事人的某些权益受限制甚至损害,但社会整体却从中受益。在绝大多数情况下,个人利益与社会或集体利益是可以相互支持的,更好地保障个人的权利和利益,能够提高社会或集体的总体健康福利。所以,从公共卫生工作的角度来说,在处理社会与个人的利益关系时,公共卫生工作者应坚持社会公益原则,即应将社会公共利益优先考虑,并兼顾个人权利与健康福利,要坚持个人利益服从社会利益、局部利益服从全局利益、眼前利益服从长远利益的原则。当然,绝对地强调个人服从集体,漠视个体的权利与利益,社会整体利益最终也会难以实现,应在能够得到最大可能的受益同时,实现最小可能的伤害。不应为获得最大的健康利益的结果而任意、没有必要地伤害特定个体的利益。只有在损害特定对象利益不可避免时,采取措施使必要的损害最小化,使整个人群的受益最大化,此时社会公益原则才能获得伦理学辩护。

(三)社会公正原则

社会公正原则要求在同一个社会,所有成员都有均等的机会获得相同的公共卫生资源,或者是按照某种相对公平次序分配资源。该原则主要针对由于经济、阶层、种族、文化、宗教信仰等社会因素所造成的资源、风险、负担、受益等分配不公正的社会现实。研究显示,在社会经济水平更为公正的社会中,其成员具有更高的健康水平,诸多社会因素在影响人群健康方面起着关键性作用,贫困、性别或种族歧视、城乡差别等社会不公正现象往往是造成人群健康不良的先决条件。所以,在公共卫生工作中,无论是公共卫生政策制定、资金的筹措、资源的分配以及公共卫生相关信息的公开等都要坚持社会公正原则。公共卫生应当提倡和努力赋予每一个社会成员基本的健康资源和必要的健康条件,尊重社会中每个人的基本权利,尊重社区内不同人群的价值观、信仰和文化,在实施公共卫生政策前需要获得社区的同意,促进社会社区人群的健康。这样才能体现公共卫生对人群、社会负责的宗旨,并确保公共卫生政策制定的合理性和公平性。

公正原则包括以下三个方面。

一是分配公正,即在所有社会成员之间公平、公正地分配资源、受益和负担。包括形式公正和实质公正两方面。形式公正即一视同仁,是一种形式上的平等。如当甲流疫苗生产出来后,所有社会成员均应有机会接种。疫苗的生产者、分配者、销售者不应因有直接接触机会获得优先接种的权利。实质公正则规定了可用来作为分配资源、受益和负担所依据的标准。如为了整个社会在甲流感流行期能获得良好的医疗服务,医务人员在疫苗有限时接种次序优先;当疫苗充足时,医务人员接种时间优先。实际上,具体公共卫生政策应该选择什么样的优先分配标准,与特定社会文化、信仰、价值取向、经济水平、科技发展水平等复杂因素相关。

二是程序公正,即确保所实施的公共卫生行动过程的公正性。实现程序公正,有其基本要求,如公共卫生信息保持公开与透明,公共卫生行动政策与决策公开,每一个利益相关方和公众有机会参与。程序公正可以保证公共卫生行动代表不同群体的利益,而且能够反映少数人的观点和利益诉求。

三是回报公正,即对于在公共卫生行动中做出了贡献的人,社会应予以适当的回报;对于违反者,尤其是因违反导致公众严重健康损害者,则应做出相应的处罚。回报公正是社会有效运转的控制机制。其方式有经济、精神或二者共用等。

（四）互助协同原则

公共卫生工作涉及的范围非常广泛，所有与公民健康相关的内容都可以被囊括其中：从职业病防治、环境治理、传染病防治等，到对研究对象的保护、免疫政策、儿童保健与保护、供水系统安全、食品和药物安全、公共场所禁烟、精神卫生、健康教育、足量的食品、安全的饮水、免疫、预防和控制地方病、治疗疾病与损伤、提供基本药物、卫生保健资源的配置等，都是公共卫生工作的重要组成部分。所以公共卫生工作不仅需要全社会参与，而且需要不同领域中的人员之间的互助与协作。故而，公共卫生工作者在公共卫生实践中必须坚持互助协同原则。一方面，公共卫生机构应当保证自己的从业人员是胜任本职工作的，相关领域之间增强联系、互帮互助，公共卫生机构和其从业人员应当联合起来，为建立公众的信任机制而努力。另一方面，公共卫生机构及其从业人员要注重相互协作，与政府、媒体、社区、医疗保健机构等协同工作。同时，作为社会成员的个体，则应理解公共卫生行动对个体、群体及全社会健康的重要性，以积极合作的态度参与公共卫生行动的实施。另外，当个体行为将影响他人或群体健康时，应依据公共卫生知识，主动进行自我约束，并采取有效预防措施，控制带给他人和社会的负面后果。因此，互助协同原则不仅强调公共卫生机构及其工作人员之间的互助协同及与政府、媒体、社区、医疗保健机构之间的互助协同，也强调社会成员在公共卫生工作中的主动性与社会责任，以及应承担的社会义务。

（五）信息公开原则

在公共卫生工作中，信息公开在预防疾病、防范和控制疫情方面起到警示的作用，提醒人们关注和重视可能存在的公共卫生问题。如果广大群众不知道什么是健康的生活方式，以及如何控制和预防疾病，就不能充分参与到公共卫生实践中来，不能很好地配合公共卫生机构的工作。社会公众所掌握的关于健康和疾病的知识与信息越充分，他们在预防疾病、维护自身健康方面就越拥有自主性。特别是在遇到突发公共卫生事件时，及时公开相关信息是非常必要和重要的，信息及时发布不仅可以增强群众的防范意识、提高自我保护能力，还可以取得群众对政府所采取的某些处理措施的理解、支持和配合，提高政府的公信力。当然公共卫生机构及其从业人员在遵循信息公开的伦理原则时，如果涉及信息发布和个人隐私或社区利益之间相互冲突的情况，除非能证明不公开会给公众或者社会带来重大伤害，否则就应该公开。另外，在信息公开中，公共卫生机构要与媒体密切合作，形成负有社会责任的信息平台，传播健康的社会舆论，使广大公众能够通过了解和掌握公共卫生热点的相关科学知识和正确的应对信息，提高对错误信息的鉴别能力，同时形成健康的生活行为方式。

第二节　疾病预防与控制伦理

预防与控制具共同性质与特征的疾病，属于公共卫生的范畴。面对不同类型疾病时，预防与控制的道德要求有所区别。

一、慢性非传染病预防与控制道德

慢性病全称是慢性非传染病，不是特指某种疾病，而是对一类起病隐匿，病程长且病情迁延不愈，缺乏确切传染性生物病因证据，病因复杂，且有些尚未完全被确认的疾病的概括性总称。在临床实践中，具有代表性的慢性病主要指以心脑血管疾病、糖尿病、恶性肿瘤、慢性阻塞性肺疾病、精神异常和精神病等。慢性病病程长，严重影响患者的生命质量，造成严重的社会经济负担，严重损害社会劳动能力，是导致死亡的主要原因，所以其预防与控制十分重要。

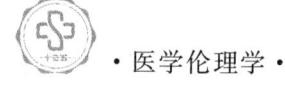

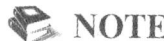

（一）全面贯彻实行三级预防理念与措施

三级预防是在社会层面预防控制慢性病的最有针对性的方法。

第一级预防亦称为病因预防，是预防慢性病发生的第一道防线。包括三个方面：一是针对个体的预防措施；二是针对环境的预防措施；三是针对社会致病因素的预防。

公共卫生应特别关注健康的社会决定因素，即除直接导致疾病的因素外，由于社会分层和条件的差异，导致在居住、饮食、卫生和工作环境等方面的差异而间接决定疾病在不同个体间发生概率存在差异。社会决定因素是导致疾病发生的原因。社会的不公平，导致健康的不公平。公共卫生应致力消除健康社会决定因素在个体间的不公平现象，努力建立健康公平的社会。

第二级预防亦称"三早"预防，即早期发现、早期诊断、早期治疗。在疾病初期采取预防措施，可有效延缓慢性病进程，提高患者生活质量，减少社会损失。这一阶段的公共卫生，应加强慢性病"三早"预防的知识和技术宣传普及，并通过普查、筛检和定期健康检查，教育公众进行自我监测，及早发现疾病初期患者，提供及时治疗。

第三级预防亦称康复治疗，是对疾病进入后期阶段的预防措施。由于机体对疾病已失去调节代偿能力，将出现伤残或死亡的结局。此时应采取对症治疗，并辅以各种康复治疗，以此减少患者痛苦，延长生命，力求病而不残，残而不废，促进康复。此阶段，公共卫生应通过建立公平的医疗费用负担机制和医疗服务获取机制，实现慢性病预防与控制的目的。

（二）强化对患者和家属的知识教育与行为指导

慢性病患者往往要带着疾病长期生活。因此，加强对患者和家属的相关知识教育和健康行为指导，是公共卫生工作者的基本职责。在生活中，慢性病患者寻求医学帮助的基本模式是"症状驱动式"，即患者已经不能承受疾病症状之苦才寻求治疗。实际上，很多慢性病可以通过采取恰当的行为与生活方式，控制症状表现程度或完全控制症状。但是患者与家属因为知识和方法的缺失，不能实现前述目标。解决办法是通过知识普及工作，提高全民关于慢性病的知识，并针对特定的慢性患者群进行专门的辅导训练。

（三）关注慢性病患者的心理健康，提供足够的社会支持

慢性病患者长期承受疾病的苦痛及生病伴生的多种压力，如担心失去工作能力与机会、个人被家庭和社会抛弃、带给家庭负担、缺少医疗费用而失去治疗机会等。这类担心与压力本身就是一种值得关注的不良心理症状，而且还是影响慢性病发展变化的新致病因素。所以，应给予慢性病患者充分的心理和社会支持，改善其心理感受，促进其积极对待疾病，提高其战胜疾病的勇气，并提供足够的社会资源以分担个人与家庭的生活压力。对慢性病患者及其家庭心理和社会状态的关注，可以较明显地改善慢性病患者的生活质量。

二、传染病预防与控制道德

传染病具有传染性，能迅速在人群中散播，影响公众健康，社会危险害性大，是自古至今危害人类健康的第一杀手。随着免疫技术、抗生素、公共卫生等医学知识和技术的进步，人类在与传染病的战斗中暂时取得了上风。为了避免传染病在人群中传播，传染病防治也有其异于一般疾病防控的道德要求。

（一）一般性传染病预防与控制道德

一是严格执行隔离消毒措施和各项操作规程。传染病的危害，除了损害患者本人的身心健康之外，还在于传染他人，形成群体感染。人类在经过了极其惨痛的教训之后，才总结出一系列预防控制传染病流行的方法。

隔离消毒是传染病管理与防治工作中最重要的环节,也是公共卫生工作者与传染病斗争的重要内容。隔离是通过物理阻断的方式,防止传染病扩散。隔离对象包括传染病患者、传染病动物,即将已经确诊的具有传染性的患者、动物隔离,确保传染源不再导致更多的个体感染;疑似传染病患者、疑似传染病动物隔离,即在传染病流行期间,将可疑的、类似传染病的患者或动物隔离,以防止传染源扩散;医务人员隔离,即与传染病患者、疑似传染病患者、传染病动物、疑似传染病动物接触的医务人员,也必须采取隔离措施。

消毒主要是采取有效措施杀灭传染病患者可能散播的细菌、病毒或其他传染源,对象包括居住的场所、日常用品、排泄物、分泌物、接触使用过的医疗器械等。与传染病接触的医务人员,在离开病区时,必须采取消毒措施,避免将传染源带出病区。

医务人员必须以高度的道德责任感,切实按照科学方法做好各种预防措施,绝不能因自己的疏忽,给公众的健康带来威胁。

二是坚持预防为主的积极防疫思想。与一般疾病相比,传染病患者的治疗十分重要,同等重要的还有保护易感人群,控制其流行范围,避免社会灾难。从实际情况看,人类消灭天花,是主动预防观念的胜利。通过预防接种,部分烈性传染病,尤其是好发于儿童的烈性传染病得到有效的控制,明显降低了传染病的发病率。

三是尊重传染病患者的人格和权利。在世俗观念中,传染病患者往往被视为灾星,受到不应该的歧视、排挤,有时甚至发生惨剧。医务人员应该认识到传染病患者是传染病的受害者,并不能为疾病、疾病传染负责,指责、歧视、排挤是错误的做法。在工作中,医务人员应尊重传染病及疑似患者的各项正当权益。

四是遵守国家法律规定,及时收集与上报疫情。现代社会已经建立了相对完善的传染病防治体系,及时发现、隔离、治疗各种传染病。相关的医务人员应按照国家法律规定,主动关注、通报疫情。这既是法定义务,也是最基本的公共卫生道德要求。

(二)性病的预防与控制道德

性病是通过性接触而传播的传染病。与一般传染病相比,性病的传播对象多为性病患者的性伙伴。除了具有传染病的特点之外,性病还具有更强烈的个人隐私性质,影响性病患者的健康及家庭的生活幸福,有时还影响患者及其性伙伴的生育能力。因此,性病患者还承受了特殊的心理压力,如害怕被人知晓,不敢寻求治疗,害怕治疗不彻底留下后遗症等特殊问题。这些心理压力有可能诱发更严重的社会问题。为此,性病的预防与控制道德规范有其特殊性。

一是尊重性病患者,消除其心理顾虑。部分性病患者是因为性关系混乱而染病,但患者本人并没有故意染病的动机,不能为疾病本身负责。但在社会文化中,却对该类患者给予了极大的道德与舆论压力,因此性病患者本身既担心治疗的时间、费用、后遗症等问题,又担心亲戚朋友知道真相后没面子、受歧视,还担心传染家人,其内心充满恐惧、后悔、自责、焦虑不安等强烈负面情绪。公共卫生工作者在处理相关事务时,应与对待一般传染病患者一样,热情、细致、耐心、周到,维护其自尊心,获得其主动配合。嘲笑、挖苦、讽刺、歧视、冷漠等态度,有可能影响相关的防御与控制效果。

二是及时发现疫情,主动采取预防控制措施,防止扩散。性病是传染病,危害家人和公众健康。公共卫生工作者在发现性病疫情之后,有责任按规定向有关部门和相关人员报告;还应积极建议患者通知其性伙伴到医院进行详细检查治疗。

在通报相关情况时,应控制其范围与程度。为患者病情保密是医务人员的基本道德义务,这一点在性病的预防控制中也不例外。但保密有一个前提和限度,即不能危害他人和公众利益。在性病的预防控制过程中,正确地处理保密与维护公众和他人利益之间的矛盾十分重要。

三是传授正确知识,预防性病可能引发的心理疾病。采取科学的预防治疗措施,性病可防

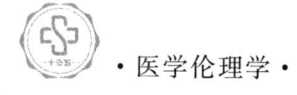

NOTE

可治。许多患者不了解正确的预防性病的科学方法,结果多次被传染,或得病后不主动采取预防措施,将疾病传播给性伙伴。因此,公共卫生工作者应积极向社会传播相关的防治知识和方法。内容应延伸到常见的、由性病引起的心理疾病及其防控,还应扩展到性道德、性态度、性行为等方面的知识教育与普及。

（三）艾滋病的预防与控制道德

艾滋病是具有特殊性的性病与传染病。一是部分患者的感染途径是同性性行为、注射吸毒或不洁性行为。二是艾滋病目前缺乏有效的治疗方法。因艾滋病病毒破坏人体免疫系统,人体感染数年后会出现因免疫功能缺陷导致的多类疾病,并最终死亡,所以被称为世纪瘟疫。目前控制艾滋病传染的最重要手段就是预防,以将艾滋病病毒的感染控制在一定范围内。为实现此目的,以下两点是其相对独立的道德要求。

一是艾滋病检测、监测与医疗信息保密原则的冲突与协调。及时发现被艾滋病病毒感染的个体,连续监测其身体状态与变化,并按照 2006 年出台的《艾滋病防治条例》给予足够的医疗服务,是公共卫生工作者等应承担的社会责任和义务。同时,出于对相关人员和社会的责任,及时的信息通报与通知,也是公共卫生工作者的道德责任与义务。在这两种存在着冲突的道德要求之间取得恰当的平衡,既是艾滋病预防与控制工作的重点,又是难点。

困难的核心是,代表社会的公共卫生道德责任的实现,必须得到艾滋病病毒携带者和患者的配合。艾滋病病毒携带者、可能的感染者、已经确诊的患者,应承担起其社会义务。如积极接受身体检查和流行病学调查,准确及时告知感染的可能途径,及时告知有可能被传染的性伙伴,因其他疾病就医时,主动告知艾滋病病毒感染的信息,主动采取必要的防护措施以避免传染他人。按照我国相关法律规定,明知患有性病、艾滋病等传染病,在可能传染他人的行为中,故意不采取防护措施者,属于违法行为,将承担相应的法律责任。

二是行为指导干预与保护个体自由之冲突与协调。要实现艾滋病传播的有效控制,对易感人群进行行为干预指导,被实践证明是行之有效的措施。高危人群包括性工作者、男性同性恋者、毒品使用者等。这些群体,其特定的行为往往违反社会道德规范甚至是国家法律,所以对外人知晓其具体的生活方式往往抱着警惕之心,不易接近。从社会管理角度看,艾滋病易感人群属于社会边缘人群,易感生活方式属于边缘生活方式,属于法律规管与打击的重点对象。但是,实际状态是法律规管与打击并不能完全消除这类社会现象。

所以根据社会现实,开展实际有效的公共卫生工作,在对易感人群进行有效指导时,不能简单地进行道德与法律评判,而应给予边缘人群尊重和个体自由,才能真正实现艾滋病的有效防控。目前使用较多的措施包括:对性工作者、同性恋者进行知识教育和预防行为指导,在各种场所推广使用避孕套以避免性活动传播;对吸毒者进行知识教育,指导其避免共用针头注射毒品,开设美沙酮治疗门诊替代静脉注射吸毒等。

三、职业病与地方病预防与控制道德

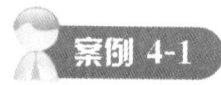
案例 4-1

开胸验肺事件

张某长期在某市耐磨材料有限公司工作,2004 年 8 月被多家医院诊断出患尘肺,由于这些医院不是法定职业病诊断机构,所以诊断结果"无用"。由于原单位拒开证明,他无法拿到法定诊断机构的诊断结果,最终于 2009 年在某医院以"开胸验肺"的方式验证自己是否患尘肺。整个事件被媒体称为"开胸验肺事件"。2009 年 7 月 28 日,当地省卫生厅追究该市职业病防治所等相关单位和人员责任,并对相关责任人做出处理决定。2009 年

8月,省卫生厅通报批评诊断出张某"尘肺合并感染"的相关医院,并对其立案调查。通报称,该院在不具有职业病诊断资格的情况下,进行职业病诊断,违反了《中华人民共和国职业病防治法》。此事件当时引起了媒体及公众的广泛关注,并将职业病防控推到了风口浪尖。

(一)职业病的预防与控制道德

职业病,是指特定职业的劳动者,因工作原因接触到粉尘、放射性物质或其他有毒、有害物质,但因防护措施不力等而引起的疾病。根据《中华人民共和国职业病防治法》规定,职业病的构成必须具备四个条件:①患病主体是企业、事业单位或个体经济组织的劳动者;②必须是在从事职业活动的过程中产生的;③必须是因接触粉尘、放射性物质和其他有毒、有害物质等职业病危害因素引起的;④必须是国家公布的职业病分类和目录所列的职业病。1972年我国首次公布职业病有14种,至1987年公布的规定职业病共计99种。随着社会的发展,职业病越来越多。这与人类对自然的控制和改变程度,如大工业生产中有毒有害因素增多及精细的职业分工密切相关。上述法定职业病是严格意义上的职业病。

从广义角度看,凡是因特定职业活动引起的特定疾病,如长期强迫体位操作、局部组织器官持续受压等,典型诊断如网球肘、鼠标手等,也应纳入公共卫生关注的范畴。广义的职业病,既是公共卫生问题,也是社会问题,可以通过恰当的公共卫生工作预防和控制。

职业病的预防与控制道德包括两点。

一是始终坚持"预防为主,防治结合"的工作态度。职业病预防重于治疗。随着知识和技术的进步,相当一部分职业病已经有了成熟的预防方法。公共卫生工作者应以《中华人民共和国职业病防治法》为指导,贯彻"预防为主,防治结合"的职业病防治方针,积极主动地宣传职业卫生知识和技术,加强对特定职业劳动者的健康保护力度。

二是始终坚持"深入一线,监督指导"的工作方式。在职业病预防与控制工作中,公共卫生工作者只有始终坚持"深入一线,监督指导"的工作方式,才能取得真实的效果。从相关劳动场所的设计审查、竣工验收,到开工后的经常性监督检查;从对相关劳动者进行培训与职业病预防行为指导,及时开展体格检查,到发现职业病问题后及时报告与进行治疗,都需要第一手工作与资料。监督指导对象包括生产单位和劳动者两个方面。

在工作中,公共卫生工作者还应对社会发展中新出现的职业病问题,开展科学研究工作,以提高对职业病未知领域的认识,促进职业病预防与控制工作与时俱进。

(二)地方病的预防与控制道德

地方病又称水土病,是由水源、土质原因引起的具有地域局限的疾病。其特点是发生在某一特定地区,同特定自然环境密切相关,在一定地区内长期流行,且有一定数量的患者表现出共同的病征。在中国分布广泛的地方病有克山病、大骨节病、地方性氟中毒、地方性甲状腺肿、克汀病等。

地方病根据原因差异又分为化学性地方病和生物性地方病。化学性地方病又称生物地球化学性疾病。人的生长发育和健康,需要多种化学元素,且其含量有相对稳定的比率。因地质结构或人为的原因,某些地区地壳表面的元素分布异常,某些特定元素过多或过少,当地居民从环境摄入的元素量超出或低于人体所能适应的变动范围,就会患化学性地方病。如某地的碘元素分布异常,可引起地方性甲状腺肿或地方性克汀病。生物性地方病病因为微生物或寄生虫,是一类传染性的地方病,包括鼠疫、森林脑炎、流行性出血热、钩端螺旋体病、血吸虫病、疟疾等。住在疫区或外地人进入疫区,就可能患病。

地方病的预防与控制属于公共卫生范畴。公共卫生工作者在地方病的预防与控制中,必须坚持相应的道德准则。

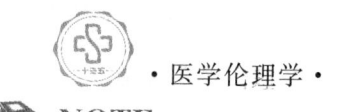
一是吃苦耐劳的工作精神。地方病多发生在经济不发达、交通不便、生活条件差、卫生保健条件落后的地区。在开展地方病的预防保健与疾病控制工作中,公共卫生工作者要能够吃苦耐劳,主动深入到条件艰苦的地区,坚持在一线发现问题,现场指导与解决问题。

二是强化知识教育、技术指导和行为训练。地方病的预防与控制,需要生活在特定地区的每一个社会成员都了解地方病的预防与控制知识,熟练掌握相应的预防与控制技术,并采取恰当的行为方式以避免疾病的发生。因此公共卫生工作者应广泛开展认真细致的教育与训练工作,并检查受教育者的行为表现,核实教育效果。教育工作不能够只走形式,而是要落实到每一个居民的具体生活之中。

三是加强公共卫生体制与制度建设。在地方病流行地区,加强当地的公共卫生体制建设,才能将地方病的预防与控制转为经常性的工作。除了建立专门的地方病预防与控制体系之外,通过已有的社会体制实施公共卫生活动也十分重要。如依托已有的教育体系,强化知识教育和技术培训;依托已有的行政体系,强化预防与控制措施的落实;依托已有的卫生医疗体系,强化地方病的监测与治疗。

第三节　突发公共卫生事件中的伦理问题

由于人口集聚密度和交往频率的剧增,在人类社会早期突发公共卫生事件只会影响个人或小范围的健康问题,在现代社会则完全可以发展成为地区性、国家甚至是世界范围内的公共卫生问题。

一、突发公共卫生事件的概念与特点

(一)突发公共卫生事件的概念

突发公共卫生事件(public health emergencies)是突发公共事件中的特殊类型。突发公共事件是指突然发生,造成或者可能造成重大人员伤亡、财产损失、生态环境破坏和严重社会危害,危及公共安全的紧急事件。2006年1月国务院颁布的《国家突发公共事件总体应急预案》规定,根据突发公共事件的发生过程、性质和机理,突发公共事件主要分为以下四类:①自然灾害:主要包括水旱灾害、气象灾害、地震灾害、地质灾害、海洋灾害、生物灾害和森林草原火灾等。②事故灾难:主要包括工矿商贸等企业的各类安全事故,交通运输事故,公共设施和设备事故,环境污染和生态破坏事件等。③公共卫生事件:主要包括传染病疫情、群体性不明原因疾病、食品安全和职业危害、动物疫情,以及其他严重影响公众健康和生命安全的事件。④社会安全事件:主要包括恐怖袭击事件,经济安全事件和涉外突发事件等。按照《国家突发公共事件总体应急预案》规定,突发公共事件按照其性质、严重程度、可控性和影响范围等因素,一般分为四级,即Ⅰ级(特别重大)、Ⅱ级(重大)、Ⅲ级(较大)和Ⅳ级(一般)。

突发公共卫生事件是指已经发生或者可能发生的、对公众健康造成或者可能造成重大损失的传染病疫情和不明原因的群体性疫病,涉及人数众多的重大食物中毒和职业中毒事件,以及其他危害公共健康的突发公共事件。

(二)突发公共卫生事件的特点

突发公共卫生事件具有以下特点。

一是突发性。人们可以肯定突发公共卫生事件一定会发生,但是对事件发生的时间、地点、暴发方式、程度等都难以准确把握。原因有三:第一是人类的知识远未完全覆盖复杂的自然世界,如艾滋病发病之前人类不知有该病毒存在;第二是在已有知识范围内,控制自然的技术手段仍不完备,已知艾滋病为艾滋病病毒感染,但目前未发明有效的治疗办法;第三是作为人类,在特定的情况下,肯定会犯错误,如明知共用针头、性滥交可能感染艾滋病病毒,但却总有人会冒险。

二是复杂性。当公共卫生事件发生后,其影响表现在多个方面,处理解决不易。处置不当,其发展方向不确定,除损失扩大外,有可能范围扩大,甚至转变为社会问题。

三是破坏性。公共卫生事件不仅带来直接的人员伤亡、财产损失,还将对社会和个人心理形成破坏性冲击,进而将损失渗透到社会生活的各个层面。

四是持续性。在人类的历史记载中,突发公共卫生事件屡屡发生,从未完全杜绝。就某个具体的突发公共卫生事件而言,一旦发生,一定存在一个持续的过程,一般分潜伏期、暴发期、高潮期、缓解期、消退期几个阶段。

五是可控性。人类基于已有的知识、经验和技术,通过努力可以一定限度地降低突发公共卫生事件发生的频率和次数,减轻其危害程度,使之不超出一定的范围。这是人类在认识与改造自然方面进步的必然结果与重要标志。

六是机遇性。突发公共卫生事件也是人类增加认识和改造自然、不断提升人类健康水平的机遇。当事件发生后,应通过努力,扩展知识和技术,为避免相同或类似事件的再发生创造条件。

二、突发公共卫生事件应急管理策略

突发公共卫生事件应急管理属于危机管理范畴,包括事前、事中和事后三个阶段的管理。

(一)危机前管理策略

公共卫生事件发生前,最重要的工作是建立公共卫生预警系统。预警系统的建立应以信息收集、分析、发布、使用、更新等公共卫生信息传播分享为核心。通畅、完整、充分的公共卫生信息系统是及时发现和有效处置公共卫生事件的前提条件。

(二)危机中管理策略

危机一旦发生,则危机管理开始。其主要任务是控制事件影响的程度与范围,减少损失。具体策略如下。

一是及时充分公布信息。卫生行政等权威部门进行及时准确的信息发布,让所有公众能够知晓事件尽可能多的信息。此时信息完整、统一和权威十分重要。该类事件导致灾难性后果的原因之一是信息缺乏或不确定,各种小道消息导致民众心理恐慌,并可能诱发进一步的社会危机。随着时间的推移,还应及时更新信息,并为公众提供相对完整的应对措施与行为指导。

二是积极主动开展危机公关。卫生行政部门应及时安排专人和公众、媒体沟通,采取专业的沟通技巧,取得话语主动权,说服公众采取恰当的应对态度和行为,控制恐慌性行为的发生与流行。

三是让危机应对者上前台。当公共卫生事件出现时,应适当地给一线的医务人员以公共话语机会,让医务人员的形象更多地见诸媒体。来自专业人员的专业解释和指导,有利于全体社会成员采用恰当的应对措施,并有利于公众解除消极心理状态。

(三)危机后管理策略

公共卫生事件处理完毕后,危机管理并不必然完成。政府和全社会要总结危机处理过程中的成绩和失误。其要点如下。

一是向社会传播危机已经得到解决的信息。

二是及时处理危机导致的心理创伤,包括事件受害者、前线人员等危机应对者,并采取适

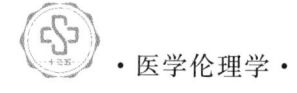
当的措施消除事件对公众的影响。

三是分析危机发生的原因、过程,发现原有的预警机制暴露的体制问题并及时解决。这类总结、反思与改变是公众和媒体关注焦点,主管部门应及时公布相关信息。

三、突发公共卫生事件处置中的伦理原则

(一)预防第一、防治结合原则

在公共卫生事件发生之后给予受害者及时有效的治疗,是最基本的伦理要求。不过从性质看,既然突发公共卫生事件不可能完全避免,且发生之后将带来更多的问题,那么建立相对完备的机制,预防其发生,或发生后及时控制其影响范围与程度,是更重要的伦理要求。因此"预防第一、防治结合"是处置突发公共卫生事件的第一伦理原则。只有积极预防、常备不懈、有备无患,才能从真正意义上减少突发公共卫生事件的负面社会影响。

(二)政府责任第一、政府责任和个人责任相结合原则

突发公共卫生事件不仅是受害者的个人事件,更主要的是公共事件。在现代社会中,公共卫生事件应对的主要责任者是相关行政部门。政府负有领导、制定预案、监测和预警、决策、指挥、信息通报、资源储备与调配、经费筹措、急救医疗网络建设等系列责任。政府相关部门应通力协作,引导公众行为,指导社会预防。事件中被涉及的个体也有责任,应承担对自己和他人的健康义务。如传染病感染者和疑似患者、密切接触者,应当配合进行相应的医学隔离与治疗措施,并主动采取减少传染的卫生行为。

(三)患者利益第一、医患利益兼顾原则

突发公共卫生事件发生后,医务人员必须根据预案或安排,在严重威胁自身健康的突发事件面前,冲锋在前,确实负起对患者和公众的责任,给予受害者以最佳的救治,最大限度地保障受害者的健康和生命安全。在保障患者利益的同时,应最大限度地保障医务人员不因本职工作而导致身心健康问题,或者出现其他方面的损失。首先,确保医务人员有足够的卫生防护措施。这是因为医务人员是公共卫生突发事件应急处理的主力军,在应对过程中承担着极大的风险。这也是对全社会的保护。如果医务人员因其职务行为而受损,全社会将失去有效的防护机制。其次,对确实遭遇不幸的医务人员,政府应给予本人、家属格外的照顾与补偿。

(四)集体利益第一、个人和集体兼顾原则

社会主义集体主义原则认为集体利益与个人利益是辩证统一关系,而且集体利益高于个人利益,必要时个人应为集体利益做出程度不同的牺牲。在突发公共卫生事件中,有时为了保全公众的最大利益,个人应放弃或牺牲自己的一部分利益,尽自己的努力防止突发事件负面影响的扩散。在处理突发公共卫生事件时,个人有义务和责任,自觉地接受和配合有关部门采取的必要紧急措施。在这一过程中,个人的基本权利应该得到尊重与保护。如对受感染者、疑似感染者、密切接触者,采取隔离、观察、治疗等措施时,应提供足够的生活便利,采取有利于其及早治愈和恢复、促进身体健康的得力方案。任何歧视、拒绝治疗和帮助的行为,都应完全杜绝。

根据以上原则,对于从事突发公共卫生事件应对的公共卫生工作者来说,应当遵循以下几项伦理要求:①恪守职责和加强协作,发扬敬畏生命的人道主义精神;②树立崇高的职业责任感和科学态度;③勇于克服困难,具有献身精神。

第四节　食品卫生与食品安全伦理

随着工业化、都市化进程的发展,人类食物的生产、加工、运输、消费也进入工业化阶段,不

但数量与品种急剧增长,而且食物在从生产到消费的过程中,流转环节众多,当相关的规范制度未及时同步时,食品质量问题成为影响公众健康的重要问题。

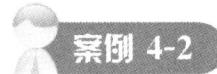 **案例 4-2**

三聚氰胺奶粉

2008 年 6 月 28 日,位于兰州市的解放军第一医院收治了首例患"肾结石"病症的婴儿。其后,相同的患者连续确诊。据家长们反映,孩子从出生起就一直食用河北石家庄三鹿集团所产的三鹿牌婴幼儿奶粉。7 月中旬,甘肃省卫生厅接到医院婴儿泌尿系统结石病例报告后,随即展开了调查,并报告卫生部。随后短短两个多月,该医院收治的患婴人数就迅速扩大到 14 名。

此后,全国陆续报道因食用三鹿乳制品而导致"肾结石"的病例达数百例。2008 年 9 月 13 日,国务院对严肃处理三鹿牌婴幼儿奶粉事件做出部署,立即启动国家重大食品安全事故一级响应,并成立应急处置领导小组。2008 年 9 月 15 日,甘肃省政府新闻办召开了新闻发布会称,甘谷、临洮两名婴幼儿死亡,确认与三鹿奶粉有关。

随着调查的深入,人们发现问题的根源是制作三鹿奶粉的奶源添加了三聚氰胺。不法商人为在原奶中加水多卖钱,担心检测时加水牛奶含氮低,大剂量添加三聚氰胺以蒙混过关。三聚氰胺是一种低毒性化工产品,婴幼儿大量摄入将引起泌尿系统疾病,主要表现是泌尿系统结石,严重者将引发急性肾功能衰竭,甚至死亡。

一、食品卫生的含义与重要性

食物是维持人类生存最基本、最重要的日常必须生活品。食品卫生首先是指在食物的生产、加工、储存、运输、销售、消费等一系列过程中,每个环节都有相应的卫生标准,且都应符合卫生安全标准,以确保食用者吸收到相应的营养成分,且不导致其身体健康受损。食品卫生的内容相当广泛,如原材料的质量、配料与辅料的质量与数量、加工者的身体健康要求、加工工具与机械的安全性、加工过程的安全性、加工场所的卫生条件、储存条件与期限、食品运输的卫生要求与条件等,任何一个方面或环节的纰漏,都直接或间接影响食品的质量与卫生,并有可能影响消费者的生长发育和身体健康。

在个体成长的不同年龄阶段,或个体在不同的身体状态下及不同的工作性质与环境,对营养素需求的质与量,都有所不同。所以食品卫生还有另一层含义,即根据不同的情况与需要,提供能够满足特定人群特殊需要的食品数量与种类。

在社会发展过程中,人类的饮食文化出现了一定程度上的自主创造性,制造出酒、茶、咖啡、代糖、槟榔等功能性食品。与满足营养需要的一般食物相比,功能性食品除了能够提供少量营养需要之外,主要是满足人们特定的心理需要。由于功能性食品能够影响人类的心理活动与行为方式,而且在现实生活中也确实引发了种种问题,所以功能性食品的使用卫生也属于食品卫生工作范畴。

自古至今,营养成分的全部或部分缺乏、食物中毒是威胁人类个体健康的首要因素。由于食品卫生关乎所有社会成员的健康与身体素质,其在公共卫生工作中的重要性不言而喻。

二、食品卫生工作道德

加强食品卫生管理,确保食品安全,是食品卫生工作道德的基本目标。具体的规范与准则有以下几个方面。

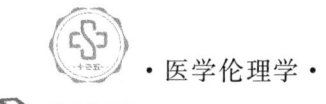
（一）以分类指导为原则主动宣传普及食品卫生知识

虽然目前世界上仍有部分地区存在饥荒问题,但多数社会食物充足。并不是每一位公众都了解相应的食品卫生知识。加强食品卫生工作的第一项任务就是积极主动地普及食品卫生知识。分类指导是根据年龄、性别、环境、工作性质、不同疾病类型及其他特殊情况,有针对性地开展食品卫生宣传教育,促进全民吃得科学、营养、卫生,吃出健康来。

（二）根据食品卫生标准加强食物卫生监督管理工作

传统农业社会,食物运转模式是从产地到餐桌。现代社会,食物从产地到餐桌,要经过诸多的工业环节与过程。这一变化增添了食物卫生的风险,为了确保食品卫生安全,人们制定了相应的食品卫生标准。食品从业人员应严格执行标准,食品卫生监督与管理者应严格按照标准实施监督管理。相关人员各司其责,工作行为符合食品卫生道德规范要求,才能够真正实现食品卫生与安全目标。

（三）强化食物卫生法制管理,确保食物卫生道德底线

经过了一连串的食品安全事件后,《中华人民共和国食品安全法》于 2009 年 2 月 28 日在第十一届全国人民代表大会常务委员会第七次会议上通过,并于 2009 年 6 月 1 日起施行,原《中华人民共和国食品卫生法》同时废止。该法的颁布与实施,进一步强化了食品卫生与安全法制建设,将食品卫生与安全纳入严格的法制管理轨道。

之所以需要强化食品卫生的法制管理,是因为道德与法律既具有重叠性,又存在差别性。相同的是,凡是法律所禁止和制裁的行为,也是道德所禁止和谴责的行为;凡是法律所要求和鼓励的行为,也是道德所培养和倡导的行为。许多的道德观念体现在法律规定之中,许多的道德问题可以采取法律途径来解决。但从规范作用的范围看,法律与道德对人们行为有着不同层次的要求。前者一般只能规定最起码的行为要求,而后者可以解决人们精神生活和社会行为中更高层次的问题。如道德可以要求人们毫不利己、专门利人,而法律只能规定人们不许损人利己或损公肥私。

在传统社会,人们生产的食物主要提供给亲人、熟人。此时,基于血缘与共同生活的亲情、友情,将诱发道德的自我约束力量,且彼此间反复相遇与博弈的现实,诱发道德舆论的他人约束力量。此时,内在的道德力量能有效地制约食品生产者的不道德与违法行为。

食品生产的工业化,其最直接的后果是生产地与消费地的远离,生产者与消费者不存在任何直接的联系。在人类天生的己群、他群的意识影响下,关注质量的道德约束力量与关注效率的动机追求之间产生了明显的冲突,加之反复相遇与博弈的机会消失,导致多数时候过分的金钱追求占上风。这是出现如此多的食品安全问题的内在心理原因。

解决问题的办法就是食品卫生安全的法制化。食品安全的硬性法律规范使食品生产、运输、销售者产生两个方面的影响:一是将他们博弈的对象调整为全社会,而不再只是某些消费者。这将诱发其对外界舆论监督的畏惧,从而实现一定程度上的自我约束。二是一旦出现违法行为,他们将为自己不道德的行为付出相应的代价。这将诱发其对不法行为引起自我损失的恐惧,并引发出自我约束行为。法制化的制度设计,弥补了现代食品行业食品卫生内在道德力量不足以发挥影响的缺陷,用强制力影响与提升道德意识与行为。

三、转基因食品的道德争论

转基因食品是指利用现代分子生物学技术,将一种生物的基因转移到特定的食物物种中去,以改变其遗传基因,促使被改变的食物品种在性状、营养品质、消费品质等方面向人们需要的方向转变,以加工生产出新的食品。美国制造了世界上第一例转基因食品——延迟成熟的转基因番茄,从此,转基因作物种植发展迅速,到 2002 年,全世界的转基因作物的商业化种植

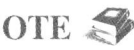

面积已达到 5867 万公顷。

随着转基因作物和转基因食品的大规模种植和商业化生产,其相关的道德争论就一直在持续。

(一)转基因技术符合道德

支持者认为转基因食品对人类是安全的,对人类健康、生态环境及社会稳定都有益且安全,理由包括:一是转基因技术与杂交技术没有本质区别,转基因技术同杂交技术一样安全。二是转基因食品同传统食品成分大体等同,所以是安全的。三是自转基因食品进入市场以来,没有发现一例危害人体健康的实例。四是转基因食品改善食物品质,从而促进人的健康。五是转基因技术可以创造新物种,挽救一些濒危物种,并保护生态环境。六是转基因技术是解决人口数量增长与土地有限矛盾的有效方法,实现维护社会稳定的目标。

(二)转基因技术不符合道德

有人不赞同使用转基因技术生产食品,认为转基因食品不安全。理由如下:一是转基因食物可引起食用者产生过敏反应;二是转基因技术使用的基因安全问题并未得到验证;三是该项技术改变了原始食品的营养成分,从而降低了其营养效价;四是会伤害非目标生物,并因制造出新的物种或基因类型影响既有的生态平衡,导致生态环境灾难;五是由于技术发展的不平衡,因技术垄断导致发达国家与发展中国家新的社会不公正。

对待这项新技术,从食品卫生的角度看,应取持续关注、审慎推进的态度。基因工程是一个风险与机会并存的统一体。转基因食品作为一种新兴的现代生物技术的产物,既具有明显的先进性,也具有许多不确定性。转基因技术与转基因食品的安全性是世界普遍关注的重大问题。恰当的态度是,首先应长期持续监测其安全性问题。其次应制定相应的法律法规,规范与控制该项技术的应用范围。如转基因食品的标签应与天然食品相区别,对转基因食品的商业化实行严格的审批制度等,避免其滥用给人类健康与生态环境带来不必要的伤害。

讨论案例

张某,男,67 岁,因一段时间以来出现呼吸困难、气急、胸闷、憋气等症状,遂入院就诊,经医生询问病史,患者有 30 多年的吸烟史,且平时生活不规律,通过医疗辅助检查,诊断为肺气肿早期。考虑到患者病情较轻,医生要求患者在调整饮食结构的同时配以药物治疗,并建议患者戒烟。患者听从医嘱,调整饮食结构并配以药物治疗,但是不能停止每天吸烟的习惯。5 个月后,患者再次就诊,病情加剧,气短、呼吸困难,伴有喘息样发作,气急,不能平卧,喘不过来气常常使患者痛不欲生,经医生诊断为终末期肺气肿,因无力承担肺移植的费用,患者死亡。

请思考:作为一名医生对此你有何感想?

小结

公共卫生是医疗卫生工作的主要组成部分,有其自身的性质与特点,包括工作对象的群体性、工作结果的统计性、工作过程的公众性等,这就决定了公共卫生工作的道德特点、道德责任与道德原则的特定性。公共卫生伦理作为一个新兴的、正在形成中的概念,其伦理基础和价值取向以强调维护公民健康平等权利、实现人群健康为核心,所关涉的主要理

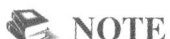
论有功利主义、自由主义和社群主义等;在开展具体的疾病预防与控制、突发公共卫生事件处置、食品卫生与食品安全工作、实现全民初级卫生保健等公共卫生工作过程中,各相关主体的道德责任有所不同,相应的道德行为规范也有所不同,但一般来说应遵循全社会参与原则、社会公益原则、社会公正原则、互助协同原则、信息公开原则。

思考题

1.艾滋病预防与控制的特殊道德要求的根源是什么?

2.职业病预防与控制的道德特点是什么?

3.为什么食品卫生管理的法制化有助于强化食品卫生道德水平?

4.转基因食品道德争论的焦点是什么?

5.突发公共卫生事件处置的伦理原则是什么?

(严金海　南方医科大学)

第五章　医疗人际关系伦理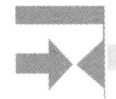

扫码看课件

 教学目标

1.识记:医、患双方的义务与权利。
2.理解:医患关系的特点及实质;构建和谐医患关系的路径及意义。
3.运用:针对不同的患者,能够正确运用不同的医患关系模式。

引导案例

在名著《三国演义》中,神医华佗共出场两次。一次是关云长手臂中毒箭,华佗不请自至,视之,曰:毒已至骨,需用刀刮骨。公曰:任汝医治。接着,一边是皮开肉绽,血流盈盆,刮骨悉悉有声,左右皆掩面失色;一边是关公虽汗流如注仍饮酒食肉,谈笑弈棋,神色如常。结果手到病除。关公赠金百两,华佗坚持不受,传为千古美谈。另一次是曹操患头痛风疾,星夜请华佗入诊,佗曰:病根在脑袋,需先饮麻肺汤,然后用利斧劈开头颅,取出风涎,方可除根。操大怒,遂急令拿下,囚禁追拷,一代名医冤死狱中。华佗死后,曹操的病势愈重,无人能治,遂一命归西。

问题:

1.为什么华佗与关云长之间能够形成和谐的医患关系?
2.曹操怀疑华佗以致酿成医患双方的悲剧,这说明了什么?
3.该案例对当今和谐医患关系的构建有何启迪?

医疗人际关系是在医疗活动中所结成的人与人之间的关系,它包括医患关系、医际关系、患际关系等。这些关系是否和谐,直接影响着医疗服务质量的高低,是医学伦理研究的重要内容。

第一节　医患关系伦理

一、医患关系的含义及特点

(一)医患关系的含义

美国医学史学家亨利·西格里斯认为:每一种医学行动始终涉及两类当事人——医师和患者,或者更广泛地说,医学团体和社会,医学行动无非是这两群人之间多方面的关系。在这里,作者指出了医患关系的狭义和广义两种情形。

NOTE

所谓狭义的医患关系是特指医师与患者之间相互关系的一个专门术语。广义的医患关系指以医师为主的群体(医疗者一方)与以患者为中心的群体(就医者一方)在治疗或缓解疾病过程中所建立的相互关系。在此,"医"既包括医师,也包括护理、医技人员、药技人员、医疗管理人员及后勤服务人员等,有时甚至包括医疗卫生机构本身;"患"既包括患者,也包括与患者利益相关的亲属或监护人、代理人、单位组织等。尤其是患者失去或不具备行为能力(如昏迷休克的患者、婴儿等)时,患者的利益相关人往往直接代表患者的利益。但是,医患关系中的"患"未必就是患有疾病的人,也应包括健康者,因为有求医行为的人或者说到医院的求医者(如参加正常体格检查者、进行产前诊断的孕妇、接受预防疫苗接种的儿童等)未必就是患病者,但相对于医务人员而言,他们可统称为患者。因此,"医"与"患"是相对而言的,我们可以把以医师为中心的提供医疗服务的一方统称为医方,把以患者为中心的需要借助于医疗帮助的一方统称为患方。这样,广义的医患关系就应指在医学实践活动中,医方与患方所发生的人际关系。

（二）医患关系的特点

作为一种特殊的人际关系,医患关系具有以下特点。

1.明确的目的性和目的的统一性　在一般的人际交往中,交往双方并非都具有明确的目的性,而且即使具有目的性也往往是不一致的甚至是背离的。而在医患交往中,尽管交往的形式多种多样,但其目的只有一个,即为了诊治疾病,提高患者的健康水平,而且这一目的是医患双方所共同期望的。患者就医,目的是为了减轻自身的痛苦或同时治愈疾病;医务人员为患者提供诊治服务,根本目的也是为了减轻患者的痛苦或同时治愈疾病。因此,医患交往不仅具有明确的目的性,而且表现出高度的统一性。

2.利益的相关性和价值实现的统一性　恩格斯指出:每一个社会的经济关系首先是作为利益再现出来的。这种利益作为道德的直接根源,决定着人们对个人利益与他人利益及社会利益关系的理解和调整。如果社会上根本不存在共同的利益,那也就根本不存在全社会统一的道德原则和规范;只有在社会上有着根本一致的或完全一致的共同利益的前提下,才可能出现大体统一或完全统一的道德原则和规范。在医疗实践活动中,广大医务人员之所以能够以救死扶伤为己任,相互合作,在于他们有着共同的利益,并在共同利益的基础上形成了统一的医学道德原则和规范,以此来约束和制约不同个体的医疗行为,确保医疗集体的共同信誉,赢得患者的信任。医患之间也正是存在协调一致的利益关系才能彼此配合,共同维持良好的医患关系。一方面,医务人员通过为患者提供医疗服务,获得应有的经济利益,同时用自己掌握的技术解除患者的病痛而实现其自身的价值,获得精神利益;另一方面,患者通过支付医疗费用而解除病痛,身心康复重返工作岗位,而获得健康利益,并进而在工作中继续实现自身的价值。医患双方的利益关系是社会整体利益的反映,体现了社会整体利益的一致性,即消除疾病、维持人类的健康发展。但是,由于医患双方受其他利益的影响,有时会发生医患某些方面利益的不一致性。

3.人格权利的平等性和医学知识的不对称性　在医患关系中,医患双方的人格尊严、权利是平等的,并且都受到医学道德的维护和法律的保护。因此,任何一方的人格尊严、权利受到对方的不尊重或者侵犯,都会受到医学道德的谴责,甚至法律的制裁。但是,医务人员拥有较专业的医学知识和技能,而大多患者对医学却不懂或一知半解。因此,医患双方在医学知识和能力的占有上存在着事实上的不平等性。从这个意义上说,患者处于弱势和依赖的地位。这种地位既是患者信托医务人员的重要原因之一,也是患者具有若干特定权利和医务人员具有若干特定义务的理由之一。同时,由此使医务人员在诊治活动中处于主导地位,而对其医德和医术的要求也应该更高。

4.医患冲突的敏感性和不可避免性　在医患关系中,尽管医患双方具有目的的统一性、利益价值的趋同性等特征,但是由于医疗卫生服务涉及千家万户,是一个面向公众的窗口行业,社会关注度、期望值较高。由于医患双方对医学知识的理解、价值观念、医疗期望等方面存在差异,加之社会对医疗卫生保健的经费投入不足、医疗单位的管理不善、医患双方的自律欠缺等原因,发生矛盾或冲突在所难免。如果医患矛盾或冲突不能及时、有效地调节,甚至会发展成医疗诉讼。然而,这种冲突可以通过社会及医患双方的共同努力加以缓解和减少,并建立和谐的医患关系。

以上表明,医患关系具有一般人际关系所不具有内在规定性,故在医疗活动中医务人员不应当用处理一般人际关系的方法处理医患关系。

二、医患关系的性质及模式

(一)医患关系性质

目前,学术界关于医患关系的性质有不同的观点,部分学者从法学的视角主张医患关系为法律关系,但在具体的法律适用方面,又存在较大的分歧,如有民事法律关系说、行政法律关系说、医事法律关系说等;也有部分学者从市场经济的视角主张医患关系为经济关系;还有部分学者主张医患关系是一种文化关系、伦理关系等。这些观点从不同的侧面反映了医患关系的不同属性,但是,就医患关系的实质而言,无论将其归结为法律关系、经济关系,还是归结为文化关系、伦理关系,都是不全面的。以上诸多观点从不同侧面反映了医患关系的性质,但从总体上看尚缺乏对医患关系系统的、综合性的分析。正确认识医患关系的性质,不仅直接涉及医患纠纷的处理,而且对医患关系的沟通与协调具有一定的指导意义。

持医患关系为法律关系观点的学者,强调了医患关系强制制约性的一面,但法律自身也有其控制不到的领域,有其特定的限度,法律关系并不能解释医患关系的全部。同时,仅靠法律的约束,医患关系就会失去其人道主义的温情,淡化其人文关怀。法律与道德是相辅相成的,二者不可偏废。因此,在处理医患关系的过程中,既要充分重视法律手段,又要充分利用道德的作用,只有将二者有机地结合起来,才能相得益彰。

持医患关系为经济关系观点的学者,虽然强调了市场经济条件下医患关系物化的一面,看到了医患关系的经济实质,但医患关系是建立在经济关系之上的人际关系,属于上层建筑的范畴,它所涉及的领域更多的是法律关系、伦理关系。而且,单纯地强调经济关系,将可能进一步强化医患关系物化的趋势,不利于医患关系的协调及医德医风建设。

持医患关系为伦理关系观点的学者,强调了医患关系人道主义的一面,将医患关系的基础建立于医方对患方的道德责任。但是,由于道德作为一种社会规范,是靠舆论、良心、情感等非理性的因素维持的,仅以道德为基础的医患关系就势必缺乏坚实的、稳固的基石,不利于医患关系的持久。

因此,要揭示医患关系的实质,就必须从医患关系的特殊性出发,进行综合的、全面的分析。就其实质来说,医患关系应当是以诚信为基础的具有契约性质的信托关系。

首先,医患关系是以诚信为基础的。诚信是医患关系的基石,意即无欺、守诺、践约,它包括言不背实、口不违心、言行一致、始终如一等含义。医患之间有着高度一致的目的性,战胜疾病、促进健康是医患双方的共同目标,该目标的实现需要医患之间的密切配合,以及相互支持和鼓励,因此就离不开彼此之间的真诚信任。事实上,患方的求医行为本身就隐含着对医方的希望和信任,他们把自己的生命和健康交于医方,托医方去诊治。而医方的特殊职业性质和职业信誉,要求其必须接受患方的托付,并以救死扶伤的人道主义精神尽可能地实现患方的希望和托付,这也是医方的义务和责任。一方面,医方要对患者诚信,拒绝过度医疗、防御性医疗,要尽力提供最佳的诊治方案;另一方面,患方也要对医方诚信,如实主诉病情甚至包括相关的隐私等信息。但是,当前受市场经济负面作用的影响,个别单位、个别医务人员把医患之间的这种诚信关系加以扭曲,看成单纯的商品供应者与消费者的经济关系,片面追求自身的经济利益;而部分患者对医务人员进行无端的猜测和怀疑,将不理想的诊治结果完全归责于医务人员,这在一定程度上导致了医患之间的不信任。

其次,医患关系具有医疗契约的性质。医疗契约关系与一般的契约关系不完全相同,医疗契约没有订立一般契约的相关程序和条款、承诺内容未必与要约内容完全一致、契约对患方没有严格的约束力,医方负有更重的义务如注意义务、忠实义务、披露义务、保密义务,以及急危重症时强制的缔约义务等。

再次,医患关系是一种信托关系。作为信托关系,是指患者及其家属基于对医方的信任,将患者的生命健康委托给医方,在医方对其生命和健康进行管理处分的过程中所结成的利益关系。在这种关系中,由于患者的医学知识和能力的缺乏,对医务人员和医疗机构抱有极大的信任感,将自己的生命和健康交托给医务人员和医疗机构,甚至把自己的隐私告诉医务人员,这些促使医务人员努力维护患者的健康,完成患者的信托,并且双方在人格上是平等的非主从关系。因此,这种关系不同于商品关系或陌生人之间的关系。

但是,医患之间的信托关系又与一般的信托关系不同(表5-1)。其一,从信托客体来说,在一般的信托关系中信托的客体是财产,而在医患关系中信托的客体是生命和健康;其二,从受托权利来说,在一般信托关系中除了信托文件和法律的限制外,受托人享有以自己的名义管理处分信托事务必需的一切权利,而在医患关系中医务人员在以自己的名义对患者的生命和健康进行管理处分时,需要得到患者或家属的知情同意;其三,从意愿的达成来说,在一般的信托关系中受托人管理处分信托财产必须按照委托人的意愿进行,而在医疗活动中医务人员只能按照患者和家属的意愿尽力而为,并不能确保一定能达成患者和家属的意愿。

表 5-1　医患关系与一般信托关系之比较

项　目	一般信托关系	医患关系
信托客体	财产	生命和健康
受托权利	除信托文件和法律的限制外,受托人享有以自己的名义管理处分信托事务必需的一切权利	医务人员在以自己的名义对患者的生命和健康进行管理处分时,应经过患者或其家属同意
意愿的达成	受托人管理处分信托财产必须按委托人的意愿进行	要求医务人员尽一切可能满足患者的意愿,但并不要求必然达到其意愿

因此,医患关系既不同于单纯的契约关系,也不同于单纯的信托关系,而是以诚信为基础的具有契约性质的信托关系。

（二）医患关系模式

医患关系模式是对不同情形的医患关系进行概括和总结的基本式样,不同的医患关系模式体现着医患之间不同的技术性和非技术性关系。不同的学者曾对医患关系模式给予了不同的表述,主要如下。

1. 帕森斯模式　医患关系的发生,归因于疾病的存在,而疾病的诊断、预防和治疗离不开医学科学技术,没有专门的医学科学技术,就不可能达到防治疾病的目的。患者求医看中的正是医方的技术,正是因为医疗技术使医患之间发生了互动关系。因此,对医患关系理论模式的分析,不能脱离医患关系的技术性,即技术关系。所谓技术关系是指医患之间在诊疗护理过程中通过技术而建立起来的行为关系,它表现为医患双方在医疗技术实施过程中彼此的地位、作用等方面。

美国社会学家帕森斯,通过将医患关系与亲子关系进行比较分析,认为二者有相似之处。其一,两种情况都涉及一个人(孩子或患者)受另一个被社会承认有合法社会控制权利的人(父母或医师)的社会控制;其二,在两种情况下,虽然父母或医师都必须表现出某种程度的感情中立状态,但事实上,两种情况又都充满了浓重的感情色彩;其三,两种关系都把注意力集中在相似的目标上,即在一段时间内使孩子或患者变成为能力健全的社会成员。

帕森斯关于医患关系的分析,强调了疾病的社会性质和人际交往,认为疾病是对社会正常行为的偏离,必须由医师对其进行社会控制,从而突出了医患关系的不对称性,这种分析为我们了解医患之间的技术关系提供了有益的启示。但是,这种模式却淡化了患者生理症状在医患关系中的作用,而生理症状恰恰是医患关系中最重要的影响因素之一,医患关系的技术性质直接与患者就医时的生理症状有关,在症状严重的情况下可以用帕森斯的不对称模式。但是,正像一些批评者指出的,这种模式并不具有广泛的适用性。其一,该模式并不适用于所有性质的疾病。如在慢性病的情况下,患者并不总是依赖医师,他们有较大的自主性,甚至他们自己就掌握了治疗的方法;如果求医者是为了预防疾病,那么医师对其就不负有社会控制的责任,他们对医师也不会有更多的依赖,因为这些人并非患者。其二,传统的一医一患的关系已被打破,随着社会环境的变化、医师数量及可供选择的医疗保健服务的增多,医患之间的不对称性会逐渐减弱。其三,随着医学专业分化越来越细,一个患者往往要与多个医务人员打交道,由于家庭成员的参与,从而使患者对医师的依赖性也大为弱化。其四,随着健康概念的扩展,社会心理因素逐渐受到重视,从而使非专业医师增多,这也使医师的控制作用开始减小。基于上述批评,人们分别提出了多种改进建议,但其中影响较大的是萨斯-荷伦德模式。

2.萨斯-荷伦德模式 1956 年美国医师萨斯和荷伦德两人在《内科学成就》上发表了《医患关系的基本模式》的文章,依据在医疗措施的决定和执行中医师和患者各自主动性的大小分为主动-被动模式、指导-合作模式和共同参与模式。

(1)主动-被动模式:在这种模式中,医患双方不是双向作用,而是医师对患者单向发生作用。因此,医师的权威性得到了充分肯定,处于主动地位;患者处于被动地位,并以服从为前提。这种模式适用于昏迷者、休克者、发作期精神病患者、严重智力低下者以及婴幼儿等一些难以表达主观意志者。这种模式类似于父母与婴儿的关系,医师的责任是"为患者做什么",从而有益于发挥医师的积极性,但对于具有自主能力的患者来说则不利于发挥其主观能动性,进而可能会影响诊治效果。

(2)指导-合作模式:在这种模式中,患者被看作是有意识、有思想的人,具有一定的主动性,能够主动述说病情,反映诊治情况,配合检查和治疗。对医师的诊治措施既提不出异议,也提不出反对意见,医者仍具有权威性,仍居于主导地位,这种模式适用于大多数患者。它类似于父母与少年的关系,医师的责任是"告诉患者做什么"。这种模式与主动-被动模式相比,有助于发挥患者的积极性,提高诊治效果,也是目前普遍采用的模式。

(3)共同参与模式:在这种模式中,医患双方有近似同等的权利,共同参与医疗方案的决定与实施。这种模式适用于具有一定医学知识背景或长期患慢性病的患者,它类似于成人与成人之间的关系,医师的责任是"帮助患者自疗"。从理论上讲,这种模式是最理想的,不但可以提高诊治水平,而且有利于建立和谐的医患关系。但是,并不是所有患者都具有参与的能力或意愿,即使具有自主能力的患者也往往因缺乏必要的医学知识而难以真正实施。

萨斯-荷伦德模式是在帕森斯模式的基础上提出的,并毫无保留地接受了前者的观点,只不过对不同的疾病和患者进行了详细的区分,把单一的父母-孩子关系划分成了父母-婴儿关系、父母-儿童(少年)关系、成人-成人关系。因此,严格地说它并没有超越前者,仅仅做了部分调整。而且,正像其批评者指出的,"坚持认为一种模式比另一个模式好是错误的和使人误解的。更确切地说,这是一个哪种模式对某种特定情况更适用的问题。"该模式的根本缺陷在于它仅仅考虑了医患之间的技术差异,是依据患者的技术反应能力及疾病状况构建的,忽视了医患之间的情感互动、忽视了文化差异及患者消费观念的改变、权利意识的增长所引起的医患关系的变动性及多样性问题。

尽管以上三种模式在它们特定的范围内都是正确、有效的,但对大多数患者来说应当按照指导-合作模式或共同参与模式来组织诊疗。随着公众受教育程度的提高及医学知识的普及,共同参与模式将成为一种理想的模式。这种模式中的医患关系与其说是成年人与成年人之间的关系,不如说是顾问-当事人之间的关系。我们之所以把医患关系称为顾问-当事人关系,主要是医方与患方之间具有高度的一致性,医患关系是基于自愿达成的,而不是强迫的。一般认为医务人员有必要给患者提出建议并回答患者的咨询。由于患者在自己的生活领域或感受中有特殊的认识,能够为医务人员提供一定的信息,因此,理想的顾问-当事人关系应当是一种协作关系,甚至可以说是"不同专家"之间的伙伴关系。实践表明,患者对临床决定参与得越多,就越能改善对患者诊治的质量和效果。这主要有三个方面的原因:其一,数据、信息的收集得到改善;其二,患者的感受得到重视;其三,诊治方案受到患方的监督。然而,在医疗实践中,由于大多数患者认为医务人员是专家,由他们决定诊治措施是理所当然的,从而并不奢望或要求一种协作关系。这就需要医务人员积极地"邀请"患者参与到医患协作关系中。对于无意识或无行为能力的患者可由其家属代其参与诊治过程。

三、医患双方的权利与义务

(一)医方的权利与义务

1. 医方的权利   医师和护士是医疗活动的主体,目前在我国关于医疗机构从业人员的权利与义务有明文规定的也主要局限在这两个群体,具体文件包括《中华人民共和国执业医师法》和《护士条例》。其中,《中华人民共和国执业医师法》以法律的形式规定了医师的下列权利:在注册的执业范围内,进行医学诊查、疾病检查、医学处置、出具相应的医学证明文件,选择合理的医疗、预防、保健方案;按照国务院卫生行政部门规定的标准,获得与本人活动相当的医疗设备基本条件;从事医学研究、学术交流,参加专业学术团体;参加专业培训,接受继续医学教育;在执业活动中,人格尊严、人身安全不受侵犯;获取工资报酬和津贴,享受国家规定的福利待遇;对所在机构的医疗、预防、保健工作和卫生行政部门的工作提出意见和建议,依法参与所在机构的民主管理等。

医师的权利是一种资格权,《中华人民共和国执业医师法》及其他卫生行政法规规定了医师的任职条件,如果达到了此条件,就具有了做医师的资格,自然也就有了诊断治疗权、出具诊断证明权等。这些权利是法律赋予医师的职业特权,其他任何人无权实施。同时,医师在执业时所享有的权利不同于公民以个人资格所享有的权利。公民个人所享有的权利是指法律规定和保护公民具有从事一定行为的能力和资格,但并不意味着法律要求他必须实施这一行为,公民的权利可以转让(如将自己的财产赠予他人),有的也可放弃(如放弃继承权)。而医师所享有的职业权利不仅是指法律规定其有从事一定行为的能力或资格,而且意味着法律要求其必须从事这一行为,既不能转让,也不能放弃,否则就是失职或违法。例如,医师享有诊断治疗权,但如果患者前来就诊,医师不给患者医治,也不做出诊断和采取必要的治疗措施,那么,医师的这种行为就是一种违法失职行为,将要承担其不作为的法律责任。因此,从这个意义上讲,医师所享有的职业权利,同时也是其所必须履行的职业义务,医师这种职业上的权利与义务就是医师的职责。

以上法律权利同时也是医师的道德权利。除此之外,医师的道德权利还有要求患者及其家属配合诊治、对患者的不当行为进行特殊干涉等。医师的特殊干涉权只有在患者的行为涉及自主权与生命健康权、有利与无伤害、个人利益与社会公益等发生根本冲突时才具有合理性,其目的在于限制患者某些自主权利,以确保患者自身、他人和社会的更为重要的权益不受到损害。医师特殊干涉权的合理运用的范围主要有以下几种:①精神病患者、自杀未遂等患者拒绝治疗或者准备、正在实施自杀时,可强迫治疗或采取约束措施控制其行为;②对需要进行隔离的传染病患者的隔离;③在进行人体试验性治疗时,虽然患者已知情同意,但在出现高度危险的情况时,医师必须中止试验以保护患者(受试者)利益;④危重病患者要求了解自己疾病的真相,但当了解后很可能出现不利于诊治的行为或产生不良影响时,医师有权隐瞒真相。

医疗机构其他从业人员的权利在此不再赘述。

2.医方的义务　这里主要对医师的义务加以阐述。所谓医师的义务是指医师应尽的责任,它包括医师对患者的义务和对社会的义务两个方面。

(1)医师对患者的义务:根据《中华人民共和国执业医师法》《医疗机构从业人员行为规范》等的规定,医师有以下义务。第一,遵守法律、法规,遵守技术操作规范;第二,树立敬业精神,遵守职业道德,履行医师义务,尽职尽责为患者服务;第三,关心、爱护、尊重患者,保护患者的隐私;第四,努力钻研业务,更新知识,提高专业技术水平;第五,宣传卫生保健知识,对患者进行健康教育。此外,还包括以下方面:不得拒绝急救处置;在履行告知义务时,应避免对患者产生不利后果;不得利用职务之便获取不正当利益等。

①严格遵守规章制度和技术操作规程的义务:医师除了要遵守国家一般的法律法规之外,还应遵守医疗卫生管理法律、行政法规、部门规章和诊疗护理规范。这是医师在诊疗服务中的最主要义务,同时也是医师应向医疗机构履行的最基本职责。因为遵守卫生法律法规及各项规章制度、规程是防止医疗过错和医疗事故发生的第一道防线,也是判定医师的行为是否构成医疗事故的重要依据。

②如实记载和妥善保管病历的义务:病历不仅是解决医疗纠纷时认定责任有无的最直接、最有力的佐证,也是记载患者病史资料,进行医学观察、研究或提供医学证明的重要依据。因此,许多国家都将如实记载病历规定为医师的义务,一旦记载失实被查证属实,医师将承担相应的法律责任。《医疗事故处理条例》第八条规定,医疗机构应当按照国务院卫生行政部门规定的要求,书写并妥善保管病历资料;因抢救急危患者,未能及时书写病历的,有关医务人员应当在抢救结束后6小时内据实补记,并加以注明。

③如实告知和说明的义务:根据我国有关法律法规的规定,医疗机构及其医务人员应当履行的告知义务主要内容包括以下几种。就诊医疗机构和医务人员基本情况和医学专长等;医院规章制度中与其利益有关的内容;医疗机构及其医务人员的诊断手段、诊断措施;所采用的治疗仪器和药品等的疗效、副作用等问题;手术的成功率、目的、方法、预期效果、手术过程中可能要承受的不适和麻烦以及手术不成功可能想象到的后果、潜在危险等;患者的病情;患者所患疾病的治疗措施;患者大约需要支付的费用;出现医疗纠纷时的解决程序等。

④抢救及转诊的义务:《医疗机构管理条例》第三十一条规定:医疗机构对危重患者应当立即抢救。对限于设备或者技术条件不能诊治的患者,应当及时转诊。抢救急危患者,是医师执业时经常会遇到的情况,如果处理不好,可能会造成医疗纠纷或者严重后果,产生不好的影响。1986年9月18日发布的《卫生部关于进一步加强急诊抢救工作的补充规定》要求,凡急诊抢救患者,不受划区医疗限制,抢救的急、危、重症患者在病情稳定以前不许转院,因首诊医院病床、设备和技术条件所限需要转院而病情又允许转院的,必须由首诊医院同有关方面联系获允,对病情记录、途中注意事项、护送等都要做好交代,妥善安排。对需要紧急抢救的患者,不能因为强调挂号、缴费等手续延误抢救时机,有紧急手术抢救指征的急诊抢救患者应立即直接送手术室。

⑤尊重和保护患者隐私的义务:在医疗活动中,医师应当尊重患者的生命、人格、个性、尊

严、价值观、宗教信仰及风俗习惯,保护患者的隐私。《医疗机构从业人员行为规范》第六条规定:医师应当尊重患者,关爱生命。遵守医学伦理道德,尊重患者的知情同意权和隐私权,为患者保守医疗秘密和健康隐私。由于医疗活动的特点,患者主动或被动地向医护人员介绍自己的病史、症状、体征、家庭史以及个人的习惯、嗜好等隐私和秘密,这些个人的隐私和秘密应当受到保护。而且越来越多的人认为患者的病情、治疗方案也属于当事人的隐私,也应当受到保护。患者找医护人员就医,对医护人员是高度信任的,甚至把自己的性命都交给了医护人员,因此,医护人员有义务保护患者的隐私。《中华人民共和国侵权责任法》第六十二条规定:医疗机构及其医务人员应当对患者的隐私保密。泄露患者隐私或者未经患者同意公开其病历资料,造成患者损害的,应当承担侵权责任。但是,当保护患者的医疗秘密、健康隐私与维护患者的生命、他人或社会的利益发生矛盾的时候,应当以患者的生命及大局利益为重,不得有损于他人、社会的利益。

(2)医师对社会的义务:医师对社会的义务是传统义务概念的延伸和拓展,具体包括以下内容。

①开展预防保健的义务:主动宣传普及医药卫生知识,提高公众自我保健和预防疾病的能力;支持和参与卫生防疫和环境治理活动等。

②提高人类生命质量的义务:积极开展医学遗传咨询和优生优育宣传教育及计划免疫工作,提高人类健康素质;开展关爱生命与临终关怀的教育工作,促进社会的文明和进步。

③参加社会现场急救的义务:对突发性的自然灾害以及工伤、车祸等意外事故,在需要时医师应立即奔赴现场,尽力抢救;在遇到传染病暴发或流行时,要服从组织的统一安排,积极投身防治现场和医疗第一线等。

④发展医学科学事业的义务:医师应刻苦钻研新理论、新知识、新技术,具有献身和求实的精神,为促进医学科学的进步而努力。

一般来说,医师对患者和社会的义务应是一致的。但是,由于利益的基点和指向不同,也经常存在矛盾和冲突。当产生矛盾时,医师必须首先进行多元利益的对比分析和优化选择,确保根本利益不受损害,多方利益合理兼顾,如若不顾一切给患者以满足,则会严重损害社会利益,此时要以社会利益为重,说服患者,使个人利益服从社会利益。

(二)患方的权利与义务

1. 患方的权利 患方权利是患者在就医期间所拥有的权利和应该享受的利益。这里主要对患者的权利加以阐述。在医疗活动中,患者权利主要包括法律权利和道德权利,法律权利反映的是患者的基本健康权利,道德权利反映的则是患者的全面健康权利,它是一种道义上的、以道德的力量来维持的权利。道德权利的实现受医务人员的道德水平、医疗卫生条件和医学科学发展水平等诸多客观因素的制约,脱离和超出社会现实条件,是不可能得以普遍实现的。根据《中华人民共和国民法通则》《中华人民共和国执业医师法》《医疗事故处理条例》《中华人民共和国侵权责任法》等法律法规,以及相关道德规范,患者拥有的权利主要有以下几种。

(1)基本医疗权:世界卫生组织(WHO)明确提出"健康是人的基本权利",任何人都有权享有必要的、合理的、最基本的诊疗,以保障自身健康。《中华人民共和国宪法》第二十一条规定:国家发展医疗卫生事业,发展现代医药和我国传统医药,鼓励和支持农村集体经济组织、国家企业事业组织和街道组织举办各种医疗卫生设施,开展群众性的卫生活动,保护人民健康。保护人民健康的最根本途径就是确保公众患病时能够得到必要的、合理的、平等的、最基本的诊治。任何医疗机构或个人不得以任何理由推脱、阻碍这种基本权利的实现。1994年国务院发布的《医疗机构管理条例》第三十一条规定:医疗机构对危重患者应当立即抢救。对限于设备或者技术条件不能诊治的患者,应当及时转诊。《中华人民共和国刑事诉讼法》规定,即使对于判无期徒刑、有期徒刑和拘役的罪犯,如果有严重疾病需要保外就医的,也可以暂予监外执行。这充分体现了对公民基本医疗权的尊重。

（2）知情同意权:所谓知情同意,是指在临床过程中,医务人员为患者做出诊断和治疗方案后,应当向患者提供包括诊断结论、治疗决策、病情预后以及诊治费用等方面的真实、充分的信息,尤其是诊疗方案的性质、作用、依据、损伤、风险以及不可预测的意外等情况,使患者或其家属经过深思熟虑自主地做出选择,并以相应的方式表达其接受或者拒绝此种诊疗方案的意愿和承诺。在得到患方明确承诺后,才可最终确定和实施拟定的诊治方案。《中华人民共和国侵权责任法》第五十五条规定:医务人员在诊疗活动中应当向患者说明病情和医疗措施。需要实施手术、特殊检查、特殊治疗的,医务人员应当及时向患者说明医疗风险、替代医疗方案等情况,并取得其书面同意;不宜向患者说明的,应当向患者的近亲属说明,并取得其书面同意。知情同意权包括知情权和同意权两个方面,单纯的知情或单纯的同意都不能称为知情同意。知情权是指患者有权了解和认识自己所患疾病,包括检查、诊断、治疗、处理及预后等方面的情况,并有权要求医务人员做出通俗易懂的解释;有权知道所有为其提供医疗服务的医务人员的身份、专业特长、医疗水平等;有权查看医疗费用,并要求医务人员逐项做出说明和解释;有权查阅医疗记录,知悉病历中的信息,并有权复印病历等。同意权是指患者及其家属有权接受或拒绝某项治疗方案及措施。但是,在患者履行拒绝治疗权利时,医务人员应注意以下问题。其一,当患者或其家属拒绝治疗时,应要求患者或其家属在病历中签字,以示其对自己的拒绝治疗负责。其二,对于急救患者,建议患者家属慎用拒绝权并做好解释说明工作。因为医务人员提出的急救措施往往直接关系到患者的生命安全。家属由于医疗知识所限,不容易做出准确判断。其三,当医务人员明知患者或其家属的拒绝对患者的诊治有较大损害时,应进行充分的告知和劝解,在劝解无效时,应报告有关的负责人同意后再决定具体的处理措施。

患者知情同意的理想状态是患者或其家属的完全知情并有效同意。完全知情是指患者获悉做出承诺所必需的一切医学信息,即通过医务人员详细的说明和介绍、对有关询问的回答和解释,患者全面了解诊治决策的利与弊,例如诊治的性质、作用、依据、损伤、风险、意外等。医务人员使患者知情的方式一般是口头的,必要时辅以书面文字。有效同意是指患者在完全知情后,自主、自愿、理性地做出负责任的承诺。患者或者其家属做出有效同意的必要条件:具备自主选择的自由,患者或其家属有权随时收回、终止和要求改变其承诺;符合法定的责任年龄和责任能力。关系重大的知情同意应还应遵循特定的程序,即签订书面协议、备案待查,必要时还需经过公证。此外,正确对待代理知情同意问题也是实现知情同意权的重要内容。代理知情同意的合理性和必要性取于以下因素:①代理人受患者委托代行使知情同意权;②特殊患者(如婴幼儿患者、智力障碍患者、精神病患者等)或需要实施保护性医疗的患者,因本人不能行使或不宜行使知情同意权,而由其家属或其他适合的代理人代行此权;③代理人的意见能够真实反映患者的意志。在我国,法定代理人的顺序一般是配偶、父母、成年子女、其他近亲属(如兄弟姐妹、祖父母、外祖父母、孙子女、外孙子女等)。

（3）隐私保护权:医务人员的职业特点决定其有权了解患者与疾病诊治有关的一些隐私,但是患者也有权维护自己的隐私不受侵害,对于医务人员已经了解的患者隐私,患者享有不被擅自公开的权利。但是,如果患者的隐私涉及他人或社会的利益,对他人或社会具有一定的危害性,如甲类传染病等,则医务人员有疫情报告的义务,应当如实上报。但是,医务人员对非直接利益相关人应当做好保密工作。《中华人民共和国侵权责任法》第六十二条规定:医疗机构及其医务人员应当对患者的隐私保密。泄露患者隐私或者未经患者同意公开其病历资料,造成患者损害的,应当承担侵权责任。

（4）经济索赔权:在医疗活动中,因医疗机构及其医务人员违反医疗卫生管理法律、行政法规、部门规章和诊疗护理规范、常规,造成患者人身损害或财产损害时,患者及其家属有权提出经济赔偿要求,并追究有关人员或单位的法律责任。《中华人民共和国侵权责任法》第五十四条规定:患者在诊疗活动中受到损害,医疗机构及其医务人员有过错的,由医疗机构承担赔偿责任。

(5)医疗监督权:在就医过程中,患者及其家属有权对医疗活动的合理性、公正性等进行监督;有权检举、控告侵害患者权益的医疗机构及其工作人员的违法失职行为;有权对保护患者权益方面的工作提出批评、咨询和建议。其具体内容包括医疗机构规章制度的实施情况、医药收费标准、医疗纠纷的处理、医务人员的服务态度及工作作风等。医疗监督权的实施,对维护医疗秩序、提高医疗护理质量、防止医疗事故差错、减少医患纠纷等都有重要的意义。

(6)医疗选择权:该项权利是患者自主权的延伸,也是知情同意权的具体体现之一。不同患者的医疗服务需求能力不同,医疗服务应满足患者的多样化需求,尊重患者自主择医的权利,包括自主选择医院、选择门诊急诊治疗、选择家庭病床、选择转院及异地治疗、选择医师、选择治疗方式等。但是,这种选择权有时不能与享有基本医疗保障的权利一并兼得,患者有权在二者之间取舍,没有权利要求完全享有。

(7)社会免责权:生老病死是永恒的自然规律,是新陈代谢的结果。健康是每一个人的追求,患病是每一个人所不愿的,疾病或多或少地会影响患者的正常生理功能或心理状态,使其承担社会责任和义务的能力减弱。因此,患者在获得医疗机构的证明文书后,有权依据病情的性质、程度和对功能影响情况,暂时或长期、主动或被动地免除相应的社会义务,免除或减轻一定的社会责任,有权获得休息和康复,并得到社会、家庭或他人的支持和理解。如残障人士有免除服兵役义务的权利、恐高症患者有免除从事高空作业的权利等。

(8)照顾与探视权:处于患病状态的患者,不但承受着躯体上的痛苦,而且往往伴有心理上的痛苦或不适,需要得到家属、医务人员或他人的关怀照顾。由此,派生出患者获得陪护和被探视的权利。也就是说,在诊疗过程中,患者有权获得医务人员、护工、亲友等人员的照顾,患者家属、同事等有权按照规定对其进行探视。医院有义务创造条件,维护和满足患者的这种权利。但是,这种权利要以患者及其家属对医务人员的尊重和对医疗机构规章制度的遵守为前提,尤其是在患者家属探视时,不能影响医疗机构的正常工作,要按照医疗机构规定的时间、地点等探视。

2.患方的义务 医患关系的维系不仅需要医方履行自己的责任,正确行使自己的权利,也需要患方践行自身的义务。在医疗过程中,如果只是过多地要求医方尽职尽责,而忽视了患方的配合与合作,同样不利于医患关系的和谐与维系。这里主要对患者的义务加以阐述。根据《中华人民共和国执业医师法》《中华人民共和国传染病防治法》《医疗事故处理条例》《关于维护医疗机构秩序的通告》等法律法规,以及有关道德规范,在医疗活动中,患者应履行的主要义务如下。

(1)保持和增进健康的义务:健康不仅是每个人的权利,也是每个人的义务,它直接关涉个人、家庭的幸福,也关涉人类种族和社会的发展。每个人都有保持或恢复自身健康,维护良好的健康环境,并为自己、他人和社会做出健康贡献的道德义务。因此,每个人都有义务响应国家提出的健康教育和预防为主的卫生政策,树立科学的健康观念,建立合理的生活方式,养成良好的生活习惯,积极锻炼身体,增强抵抗力,减少疾病的发生。

(2)配合诊疗的义务:在医疗实践中,要想取得治疗的满意效果,医师正确的诊断和治疗固然重要,但患者及其家属的密切配合也必不可少。因此,为了早日恢复健康,患者有义务配合医方的诊疗。在医疗过程中,应如实陈述病史、病情,按医嘱进行各项检查并按医师的指示接受治疗等。《中华人民共和国侵权责任法》第六十条规定:患者或者其近亲属不配合医疗机构进行符合诊疗规范的诊疗而发生损害的,医疗机构不承担赔偿责任。但是,如果医疗机构及其医务人员也有过错的,应当承担相应的赔偿责任。这说明,患者及其家属应为自己不配合诊疗

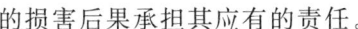
的损害后果承担其应有的责任。

（3）遵守医院规章制度，尊重医务人员及其劳动的义务：为发挥医院职能，提高医疗质量和工作效率，保障正常工作秩序，患者必须自觉遵守医疗卫生机构各种规章制度，尊重医务人员的辛勤劳动，尊重医务人员的人格尊严。如住院患者不能随意离开医院，患者不得擅自修改医嘱等。《医疗事故处理条例》第五十九条规定：以医疗事故为由，寻衅滋事、抢夺病历资料，扰乱医疗机构正常医疗秩序和医疗事故技术鉴定工作，依照刑法关于扰乱社会秩序罪的规定，依法追究刑事责任；尚不够刑事处罚的，依法给予治安管理处罚。

（4）给付医疗费用的义务：医疗费用是包括诊疗、处方、检验、药品、手术、处置、住院等各种费用的总和。从某种意义上说，医疗服务是一种特殊的商品，它并不以治疗是否有效或是否成功作为收取费用的前提，即使治疗失败，只要医务人员付出了劳动，并且尽职尽责不存在过错，患者及其家属就应交纳相应的医疗费用，不得拒绝交费。但是，若有强制诊疗义务时（如对未交纳医疗费用的急危重症患者的诊治），医务人员不得因患者未付报酬而拒绝治疗。另外，如果医务人员在诊疗时未尽到告知说明的义务，患者有权拒绝交纳未告知事项所产生的相关费用。

综上所述，医患双方的权利和义务是多方面的，法律上的权利和义务必然是道德上的权利和义务，但道德上的权利与法律上的权利又有所不同。在法律范围内，公民或法人尽到了自己的义务，就可以依法行使一定的权利，享有一定的利益。但在道德范围内，义务的履行并不以权利的行使为前提，不能认为有权利就尽义务，没有权利就放弃责任。如果把获得权利看成是义务的条件，把得到某种权利作为尽义务的前提，就不是真正地履行道德义务，就不可能实现道德义务和权利的统一。

四、调适医患关系的道德要求

（一）尊重理解的原则

医患之间的彼此尊重、相互理解不仅是医患交往的基础，也是化解矛盾、消除隔阂，达成亲和状态的基本原则。古人云："天地之性，人为贵。"对人的尊重是人道主义思想的基本内容之一。不论医学的发展如何现代化、科学化、技术化，医学的对象是具有尊严的人，其最终目的也是服务于人。医疗活动作为一种人道的服务，人道的精神应该根植于医疗服务工作者的内心深处。目前国内医疗卫生部门进行行业道德建设时，习惯上把服务态度作为很重要的内容予以重视。其实，态度好坏不是指表面的面部表情和身体动作，而应该以内心对患者的尊重为基础。没有这种对人尊重的内在精神，从表面上或从形式上很难让人产生真正被尊重的感觉。譬如，目前有些商业性机构，由于服务人员的态度过分"热情"，而令顾客望而却步。

尊重是相互的，而且是有条件的。一个人要想得到他人的尊重，首先必须自我尊重，一个人只有自我尊重才能产生提高自身修养的需要，只有自己感觉到尊重才能尊重他人。相互尊重能够给人的心理以强化作用，使交往双方因对象对自己的肯定行为而提高了与对象交往的需要。在医患交往中，医务人员只有尊重患者，而不是仅仅把患者看作有病的躯体，患者才会信任医师。而且，对患者的尊重，还包括对其平等权利的认同。医务人员在任何时候、任何场合、任何事情上，对待患者，不论男女老幼、种族区别、地位高低、美丑智愚、关系亲疏、金钱多寡，都应给以同样的关怀尊重、积极救治、尽职尽责，切不可厚此薄彼、亲疏不一；当然，患者要想获得医务人员的尊重，也必须尊重医务人员的人格和劳动，必须自尊、自爱，履行自己的健康道德和责任，积极配合医务人员诊治，只有这样才能使医务人员的价值得到充分显示，也只有这样，才能赢得医务人员的尊重。

理解是加强医患沟通、协调医患关系的又一基础。医患在交往中相互传递的信息是多种多样、十分复杂的。而医患双方的内心活动又受复杂外界的影响,使动机、行为、结果常常处于矛盾的状态中。在这样一种情况下建立和发展医患关系,理解显得格外重要。医患关系的建立源于彼此利益的需要,患者需要医师的技术帮助自己康复,医师需要通过患者的配合实现自身的价值。但是,如果医患关系仅仅靠利益来维持是难以获得和谐的,和谐的医患关系需要广泛的理解和认同。尤其在出现分歧、发生冲突时,更需要双方的理解,需要双方能够站在对方的立场和态度去思考问题。孔子认为己所不欲,勿施于人;基督教义却主张己所欲,施于人。这从正反两个方面说明了换位思考的重要。信任和理解是医患合作的必要条件,疾病越复杂、病情越严重、诊治时间越长,就越需要双方的信任和理解。在一定意义上说,医患交往中的信任理解程度可以作为医患关系发展的标志,可以用它来检验医患关系的协调程度。

(二)求同存异的原则

医患交往需要遵循求大同存小异、彼此相容的原则。事实上,差异性是人际交往的前提,如果两个人之间没有差异,知识、立场、观点、生活习惯等各方面完全相同,那么他们之间就很难在交往中得到自我需要的满足。人与人之间只有存在差异,才有互补,只有互补才能在交往中从对方处得到自我需要的满足。医患之间正是存在知识、能力、需要等方面的差异,才有交往的必要。因此,在医患关系的调适中,我们首先应该正视差异,承认差异的存在。调适,并不是要消除差异,而是要达到双方利益的一致,这种一致并不是绝对的统一。在医患交往中,双方应该看到根本目的的高度一致性,这也是医患关系与一般人际关系的根本不同。医方不应因患方提出了与自己不同的意见、想法而加以排斥,患方也不应因医方没有完全满足自己的需要而妄加指责。彼此应该寻找和尽量看到双方的共同点,即使是在双方持有尖锐对立的观点中也应该寻找接近点,允许彼此保留相异点,这样双方的交往才能继续下去。否则,去同持异,以一方压服另一方,双方的交往就可能中断。而此时,双方所需要的就是宽容。

古人云:"宽以待人,厚以载德。"宽容是中华民族在处理人际关系上的一种美德。医务人员应以宽容的胸怀满足患者的利益需求,以宽厚的精神调节医患关系,这不仅是医务人员的义务,也是医务人员的职业要求。患者由于身受病痛的折磨,在心理、行为等方面可能表现出异常之举,甚至提出一些无礼要求,这就需要医务人员不能像对待常人那样去要求患者。当然,医务人员对患者的宽容,不是以牺牲其人格为前提的。宽容,不是懦弱。懦弱是指胆小怕事、唯唯诺诺,懦弱的人常常因无力或缺乏自信心而害怕受人欺辱。医务人员对患者的宽容是其人格高尚的表现,是崇高敬业精神的展示,是对处于病痛折磨中的人们的种种病态表现的包容和忍让,是不苛求患者在人际交往礼节方面像常人一样周全、不苛求患者言词举动的异样。宽容是一个有自信心、有坚定意志、有远大目标和理想、开朗、豁达的人对他人的谦让,他不是怕人,不是没有力量反击,而是为了团结,为了减少不必要的麻烦,克服心理障碍,主动地容忍他人。心理学证明,自信心越高的人,宽容度就越强。毋庸置疑,对患者的宽容和对患者无理取闹现象的纵容是有本质区别的。

在医患交往中,要做到宽容,需注意以下两点:其一,有理谦让。即在医患交往中应有理、有利、有节。无理不让人,是无理取闹,其结果是引起矛盾;有理不让人,可谓有理取闹,其结果会激化矛盾。可见,二者的结果是一样的,即恶化医患关系。所以,在医患交往中,无理者应该道歉认错,有理者也应该谦让,这样可使本来较为紧张的医患关系逐步得到缓和。其二,严于律己、宽以待人。唐代文学家韩愈认为"古之君子,其责己也重以周,其待人也轻以约"。就是说,古代有修养的人,待人很宽厚,而要求自己却十分严格而全面。在医患交往中,必须大力提倡严于律己、宽以待人的风尚,这是构建和谐医患关系的重要环节。

(三)诚实守信的原则

"诚信"是中华民族的传统美德,其含义是无欺、守诺、践约。具体来说,它要求达到三个一致:一是言论与其所反映的对象一致。要真实地传达自己所掌握的客观情况,言不背实;要真实地表达自己的主观想法,口不违心。二是言与行的一致。对自己所宣扬、倡导的东西,要身体力行,付诸实践;对自己所做出的承诺和达成的某种契约,务求守诺,自觉践约。三是前后言行之间的一致。作为一个主体,在表达了某种信息后,不能轻易变动。即便是客观情况发生了重大变化,确有必要对以前的言语、契约做出调整,也应毫无隐瞒地做出必要的说明,与对方及时协商,求得谅解和达成一致意见。我国历来倡导"一诺千金""言必行,行必果"。

对医方而言,诚信是立业之本,只有对患方诚信才能赢得更多的患者,只有得到患者的支持才能有事业的发展。当今,各行各业都离不开竞争。诚信是最好的竞争手段,守信是最吸引人的品德。诚信一方面要求医院应竭诚为患者服务,要做到以患者为中心,另一方面要求医院应"承而有信",而不能"诺而不承""承而不力"。承诺必须切合实际,而不能"假、大、空",否则就不能取信于民。

(四)依法调适的原则

中国传统交往理念是重情轻法、人情至上,法理可以随人情而变通。做人要有情有义,做事要符合"人之常情"。这种传统的交往原则,有其精华之处。但"人之常情"却是个十分模糊、没有确切定义的标准。每个人站在自己的立场,有自己认为充足的情由,公说公有理、婆说婆有理,而这里又都是"人之常情",无法判断出对错。医患关系不同于一般的人际关系,具有鲜明的法律属性,是一种特殊的法律关系。因此,调适医患关系不仅要依据道德规范,还必须依照有关法律法规的阐释,合乎法律的精神和原则。医患双方也只有以法律来规范自己的行为,依照法律合理地享有自己的权利,履行自己的义务,用法律来处理矛盾和分歧,才能避免矛盾的激化。现实生活中,有不少医患冲突最初是以潜在的形式存在的,并非一开始就表现为激烈的冲突,如果此时医患双方都能理智地依法处理,而不是感情用事,就完全可以使矛盾得以化解,避免不应有的激烈冲突。

案例 5-1

小王是甲卫生院的一位主治医师,2012 年 8 月 20 日因不明原因发热到乙医院住院,住院后由该院李医师负责。8 月 25 日,小王因觉得自己的病情不见好转,就找李医师了解病情及治疗方案,在了解情况后,建议李医师调整治疗方案。李医师听后十分不悦,认为这是对自己诊治水平的怀疑和不信任,没有考虑小王的建议。26 日下午,小王要求出院到别处治疗,李医师更加生气,但鉴于患者的要求还是不情愿地为小王办理了出院手续。

试分析:

1.你对李医师的表现有何评价?

2.就该案例中的医患关系模式而言,你有何建议?

第二节　医际关系伦理

一、医际关系的含义及特点

(一)医际关系的含义

所谓医际关系,就是指在医疗活动中不同医务人员之间所形成的业缘关系,包括医师与医

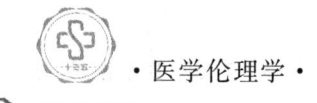

师之间的关系、医师与护士之间的关系、医师与医(药)技人员之间的关系,以及护士与护士之间、护士与医(药)技人员之间的关系等。医务人员是医疗活动的中坚力量,是医疗机构的主体,其技术水平、道德修养、沟通能力等综合素质的高低,直接决定着医疗机构的服务质量及服务水平,关系着医疗机构的对外形象和声誉,影响着医患关系的和谐。

(二)医际关系的特点

医务人员作为特殊的具有高度专业性的群体,他们之间的关系与一般的人际关系不完全相同,这主要表现在以下方面。

1.主导性与平等性的统一 在医疗活动中,由于专业分工和职责的要求,医师对医疗方案的制订具有最终的决定权,他们有权根据患者病情的需要决定检查的项目、药品的配伍、治疗的手段等,其他医务人员甚至患者本人在实施过程中尽管可以提出自己的看法或意见,但一般不得擅自修改或变更,即使需要修改或变更也应征求经治医师的同意,这是捍卫医师的自主诊治权及其权威性所必需的,也是要求医师为其诊治方案负责的前提。但是,这并不是说护士、医(药)技人员只能处于服从的、被支配的地位。事实上,如果其他医务人员发现医师的诊治方案中存在不适当的问题,完全有权建议或要求其进行修改或变更。医师的主导作用主要是由其执业特点、岗位职责决定的,更多的是一种责任而不是权利。不同的医务人员之间并不存在地位的高低、价值的大小或支配与服从、领导与被领导的关系。现实的医疗活动需要各个学科之间、不同的专业人员之间密切配合,相互支持,优势互补,只有这样才能形成医疗团队的整体合力。因此,在医疗活动中医师的主导作用,离不开其他医务人员的平等合作,主导性与平等性是完全统一的。

2.协作性与竞争性的统一 在现代医学高度分化与高度综合的背景下,患者的诊治往往需要诸多科室的医务人员共同参与和配合,如一台手术,除了医师,还需要护士、麻醉师、化验员、药剂人员等多方人员共同努力才能完成,缺少了其中的任何一方治疗都难以进行。没有其他医务人员的配合,医师再高明的医术也无从施展。但是,医疗活动中的这种协作又是以竞争为动力的,现代医学技术的飞速发展,要求所有的医务人员都不能满足于已有的知识和技术,要不断地学习知识、完善技术,只有在比、学、赶、帮、超的人际关系环境中,才能保持知识和技术上的先进性,否则就会跟不上与他人的步伐,无法同他人协作,就会被时代所淘汰。竞争的根本目的是一致的,均在于提高医疗质量、护理质量、技术水平、科研能力、服务内容,并最终为患者健康服务。当然,在竞争中也可能产生不正当的竞争现象,这无论对于医务人员之间的协作,还是对于患者都是不利的,需要正确的引导和教育。

3.差异性与同一性的统一 在医疗活动中,医务人员之间由于专业的不同、分工的不同,有着各自不同的工作内容和任务,每一个医务人员都应当严格按照其执业范围、执业内容开展执业活动,而不能相互替代。但是,他们之间又有着一个共同的工作目标,每一医务人员都应以救死扶伤、防病治病为己任,为满足患者的健康需要而工作。就此而言,他们又是完全同一的,不存在根本的利益分歧,只有在确保患者利益的前提下,才能实现各自的利益追求。

二、协调医际关系的道德要求

(一)医师之间关系的道德要求

医师,是指依法取得执业医师、执业助理医师资格,经注册在医疗机构从事医疗、预防、保健等工作的人员。在医务人员之间的关系中,医师之间的关系至关重要。

1.尊重同道,彼此信任 每一个人都有得到尊重的权利,也有尊重他人的义务。无论年长医师与年长医师之间,还是下级医师与上级医师之间,都应当把同行视为朋友、伙伴,应当相互尊重,相互信任,而不应当彼此相互诋毁或猜忌。从医之人不得"炫耀声名,訾毁诸医,自矜己德",医师之间只有相互尊重、互相信任,才能得到患者的尊重,密切合作。反之,不能正确对待自己,不尊重他人的劳动,就会引发诸如嫉妒他人、诋毁同行、搬弄是非、抬高自己等背离医德的行为,其结果必然使医师之间的关系遭到破坏。

2. 取长补短,互相学习 现代医学日新月异,突飞猛进,每一个医师都不可能精通所有的专业,即使在某一领域也总有学习不尽的知识。尤其,临床实践不仅需要医学知识,更需要临床经验,需要知识与经验的结合。在这样的境况下,任何医师都不可能包治百病。因此,医师之间要取人之长,补己之短,相互学习,共同提高。既要虚心学习他人的优点和长处,也要向他人无私地传授自己的业务专长和经验,做到既不故步自封,自以为是,也不垄断技术,压制他人。明代医家陈实功强调:凡乡井同道之士,不可生轻侮傲慢之心,切要谦和谨慎,年尊者恭敬之,有学者师事之,骄傲者逊让之,不及者荐拔之。只有取长补短,相互学习,才能共同进步,彼此提高。

3. 精诚合作,互谅互让 医疗活动是一项群体性活动,需要不同专业医师之间的通力合作,每一位医师都应在为患者服务的理念下,互相支持,密切配合,勇挑重担,主动为同行分忧解难,在认真履行自己的职责的同时,分工协作,互相帮助。力避互不通气、相互推诿、互相拆台、以邻为壑、各自为政的错误倾向。特别是当同行出现差错或问题时,要从患者利益和友爱精神出发,既实事求是、客观公正地给予批评指正,更要给予善意的帮助和关心,绝不能幸灾乐祸甚至落井下石。医师之间要互相谅解,服从大局,友好协调,化解矛盾,决不能因为同事之间的恩怨或纠纷,而影响工作。

4. 求同存异,公平竞争 在医疗活动和医学科研中,不同医师之间往往在思想观念、工作方法、学术观点、医疗方案等方面存在或多或少的分歧,这种分歧的存在应以不影响对患者的正确诊治、不影响正常工作的开展为前提。医师之间要秉承求同存异的理念,坚持百花齐放、百家争鸣的科学作风,尊重他人的学术见解和学术自由,不能搞"一言堂"、唯我独尊或学术霸权,要允许不同声音的存在,包容反对的意见。也只有在这种包容、协作中竞争,才能避免针锋相对、互相攻击的竞争局面,把竞争当作动力和激励,真正建立团结友善的工作环境。

(二)医师与护士之间关系的道德要求

在不同的历史时期,受医学发展水平及人们的医学认识能力、社会经济条件等因素的影响,医护之间存在着不同的关系模式,有着不同的道德要求。

1. 主导-从属型 在医学史上,早期的护理工作是寓于医疗之中的。随着医学的发展和治疗的需要,护理逐渐从医疗中分离出来,在接受正规训练之前,护士承担着为患者提供生活上照料的工作。随着近代医学的发展,护士作为医务人员的组成部分,承担着部分的治疗处置工作,此时护士从属于医疗,护士的工作只是机械地执行医嘱,护士并不直接对患者负责,而仅对医师负责。医护关系是一种支配与被支配的关系。功能制护理是以疾病为中心,护理工作依附于医疗,护士只是简单地执行医嘱,机械地完成分工任务,对患者的病情、疗效、心理状态缺乏全面、系统的了解,影响护理工作的协调性与连续性,经常产生脱节现象。

2. 并列-互补型 随着"生物-心理-社会"医学模式在临床中的影响日益增强,以及系统论等理论的发展,护理作为一门独立的学科,从单纯执行医嘱的疾病护理,发展到以人的健康为中心的整体护理,因此医护关系从主导-从属型转变为并列-互补型。所谓并列,即护理与医疗两个要素之间无主次、从属之分,二者在诊治疾病的过程中发挥着同等重要的作用。所谓互补,即医护之间互相协作、互为补充。护士与医师虽然工作的重点与技术手段不同,但他们面对的是共同的患者,其医学的目的是相同的。在这种模式中,医护双方要相互尊重,共同维护患者的利益。护士应严格认真地执行医嘱,如果发现问题,及时与医师沟通、协商,以尽快解决问题;作为医师应尊重护士的劳动与意见,协助护士做好患者的心理疏导工作。医疗与护理两者密不可分,没有医师的诊断治疗,护理工作无从谈起;没有护士的整体护理工作,医师的诊断治疗无法落实。

3. 相对独立型 现代整体护理模式,要求护士对患者进行评估,做出护理诊断,制订护理计划,实施护理措施,而绝非单纯地执行医嘱。为保持护理工作的连续性,责任护士有权开出护嘱,让协作护士遵照执行。协作护士有权对责任护士制订的护理计划和护嘱提出修改意见。在这种模式下,护士在执行医嘱及完成整体护理活动中,具有相对独立性,就护理活动而言占有主导地位。而医师的主导地位主要表现在诊断和治疗中。

因此,随着医学技术的发展和护理教育水平的提高,对护理工作提出了越来越高的要求,也促使护理发展成为一门具有自己专业特色的独立学科门类,护理工作最终摆脱了其从属地位,具有了医疗卫生实践活动中其他任何学科无法替代的价值。在这种背景下,医护人员的密切配合显得更加重要,这就需要医护之间遵守以下道德要求。

其一,相互支持,合作互补。医师的正确诊断仅仅是患者疾病治疗和康复的一个方面,一个完整的医疗过程还离不开护理人员的支持,尤其对于住院患者来说,护理工作显得更为重要。有研究者认为,从患者入院到出院要经过 19 个环节,其中诊断、拟订治疗方案、综合分析病历等 4 个环节由医师主要完成,其他 15 个环节都离不开护士的劳动。特别是在观察病情变化、拟订和实施护理计划、搜集整理医疗文件、解除患者心理痛苦等方面,护士都发挥着十分重要的作用。因此,医护间的相互支持是医疗工作的基础,医师制订的医疗方案为护理工作提供了依据,护士通过认真、负责、仔细的观察,为医师正确做出诊断提供了参考,只有二者的相互支持和互补,才能确保诊疗工作的顺利进行。

其二,主动协作,互相监督。在医疗过程中,护士直接与患者接触的时间较多,是患者病情变化的"侦察兵"。护士除严格执行医嘱外,在发现问题时,应及时、主动地向医师报告,协商解决。由于一个医师可能分管多个患者,偶然会出现给某床患者开的处方却写了其他患者的名字的情况,这时发药的护士只要严格核对,就会发现姓名与床号不符。严格查对,多几种识别确认患者的方法,就能有效避免患者抽错血、用错药的现象发生。在患者病情突然发生变化时,需要医护人员密切配合,抓住时机,积极抢救。护士可以根据观察和了解,对诊治工作提出合理意见,主动协助医师工作,认真执行医嘱。医师在制订治疗计划时,应考虑到护理工作,重视护士所提供的患者的情况,使医疗与护理相互渗透,推动医学科学的发展。

(三)医师与医(药)技人员之间关系的道德要求

1. 正确认识,相互尊重 在传统观念中,人们常常把医(药)技科室错误地认为是临床科室的附属,不重视他们的工作。随着医(药)学新技术的发展,医(药)技科室在诊治疾病过程中发挥着越来越重要的作用。例如,检验标本的采集直接关系着检验结果,如果标本采集不合格,即使最好的仪器设备也难以弥补在采集标本时引入的误差和错误。但是,由于部分医师不懂得一些采集标本的常识,常导致标本留取失败或者检验结果不符等。除了合格的标本、准确的操作外,临床用药等治疗措施也会影响检验结果。这就需要检验人员应与临床医师定期交流,交换意见,检验人员可将其建议和涉及本专业的问题进行深入阐述,提出自己的看法,医师也需要了解医(药)技科室的工作内容、特点、规律和要求,端正认识,尊重医(药)技人员的劳动。

2. 互相支持,共同提高 为保证患者得到正确的诊断和及时的治疗,医(药)技人员必须具备为临床提供优质服务的思想,为临床诊治提供及时、准确的依据。随着先进的实验技术和仪器在国内逐步普及,如何将这些项目的方法、原理、临床意义介绍给医师,使其在诊疗过程中能合理地选择实验,正确地分析实验结果应成为检验人员的一项重要工作内容。同时,医师也要及时主动学习新的医疗技术,促进医(药)技与临床更好地结合,提高疾病的诊治水平。医师可以向检验人员学习检验知识,熟悉影响检验结果的潜在因素,以确保检验结果的准确性;为了取得高质量的血液标本,医师需要了解生物学、标本采集方式、血样运输、储存等多种非疾病因素对检验结果的影响等。只有这样,才能保证高质量的血液标本,这些是任何先进仪器所不能替代的。

3.彼此加强监督,确保技术适宜 在临床上,诊疗技术并非越高精尖越好,关键在于所选技术与患者的病情是否适宜。随着大量高新技术监护设备的广泛应用,各医院相继成立了大型的 ICU,使监护技术得到迅速发展。各种监测心电、呼吸、血压、体温、血氧饱和度等的多功能监护仪,以及多种品牌型号的呼吸机和各种输液泵等先进仪器的不断问世和升级,对危重患者的救治起了重要作用,使医务人员的工作效率显著提高,体力劳动明显减轻。但是任何一项新技术都是双刃剑,ICU 大量高技术监护设备的应用,使部分护理人员不能刻苦钻研业务,过分依赖仪器。不管病情轻重,进入 ICU 便把各项监护设备全部用上。在某方面患者的安全性虽然提高了,但导致医护人员形成依赖心理。在高技术监护设备的使用上是否坚持了最优化原则,是否考虑了适应证和患者的诊疗费用? 大量监护设备的应用,使监护人员很容易通过计算机终端遥控监测,收到关于患者的生理指标数据信息,而不直接接触患者,这样导致医患关系冷漠。因此,医护人员与医技人员应加强沟通和监督,共同维护患者的最佳利益。

三、协调好医际关系的意义

正确处理医际关系,是当代医学发展的客观需要,不仅有利于发挥医疗卫生保健机构的整体效应,还有利于医务人员的成长和建立良好的医患关系。

(一)当代医学发展的客观需要

一个人的精力和寿命是有限的,在当代医学高度分化与高度综合的背景下,任何人不可能精通所有专业知识。为了适应这种状况,一方面医务人员要尽力"以博促专",努力扩大自己知识背景(包括医学与其他自然科学广泛结合以及医学与社会科学相互渗透的知识)的同时发展专业知识,同时加强专业间的学术交流。另一方面不同专业的医务人员之间必须加强协作和配合。攻克医学上的难题、进行复杂手术、救治危重病患者需要这样,普通疾病的诊治也是如此。否则,会影响正常诊疗活动的进行和医疗质量的提高。这种协作和配合除依靠医疗卫生保健的规章制度外,主要还是靠医务人员的自觉和建立在共同医学道德基础上的良好医疗人际关系。

(二)有利于整体效应的发挥

医疗卫生保健机构作为一个有机整体,其功能的发挥与每一个医务人员的积极性、主动性和创造性,以及心理状况、工作兴趣等密切相关,只有在和谐的人际关系状态下,其功能才能得以充分发挥。在和谐的人际关系状态下,群体之间通过互补、师承和控制,使每个人的潜力得以充分展现,从而使群体产生一种超乎个体能力简单相加的集体力,这种集体力具有任何个体所不具备的性质和功能,是一种质的飞跃。而且,这种飞跃是在医疗卫生保健机构不增加投入和编制等条件下进行的,它能够促进医疗卫生保健机构在医疗、教学、科研、预防、管理等整体方面得以提高。相反,医务人员之间关系紧张、松散就会矛盾丛生、是非不断、协作受阻,这样不仅不会产生超乎个体能力总和的集体力,反而会增加内耗,每个医务人员的积极性也因受到压抑而调动不起来,其个人的潜力也只能发挥出一部分,这是整体负效应的结果。因此,要发挥医疗卫生保健单位的整体效应,提高各项工作的效益,正确处理医务人员之间的关系是至关重要的。

(三)有利于医务人员的成长

医学人才的成长依赖于社会的宏观条件、单位的微观条件及个人的主观条件。在社会的宏观条件和单位的微观条件中,人际关系是很重要的,尤其是单位内的医务人员之间的关系是

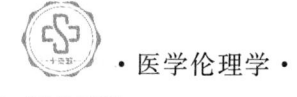

医学人才成长的重要环境。美国一项近万人的案例研究发现,智慧、专业技术和经验只占一个人成功因素的15%,其余85%取决于人际关系。哈佛大学就业指导小组调查了数千名被解雇的男女,发现人际关系不佳比不称职的高出两倍。美国还有不少调查研究报告证明,在每年调动的工作人员中,因人际关系不佳而无法施展才能的占90%。我国医务界大量的事实也说明,良好的医务人员之间的关系是自己在同行中保持主动和获得信任、支持、帮助的前提,它有助于事业的进步、心理健康和才能的发挥,由此带来的积极作用成为医学人才健康成长的良好土壤。不可否认,也有少量医务人员以自我为中心,斤斤计较个人得失,使自己失去了与其他医务人员之间的和谐关系,由此带来的消极作用制约了个人技术、才能的发挥,成为成长道路上的障碍,最终可能导致"英雄无用武之地"。因此,在一个整体中,不仅每个医务人员都应经常反省自己的人际关系,而且从组织上也要加强协调并促进人才流动,使医务人员能够健康成长。

(四)有利于和谐的医患关系的构建

在医疗卫生保健实践过程中,医务人员之间的相互联系和交往是以患者为中心进行的。医务人员之间的相互支持和密切协作,有利于患者疾病的诊治和康复,因此也有助于医患之间和谐关系的建立。相反,医务人员之间发生矛盾,出现冲突,彼此之间的联系会出现障碍,行动不能很好地协调,那么正常的医疗卫生保健活动将受到影响,甚至难以进行。如后勤氧气供应不及时,则手术难以进行;对于边缘性或复合性疾病,各科相互推诿,就会延误患者的诊治时机等。其结果是危及患者的利益,引起医患之间的矛盾或纠纷,从而恶化医患关系。所以,在某种意义上说,医务人员之间的相互关系是医患关系的外在表现,而良好的医务人员之间的关系有助于医患关系的建立,不良的医务人员之间的关系是引起医患矛盾和纠纷的根源之一。

案例 5-2

医师李某给某糖尿病患者开具消渴丸(2.5 g/10 丸),一次 10 丸,一日 3 次,餐后服;格列本脲片(2.5 mg/片),一次 1 片,每日 3 次,餐前服。

值班药师王某发现处方中存在的问题后,到李医师的办公室并将其叫到一旁,单独告诉李医师:"消渴丸是中西药复方制剂,含格列本脲。格列本脲属于磺脲类降糖药,它的作用机制是刺激胰岛 β 细胞发挥作用,餐前 30 分钟服,其作用最强时间与进食后血糖达到最高水平相一致,从而起到有效的降糖作用。消渴丸因含格列本脲,所以也应餐前服(以前的说明书为餐后服,现已更正)。同时消渴丸不宜与其他磺脲类药物合用,以免因剂量上的累加,而造成低血糖症状。"李医师听后,连连点头,不住地说:"消渴丸的成分我还真不清楚,只知道是中药制剂,本想中西药合用,看来还真不能贸然尝试,谢谢你。"然后重新开具了处方。

试分析:你对药师王某的做法有何评价?

第三节 患际关系伦理

一、患际关系的含义及特点

(一)患际关系的含义

所谓患际关系,就是临床工作中患方与患方之间的关系,包括患者与患者之间的关系、患者与其家庭之间的关系、患者家属之间的关系等。由于临床医疗活动的服务对象是有医疗需求的人，而不是一般的客体，不同患者之间、患者家属之间，以及某一患者与其他患者的家属之间所进行的沟通、交流、对比等，不仅会影响患者的求医行为、求医心态、思想情绪等，也会影响医患关系及临床诊治效果等。

（二）患际关系的特点

1.同感共情性 在医疗过程中，尽管每一个患者所患的疾病不同、年龄不同，以及社会地位、经济状况、生活习惯不同，但为了治愈疾病，早日恢复健康，他们会通过种种方式相互沟通、交流经验。患者之间交往的内容一般是对疾病的诊断、治疗及其效果的看法、经验，互相询问，寻找医术高态度好的医师、疗效好的药物及其他治疗手段，以及谈论医院、科室、医师、护士情况，互相介绍治疗方案、偏方秘方，相互介绍卫生知识，交流与疾病有关的生活起居；谈论关于医院、门诊部的管理、医疗质量、护理质量、服务质量及其效果，并对医师、护士的技术和品德进行评价等。由于他们同病相怜，通过相互关心、安慰、鼓励、帮助，共同与疾病作斗争，因此，他们之间有着共同的感受，能够彼此理解。

2.效应累加性 某一患者的医师评价、诊治经验、精神状态、心理情绪等都会影响其他患者的诊治。如住院时间较长的患者对医院和科室环境、医院规章制度、人际关系等情况比较熟悉，对自己的病情也比较了解，在疾病治疗上积累了一些经验，通过交流能够帮助新入院的患者较快地适应医院环境，使其配合医师诊治；再如，危重患者突然病情恶化、死亡，会对轻症患者产生较强的恶性刺激，甚至可以导致轻症患者或早期患者病情的恶化。反之，轻症患者康复出院或危重患者抢救有效，大手术、尖端手术治疗成功，也会增强其他患者战胜疾病的信心。此外，患者对医务人员及医疗机构的评价，能够以"现身说法"的形式对其亲属及其他患者产生影响，较快地传播出去，并呈现逐渐累加的趋势，直接影响着医务人员及其医疗机构的社会声誉。

3.利益竞争性 一般来说，不同患者之间多为陌生人关系，不存在直接的利益冲突。但是，在医疗实践中，当患者在同一时间、同一地点有着同样的医疗需求时，也常常会出现利益冲突的现象，如床位、药品、诊疗检查、供体器官等卫生资源紧缺时。当患者试图以送礼品或红包来获得竞争性使用卫生资源或者得到回报大于红包成本时，这一选择会被进一步强化。如果医师虽收红包但不提供资源或条件时，则回报小于成本，这一选择将会被弱化。因此，"红包问题"不仅对医患关系有着一定的影响，也对患际关系有着一定的影响。通常，解决"红包问题"的关键在于抑制医师，不为患者提供不合理的资源及条件。在临床工作中，也有部分患者为了获得医师的关照或好感，炫耀自己的权势、财产或地位，这在无形中给那些条件较差的患者造成一定的心理刺激。这些条件较差的患者为了不被医师歧视，便以送礼或红包为代价。而患者博弈的结果，不仅催化了"礼品效应"，激化了患际矛盾，也加剧了医患关系商品化的趋势。

二、协调患际关系的道德要求

（一）平等待患，一视同仁

在临床医疗过程中，医务人员不能因患者的社会地位、贫富、年龄、外貌、亲疏关系等厚此薄彼，媚权重利。患者无论是什么人，都应从诊治需要出发，热情接待、关心体贴、周到细致、认真负责，不得索要礼品或提出其他不合理的要求。只有这样，才能淡化或消除患者之间彼此相互攀比、争相献媚的不良之风，使患者形成平等就医的理念。

（二）诚实守信，公开公正

诚实守信，是中华民族的传统美德。诚，即真心实意，诚实无欺；信，即守信。可见，诚信是人们待人处事最基本的道德要求。医院是实行人道主义、救死扶伤的场所，其职业行为直接关

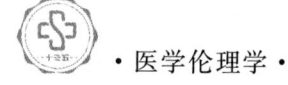
系着人们的身体健康和生命安全,更要以诚信为本、操守为重。在医疗过程中,医务人员及医疗机构应当如实地将自己拥有的医疗资源和条件(尤其是紧缺资源)向所有患者公开,为患者提供透明的环境,以便供患者合理、公平地选择,按照公正的原则分配医疗资源,避免患者的猜疑和恶性竞争,减少或消除患者之间不必要的矛盾。

(三)培育典范,积极引导

常言道,榜样的力量是无穷的。在医疗过程中,医务人员要善于发现具有榜样和示范作用的患者,通过他们的亲身体验、感受和行为去影响、感化其他患者,这不仅包括战胜疾病的信心、对医务人员的认同,也包括良好的就医行为、拒送红包礼品等。要善于充分发挥和利用患者之间同感共情性和效应累加性中积极的因素,消除其不利因素,以促进医患之间及患际之间的和谐。

三、协调好患际关系的意义

(一)有利于促进医患关系的和谐

患者之间积极的、健康的互动和博弈,如在患者中开展"自尊、协作、理解"活动,充分发挥榜样患者的示范力量,加强对患者就医行为的教育等,不仅有助于提高患者的自律意识,尊重医务人员劳动,减少或消除送礼、请客、打骂医务人员等不良现象,还有助于改善医患关系、促进医患关系的和谐。

(二)有利于医疗服务质量的提高

不同患者在就医期间对医院管理、医务人员虽然可能会有不同的认识和评价,但在彼此交流中也可能形成共同的看法和感受,对于患际之间的共同看法和感受,尤其对某些问题的共识性意见,如果医院管理者能够予以认真对待,把其当作对医疗服务工作的监督,改进医疗活动中存在的问题,不仅能够赢得患者信任,减少患际关系中效应累加的负面影响,还能够提升患者的满意度和医院的服务质量。

(三)有利于医院良好形象的树立

患者是医疗活动最重要的因素,一切医疗活动的最终目标都是为了患者。无论是医际关系还是医患关系,都是由于患者的存在才得以形成的。患者之间相互关系的好坏不仅直接影响着医患关系,也间接影响着医际关系,实际工作中医务人员之间的不少矛盾都是因患者之间的矛盾而引起的,如对于患者之间因争床位发生的争吵,可能不同医务人员有着不同的看法,进而产生矛盾。因此,能否处理好患者之间的矛盾,不仅体现医务人员处理矛盾的能力和水平,也反映医院的人际关系融洽程度,影响医院的声誉和形象。

讨论案例

李某,女,17岁,患肾炎继发肾功能衰竭住院三年,一直做肾透析,等候肾移植。经父母商讨,同意家人进行活体移植。经检查,其母因组织类型不符被排除,其弟年纪小也不适宜,其父年龄、组织类型均符合。经治医师张某与其父商量,其父经一番思考决定不做供者,并恳请张医师告诉他的家人他不适合做供者,因他怕家人指责他对子女没有感情。

试分析:

1.张医师答应或不答应李某父亲的请求,对此案中的医患关系和患际关系可能分别会产生什么样的影响?

2.如果张医师答应李某父亲的请求而对其家人"说谎",符合道德吗?

小结

　　医患关系是医疗活动中医方与患方之间所达成的具有契约性质的信托关系,它与一般的人际关系不同,具有明确的目的性和目的的统一性、利益的相关性和价值实现的统一性、人格权利的平等性和医学知识的不对称性、医患冲突的敏感性和不可避免性等特征。这要求医务人员不应当用处理一般人际关系的方法处理医患关系。医患关系的基本模式主要有主动-被动模式、指导-合作模式、共同参与模式,不同模式之间并没有好坏、优势之分,关键要看其所适用的对象是否合适。医方与患方有着不同的权利和义务,享有各自的权利并履行义务是确保医患关系和谐的基本前提;医际关系是基于维护患者的生命健康而建立起来的一种业缘关系,具有其自身的独特性,在医疗活动中不同的业缘关系需要遵守不同的道德要求,正确处理医际关系对于提高医疗质量、改善服务态度、构建和谐的医疗环境具有重要的意义;和谐的患际关系,不仅有助于和谐医患关系的构建,还有助于促进和谐医际关系的建立,提升医疗服务质量和医院形象。

思考题

1. 为什么说医患关系是以诚信为基础的具有契约性质的信托关系?
2. 医师有哪些道德权利和道德义务?
3. 患者有哪些道德权利和道德义务?
4. 协调好患际关系有哪些现实意义?
5. 医师为什么不应按照处理一般人际关系的方法处理医患关系?
6. 你认为医患双方的权利与义务是否可能发生冲突?应如何处理冲突?试举例说明。
7. 试举例说明患际关系的处理对医患关系、医际关系的影响。

(刘俊荣　广州医科大学)

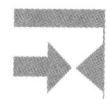

第六章 临床诊疗伦理

扫码看课件

教学目标

1. 识记:临床诊疗伦理的具体原则。
2. 理解:药物治疗、手术治疗、心理治疗、康复治疗、饮食营养治疗的伦理要求。
3. 运用:询问病史、体格检查和辅助检查的伦理要求;急救工作、儿科治疗、精神科治疗、传染病科治疗的伦理要求。

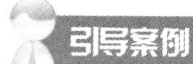

2018 年 3 月 28 日晚,××医科大学附属三院重症孕产妇救治中心收治了一位非洲孕妇小艾(化名)。小艾独自一人就医,已经怀孕 28 周的她称已有一天未感受到胎动,怀疑腹中的胎儿有问题。急诊的医生在查体中发现小艾的宫口已经开了,肉眼可见胎儿的下肢和脐带,出现胎膜早破、脐带脱垂,胎儿很可能已出现问题。小艾很快被转入产房,在 B 超检查中,医生看到胎儿已无生命迹象,颅骨开始变形。胎死腹中,需尽快娩出胎儿,但小艾却无法接受,因为文化的差异,她对一切医学检查十分抗拒。在医护人员的反复沟通下,小艾最终答应进行阴道引产。然而,小艾的血液检查报告查出 HIV 阳性,即小艾是一名艾滋病病毒携带者。但此时,小艾已出现感染发热、心率加快的情况,引产必须马上实施。为了救治患者,产科的值班医生黄医生快速又谨慎地实施阴道引产。将死胎娩出后,黄医生发现,胎盘迟迟无法娩出,小艾的阴道出血,止都止不住。一般情况下胎盘无法娩出会选择清宫,但小艾的子宫却问题重重:不仅胎盘位置不对,为前置性胎盘植入,而且整个子宫布满了大大小小的子宫肌瘤,最大的肌瘤直径足足有 15 cm。在全盘考虑后,广州重症孕产妇救治中心陈教授及其团队认为,切除子宫是目前唯一可以保命的方法。但是,艾滋病病毒感染的情况增加了手术难度,产妇免疫力低、凝血功能也比正常人差,手术的风险和医护人员职业暴露感染的风险也不容忽视。此时,小艾的情况越来越危险,血压一度下降,甚至出现休克,手术已迫在眉睫。3 月 29 日早晨,小艾被推进了手术室。考虑到产妇艾滋病病毒携带者的身份,开腹手术的感染风险异常高,医护人员戴上隔离的面罩,防止术中血液飞溅到皮肤、眼球等引起感染。经过紧张的手术,小艾的子宫被顺利切除,出血终于止住。在脱下防护服的瞬间,手术室所有医护人员才松了口气。

请思考:

1. 在临床诊疗中,医护人员应遵循哪些具体的伦理原则?

2. 面对一个感染艾滋病病毒的国外危重患者,医务人员的救治行为体现了哪些医德品质?

临床诊疗工作是医院整体工作的重要组成部分,直接关系到每个患者的身心健康,临床医务人员的职业精神更是影响临床诊疗工作满意度的关键因素,只有实现诊疗技术与医学伦理的统一,才能实现维护患者健康的最终目的。

第一节 临床诊疗伦理的具体原则

临床诊疗工作包括诊断、治疗两个方面,它们是一个连续统一的过程。诊断是指医生对患者所患疾病的认识,以及根据临床症状做出的判断;治疗则是在诊断基础上采取的减轻患者痛苦和促进患者康复的一系列措施。临床诊疗伦理的具体原则是医学伦理学基本原则在临床诊疗实践中的具体化,主要包括患者至上原则、最优化原则、知情同意原则和医疗保密原则。

一、患者至上原则

患者至上原则是指在临床诊疗过程中,医务人员应始终坚持以患者为中心,把患者的生命和健康放在首位,以患者的利益和需求为重,把患者看成是具有生理、心理、社会、文化等各种需要的整体的人,强调对患者进行系统的、全方位的服务。

一方面,要求医务人员努力学习医学知识,切实掌握专业技术,严格遵守规章制度和操作规程,防止医源性疾病和医疗事故的发生;另一方面,医务人员之间、不同专业之间和科室之间相互支持和信任,密切配合,使复杂和疑难疾病得到早诊断、早治疗。

此外,还要注重培养对患者的尊重意识。利用专业的技术知识和熟练的技术操作,尽力诊疗、恢复患者的健康是医务人员对患者的最大尊重,同情关心患者、细心照料、合理运用技术等是这种尊重的具体内容。同时要承认和尊重患者的信仰爱好、生活习惯,对患者合理的需求尽量满足。

二、最优化原则

最优化原则是指在制订诊疗方案时以最小的代价获得最大效益的决策原则。具体来说,医务人员在制订诊疗方案时,要以当时的医学科学发展水平和医疗条件为基础,结合患者的病情和家庭情况,采取的诊疗措施使患者的痛苦最小、耗费最少、效果最好、安全度最高。这就需要医务人员在诊疗过程中,以精湛的诊疗技术、良好的临床思维能力、全心全意为人民健康服务的医学人道主义精神,实现临床判断与伦理判断的统一,从而达到最佳的诊疗效果。

在医疗活动中,能够同时满足痛苦最小、耗费最少、效果最好、安全度最高等多方面要求的医疗决策是极难达到的。最优化原则是从伦理理想的视角出发,是对医务人员医疗决策过程的高标准要求。

三、知情同意原则

知情同意原则是指医务人员在选择和确定疾病的诊疗方案时,患者要知情,并经深思熟虑之后做出自主选择与决定,对于一些风险性大的检查、治疗和手术,还要以患者或患者家属(或监护人)签字为据。医务人员进行医疗信息告知时,要注意按照循序渐进、因人而异和充分理解的要求,对患者提供必要的、全面的信息,包括患者的病情、诊断结果、需要接受的检查、可供选择的治疗方案、可能的预后及医疗费用情况等。患者在知情并思考之后,有权从自身出发,做出接受或拒绝检查、治疗的选择与决定。在知情同意的前提下,医务人员再对患者实施诊疗的具体措施。如果患者或家属的选择对其生命健康有害,医务人员应履行说明和指导的责任,在一定条件下可采用特殊干预措施。

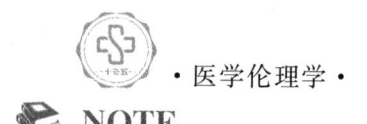

四、医疗保密原则

医疗保密原则是指医务人员在对患者疾病进行诊疗的过程中所了解到的患者隐私和医疗秘密要严格保守不能泄露的伦理原则。医疗保密原则主要包括三个方面：一是患者的医疗信息及患者不愿向外泄露的个人信息，医务人员不能随意传播，以避免给患者带来不利影响；二是对可能导致患者预后不良的医疗信息，如恶性疾病诊断结果和化验指标，要谨慎对待，采取保护性医疗措施，尽量使用安慰性语言、非刺激性语言；三是单位或同事发生的医疗差错只要不涉及患者的利益应当对患者予以保密，以避免给患者带来刺激或不信任，从而导致无法配合医疗的现象。

然而，在临床诊疗工作中，经常会出现两难抉择。例如，对于晚期癌症患者，应将其病情及预后告知其本人还是对其进行保密？如果患者心理承受能力较差，告知实情可能引发患者的悲观、绝望心理；如果不告知其本人，又背离了尊重自主原则的要求，甚至可能影响其对后事的安排，产生更大的疑虑。这需要结合患者的具体情况进行抉择，如可采用有限度地告知或逐渐告知的方式，但要如实告知患者家属或监护人。

第二节　临床诊断的伦理要求

临床诊断是指医生通过采集病史、体格检查以及各种辅助检查，来收集患者的病情资料，然后将资料进行整理、归纳和分析，从而做出概括性判断的过程。对于简单的疾病，医生通过询问病史和体格检查即可确诊，但对于较为复杂的疾病则需要医生与医技人员协作进行必要的辅助检查才能确诊。有些疑难疾病，虽然病史、体格检查和各种辅助检查信息齐全，但很难确诊，往往需要观察一段时间，甚至通过试验性治疗或手术探查之后才能确诊。这就要求医务人员要有相应的专业精神，遵从询问病史、体格检查和辅助检查等临床诊断的伦理要求。

一、询问病史的伦理要求

询问病史是临床诊断工作的首要环节，医生通过向患者、患者家属或相关人员问诊，了解疾病的主要症状、疾病发展、治疗情况及患者既往的健康状况等，获得患者病情主要资料，是临床诊断的重要依据。在询问病史的过程中，医生应遵循的伦理要求包括以下几点。

1. 举止端庄，态度亲切　在询问病史时，医生的举止、态度都会影响与患者沟通的效果。医生举止端庄、态度亲切，可以使患者产生信任感和亲近感，能够缓解患者就诊时的紧张心理，从而获得全面、可靠的病史资料。反之，如果医生衣冠不整、举止轻浮、态度冷淡或傲慢，患者容易产生不安全感或心理压抑情绪，因此不愿意畅所欲言，形成一种简单、刻板的问答式交流，难以获得全面的病史资料，从而影响疾病的诊断，甚至造成漏诊或误诊。

2. 神情专注，语言得当　在询问病史时，医生应集中注意力，冷静客观，使用通俗易懂的语言，大方得体，使患者感到温暖和产生信任感，从而有利于获得准确的病史。相反，医生询问病史时，无精打采、其他事干扰过多或漫无边际地反复提问，会使患者产生不信任感。专业性强的术语会使患者难以理解，惊叹、惋惜、埋怨的语言增加患者的心理负担，生硬、粗鲁、轻蔑的语言会引起患者的反感等，这些都会影响病史资料的收集，甚至会发生医患纠纷。

3. 耐心倾听，正确引导　患者有求医心切、期盼尽早解除病痛的心理，因此在医生询问病情时，生怕遗漏而往往滔滔不绝。此时，医生不要轻易打断患者的陈述或显得不耐烦，要耐心倾听，注意收集有用信息。如果患者的诉说离题太远或患者不善于表达自己的病情，医生可以引导患者转到疾病的陈述上来或抓住患者的关键问题询问清楚，避免机械地听记。但是，医生也要避免有意识地暗示或主观诱导患者,这样提供的资料很可能不准确,以致造成误诊或漏诊。另外,当询问与疾病有关的隐私时,要做好解释,讲明目的及意义,避免产生不必要的误会。

二、体格检查的伦理要求

体格检查是医生运用自己的感官和简便的诊断工具对患者的身体状况进行检查的方法。中医体格检查包括望诊、闻诊、问诊、切诊,而西医体格检查包括视诊、触诊、叩诊、听诊。在体格检查过程中,医生应遵循的伦理要求包括以下几点。

1. 全面系统,认真细致 医生在体格检查过程中,要按照一定的顺序进行系统检查,注意不要遗漏部位和内容,不要放过任何疑点,尤其是重点内容;对于模棱两可的体征,要反复检查或请上级医生复查,做到一丝不苟;对于急危重症患者,特别是昏迷患者,为了不延误抢救时机,虽然可以扼要地重点检查,但也尽职尽责,待病情好转再进行补充性检查。在体格检查中,要避免主观片面、粗枝大叶、草率从事,避免漏诊或误诊。

2. 关心体贴,动作轻柔 患者由于身患疾病,可能产生心理负担和压力,需要医生关心体贴。因此,医生在体格检查过程中,要根据患者病情选择舒适体位,注意寒冷季节保暖,对痛苦较大的患者要边检查边安慰。同时,检查动作要敏捷,手法要轻柔,敏感部位要用语言转移患者注意力,不要长时间检查一个部位和让患者频繁改换体位,更不能我行我素、动作粗暴,增加患者不必要的痛苦。

3. 尊重患者,保守隐私 医生在体格检查过程中,思想要集中,并根据体格检查要求,让患者依次暴露和检查部位;在检查异性、畸形患者时态度要庄重;男医生给女患者进行妇科检查时要有女性医务人员在场。如遇不合作或拒绝检查的患者时不要勉强,认真解释获得同意后再检查。维护患者的人格和尊严,不歧视任何患者,尤其注意对性病患者、艾滋病患者、老年患者、临终患者和精神病患者等特殊患者的尊重,保守医疗秘密。理解并尊重患者的各项权利,并切实保障这些权利的实施,这是每个医务人员的责任。

三、辅助检查的伦理要求

辅助检查包括实验室检查和特殊检查,是指需要借助化学试剂、仪器设备及生物技术等对疾病进行检查和辅助诊断的方法。一般由医生开检查单,然后由医技人员完成,医生再根据检查结果,综合判断,最后做出诊断,选择治疗方案。在辅助检查过程中,医生和医技人员都要遵循以下伦理要求。

(一)医生应该遵循的伦理要求

1. 认真选择检查项目,目的纯正 辅助检查要根据患者的诊疗需要、患者耐受性、患者支付费用的能力等综合考虑确定检查项目。要符合诊疗需要,且患者能耐受和接受,即使是做多项检查、反复检查,也是无可指责的。简单地说,就是简单检查能解决问题的,就不要做复杂检查;少数几项检查就能说明问题的,就不要做更多的检查;尽量选择无创性或创伤低的检查。不能因怕麻烦、图省事,需要做的检查项目不做,这是一种失职行为;不能出于经济效益的驱动而进行"大撒网"式或不必要的过度检查;不能为了满足医生的某种需要,在未征得患者同意的情况下进行与疾病无关的检查,这些都是违反伦理要求的。

2. 知情同意,尽职尽责 医生确定了辅助检查的项目以后,要向患者或患者家属进行告知,讲清检查的目的、意义、费用和风险,让其理解并表示同意再行检查,尤其是一些比较复杂、费用较高或创伤较大的检查。有些患者对某些检查,如腰穿、骨穿、内镜检查等,心存恐惧,或惧怕痛苦而拒绝检查。但这些检查往往是诊断必需的,医生应尽职尽责地向患者解释和规劝,

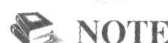

以便尽早确定诊断和进行治疗,不能听其自然,认为自己尽到告知义务了,当然也不能强制检查而剥夺患者的自主权。

3. 全面分析,切忌片面 现代生物医学技术日益进步,辅助检查的手段能够使医务人员更加深入、细致、准确地认识疾病,从而为疾病的诊断提供重要依据,特别是一些疾病的早期,在没有明显症状和体征时,辅助检查有助于及早做出诊断。但是,任何辅助检查都受到客观条件的严格限制,而且反映的结果也不全面。因此,为了避免辅助检查结果的局限性,要与病史、体格检查的资料一起综合分析才能做出正确的诊断。脱离体格检查,片面夸大辅助检查在诊断中的作用,可能导致误诊、漏诊。

(二)医技人员应遵循的伦理要求

1. 科学严谨,防止差错 医技人员在进行辅助检查时,要严肃认真、细致准确、实事求是、一丝不苟,避免差错事故的发生。例如,采集标本或进行放射性检测要按照检查单的要求和操作规程进行;接受标本时应认真查对,避免错号、漏号和丢失等;操作仪器、设备和使用标本、试剂时不能凑合;检查出的结果或影像不理想,必须重复检验或检测;填报结果时,不能错填、遗漏和随意涂改等。要知道,医技人员在任何一个环节的不严谨都会影响检查结果的可靠性,从而带来轻重不等的不良后果。轻者重复检查、增大工作量和患者的痛苦,重者可能会危及患者的健康和生命。如果发现差错事故,必须立即纠正,绝不能杜撰数据或推诿责任。

2. 操作熟练,尊重患者 辅助检查直接为临床诊断和治疗提供信息,操作应当熟练,报告必须及时、准确。否则,会延误诊疗时机,造成严重不良后果。所以,医技人员要有熟练的操作技能,尊重患者,有序快捷地进行检查,尽快做出报告。对于急诊患者、术中患者以及临床医生加急需要得到结果的门诊、住院患者,更要格外注意,争分夺秒。同时,在进行辅助检查时,医技人员要尊重患者,不能把患者的隐私当成谈笑资本。要保护患者的隐私,不能取笑或者泄露。检查要按规定的程序进行,不要超越检查的范围,检查女性患者敏感部位时需要其他同性人员在场。

3. 精心管理,安全可靠 医技科室主要运用仪器、设备等进行辅助检查,因此仪器、设备的管理是很重要的。要定期维修,做好保养,以保证辅助检查的准确性和患者的安全。同时,有些辅助检查如影像、同位素检查的射线,对人有损害作用,因此医技人员需要做好自身、患者及家属的防护。辅助检查完成后,对排放的有毒、有害和放射性物质也要认真处理,避免引起对环境的污染。以上都是医技人员对自身、患者、社会应尽的责任。

4. 积极进取,加强协作 辅助检查分别在不同的医技科室进行,各医技科室都有自己的专业特长,医技人员应利用自己的特长独立地、主动地开展工作。同时,要经常与临床医生沟通,临床医生与医技人员的目标是一致的,双方既要承认对方工作的独立性和重要性,又要相互协作共同完成对患者的诊断任务。如果出现辅助检查与临床检查不一致的地方,双方应主动协商。如果发生了矛盾,也应主动沟通,更好地为患者服务。这在辅助检查中是很重要的,它是临床医生与医技人员需要共同遵守的伦理要求。

知识链接 5

第三节 一般治疗的伦理要求

一般来说,疾病的临床治疗包括药物治疗、手术治疗、心理治疗、康复治疗、饮食营养治疗等。在准确诊断的基础上,选择适合的治疗措施,是促进患者康复、减轻患者痛苦的关键环节。医务人员应严格遵守治疗中的各项要求,不断地提高自己专业技术水平,同时满足职业道德和伦理要求,以便使各项治疗措施取得最佳效果。

一、药物治疗的伦理要求

药物治疗是临床治疗的重要方法,也是内科治疗的主要方式,它不仅能控制疾病的发生和发展,还能提高人体抵御疾病的能力。但是,任何药物都有双重效应,即治疗作用与轻重不等的毒副作用。因此,医务人员在药物治疗中要尽量发挥药物的有利作用,防止用药不当给患者造成危害。

药物治疗一般由医生、药学技术人员等共同完成,下面对他们需要遵循的伦理要求,分别进行阐述。

(一)医生应遵循的伦理要求

1.对症用药,剂量安全 对症用药是指医生进行药物治疗时要根据患者的临床症状和诊断选择适应的药物。为此,医生要首先明确疾病的诊断和药物的性能、适应证和禁忌证,然后选择治本或标本兼治的药物。如果疾病诊断未明且病情较为严重时,可以采用尝试性用药治疗,以减轻病痛,避免并发症。但是,医生要警惕药物对症状掩盖的假象,防止给诊断带来困难、延误病情及发生意外。

剂量安全是指医生在对症用药的前提下,因人而异地使用药物剂量。根据患者的年龄、体重、体质、重要脏器的功能状况、用药史等多种因素综合考虑,灵活用药,有针对性地、努力地使给药量既能达到最佳治疗量,又能减少耐药和药物不良反应,防止因用药不足或过量给患者带来的危害。

2.合理配伍,细致观察 在临床治疗中,经常需要联合用药,合理配伍可以提高药物治疗疾病的能力,也可以克服或对抗一些药物的副作用,从而使药物发挥出更大的疗效。但是,首先要掌握药物的配伍禁忌,其次要限制药位数。否则,滥用联合用药,由于药物的拮抗作用不但有可能给患者带来危害,而且由于耐药的发生也会给日后的治疗设置障碍。有些医生盲目地采用"多头堵""大包围"或为追求高的经济效益乱开"大处方"的现象是不符合伦理要求的。

在用药过程中,不管是联合用药或单独用药,都应细致观察,了解药物的疗效和毒副作用,并随着病情的变化调整药物的种类和剂量,以取得较好的治疗效果和预防药源性疾病发生。忽视细致观察,或在观察中发现了问题而采取熟视无睹、听之任之的态度,都是不符合伦理要求的。

3.节约费用,公正分配 在用药物治疗时,医生应在确保疗效的前提下尽量节约患者的费用。常用药、国内生产的低价药物能达到疗效时,就尽量不要选择贵重药、进口药,要抵制药物推销的诱惑;少量药能解决治疗问题,就不要开"大处方",也不要开"人情方""搭车方"等。

进口药、贵重药数量少、价格高,使用这些药物时要根据病情的轻重缓急进行全面考虑,做到公正分配、秉公处理。不能因亲友、熟人、上级而随便滥开这些药物,更不能以药谋私。否则,是不符合伦理要求的。

(二)药学技术人员应遵循的伦理要求

1.审方认真,调配迅速,坚持查对 药学技术人员接到医生给患者开的处方,应该认真审查,如果发现处方上有短缺药品或有误,要耐心地向患者解释说明,并让患者找医生更改。药学技术人员既不要擅自更改处方内容,也不要当患者的面责怪医生。药学技术人员还要思想集中,对正确的处方迅速调配,免得让患者等候时间过长。配好的药物,药学技术人员必须经过查对才可发给患者,免得发生差错事故。

2.操作正规,称量准确,质量达标 有些医院的药剂科自配一些药剂,自配药剂必须符合《中华人民共和国药典》、部(局)颁标准、地方标准的规定要求,并且药学技术人员在制作过程中要做到操作正确、称量准确、质量达到标准,以保证药物治疗的有效性、安全性。因此,药学

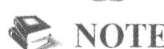

技术人员在制作药剂过程中不能将就凑合,更不能掺杂使假。否则,是不符合伦理要求的,甚至还要追究法律责任。

3. 忠于职守,严格管理,廉洁奉公 药剂科的工作与患者的康复、生命息息相关,因此药学技术人员要忠于职守、严格管理、廉洁奉公。为此,要坚决抵制假劣药进库;对进库的药品要经常清查,防止霉烂、变质和虫蛀鼠咬;对即将过期的药品要及时提醒临床医生使用或进行适当处理,防止过期失效而造成浪费;对发放毒、麻药和限制药品要严格执行《麻醉药品和精神药品管理条例》和《医疗用毒药、限制性剧药管理规定》,并监督临床医生使用,以免危害患者和流入社会。另外,药学技术人员不能滥用手中掌握贵重药、短缺药物的权利,做到廉洁;对待自己或别人出现的差错事故,要抛掉私人杂念,立即追查,采取补救措施,以避免发生严重后果。

知识链接 6

二、手术治疗的伦理要求

手术是外科、妇产科、耳鼻喉科、眼科等科室的主要治疗手段,由医生、麻醉师和护士等人员共同完成。与其他疗法相比,手术治疗具有不可避免的损伤性、较大的风险性和必要的协作性等特点,因此在手术治疗过程中医务人员应遵循下述的伦理要求。

(一)手术前的伦理要求

1. 严格掌握指征,手术动机纯正 在手术之前,医务人员必须判断手术对患者的疾病治疗在当时的条件下是否是最理想的。凡是其他疗法优于手术治疗或可做可不做的手术,凡手术可能加速病情恶化或加速患者死亡的,凡尽管需要手术而不具备手术条件的等,都不应当实施手术治疗。否则,不严格地掌握手术适应证,或抱着"切开看"的态度,甚至想通过手术来达到锻炼技术的动机,都是违背患者根本利益和伦理要求的。

2. 患者或患者家属知情同意 手术前,医务人员必须客观地向患者或患者家属(或监护人)介绍手术的必要性、手术方式、可能发生的不良情况或意外、术前注意事项等,并让其充分理解和自主地做出是否手术的决定。在知情同意的前提下,再履行书面协议的签字手续。医务人员不能在患者或患者家属尚未知情同意的情况下擅自做主做手术,也不能抱着个人的目的哄骗或迫使患者接受手术。但是,在患者不能表达、病情危急而找不到患者家属或家属不能及时赶到抢救现场的情况下,医务人员出于高度的责任感,在没有患者或患者家属知情同意的情况下而又征得院领导的批准后的手术是合乎伦理要求的。

知情同意是医务人员对患者或患者家属自主权利的尊重,也表明患者及家属对医务人员的信任和对手术风险的认同和承担。医务人员应充分认识这种信任和自身的责任,并以此激励自己努力履行医学道德义务,而不要把它当成推卸责任的借口。

3. 认真做好术前准备,为手术的顺利进行创造条件 手术确定后,还应认真组织术前讨论,制订一个安全可靠的手术方案,对术中可能发生的各种情况或意外要充分估计,并做好相应的应急措施准备,包括配血、药品、器械及设备等。同时,医务人员还要辅助和协助患者做好心理上、躯体上的准备,因为患者容易产生激动情绪,既盼手术日期尽早到来,又惧怕手术时的疼痛、不安全以及出现后遗症,对此医务人员应予以解释和安慰,必要时辅以镇静剂,使患者达到良好的心理状态去迎接手术。对于术中的注意事项还应向患者详细交代,并给予如何配合手术的辅导,以免手术时患者不知所措而影响手术进行。手术前躯体护理准备也很重要,如手术视野的皮肤准备、肠道准备等均不能忽视与马虎,否则会影响手术的顺利进行和手术质量。

(二)手术中的伦理要求

1. 关心患者,体贴入微 患者进入手术室,通常比较紧张和恐惧,并对医务人员有"生死相托"的情感。因此,医务人员要关心、体贴和安抚患者,如帮助患者上手术台,束缚四肢时要解释清楚,消毒时不随意扩大裸露面,随时擦去患者额头上的汗,尽量满足患者的合理要求等,使患者情绪稳定,以利于手术的顺利进行。尽管手术室的不良言行外人很难知晓,但医务人员自身会受到良心的谴责,感到内疚和不安。如患者进手术室时服务态度冷漠,不予理睬,对患者提出的问题,回答时答非所问或者态度生硬。这种言行不但给手术过程带来麻烦,而且直接违背了最基本的医德医风。因此,医务人员要善于自我检讨,加强慎独修养,不断地完善自己,切实做到想患者所想、急患者所急。

2. 态度严肃,作风严谨 在手术中,参与手术的医务人员要始终保持态度严肃、全神贯注,要避免谈论与手术无关的问题,即使手术发生了意外也要保持镇定,避免惊慌失措。同时,参与手术的医务人员要做到作风严谨,即严格地遵守无菌操作;手术有条不紊,操作稳、准、轻、快;要尽量减少手术的损伤,不随意扩大手术范围;如有违章,应无条件接受监督并及时改正;手术缝合切口前,要认真清点器械、纱布等,保证完整无缺。

3. 精诚团结,密切协作 手术是手术医生、麻醉师、器械护士、巡回护士等人员的综合技术活动,手术成功是集体协作的结晶。因此,参与手术的每一个医务人员都要以患者的利益为重,一切服从手术的全局需要,相互间要精诚团结、密切协作。在手术中因争当主刀闹不团结、搞技术保密或技术垄断、将风险推给别人、出了差错事故推卸责任等做法,都是不符合伦理要求的。另外,在手术中还要与患者家属密切联系和协作,特别是发现病情严重需要扩大手术范围时,或发现术前未检查出的病变而需要手术切除时,都要与患者家属及时联系与沟通,并取得同意和配合。否则,医务人员自作主张,术后容易发生医患纠纷,对此医务人员要承担责任。

(三)手术后的伦理要求

1. 严密观察,勤于巡视 手术结束不意味着手术治疗的终结,术后观察、护理是手术治疗过程中的有机组成部分。因此,患者从手术室回到病房,要密切观察其生命体征、伤口有无渗血、各种导管是否畅通等,同时做好患者的口腔、伤口、皮肤、生活护理等,使其顺利地度过术后阶段。因忽视观察和护理而造成的感染不能及时控制、术后出血、伤口裂开,甚至呼吸道梗阻未能及时发现而造成严重后果,都是医学道德责任感不强的失职行为。

2. 减轻痛苦,加速康复 手术后,由于伤口疼痛和活动受限,患者比较痛苦,有的患者还会因手术失去某些生理功能,在心理上产生焦虑、忧郁等。因此,医务人员应及时采取镇痛措施,帮助患者翻身和根据病情及早活动并做好心理护理,以便促进患者尽早康复。那种对患者痛苦熟视无睹或将护理工作完全推给家属去做的行为,是不负责任的失职行为。

三、其他治疗的伦理要求

对于疾病除了药物、手术治疗外,还有心理、饮食营养和康复治疗等,下面分别阐述这些治疗的伦理要求。

(一)心理治疗的伦理要求

心理治疗又称精神治疗,是用心理学的理论和技术治疗患者的情绪障碍、矫正患者行为的方法。心理治疗不但是心理疾病的主要疗法,而且是躯体疾病综合治疗中的一种辅助治疗。它适应了新的医学模式要求,有助于患者的整体康复。在心理治疗过程中,对治疗师的伦理要求如下。

1. 掌握和运用心理治疗的知识、技巧去开导患者 心理治疗有自身独特的知识体系和治疗技巧。治疗师只有掌握了心理治疗的知识,才能在与患者的交谈中了解心理疾病的发生、发展机制,从而做出正确的诊断;只有掌握了心理治疗的技巧,才能在诊断的基础上,有针对性地进行相应治疗,并取得较好的效果。如果不具备心理治疗的知识和技巧,只靠一些常识,像给普通人做思想工作一样施以安慰和鼓励,是把心理治疗简单化了,达不到有的放矢的效果,甚至会发生错误的导向,这是不符合伦理要求的。

2. 有同情、帮助患者的诚意 需要心理治疗的患者,在心理上都有种种难以摆脱的困扰与不适。因此,治疗师要有深厚的同情心,理解患者的痛苦,耐心听取患者倾诉苦恼的来龙去脉,在此基础上帮助患者找出症结所在,并通过耐心的解释、支持和鼓励,甚至做出保证,使患者改变原来的态度和看法,逐渐接受现实和摆脱困境,培养新的适应能力,从而达到帮助患者治疗的目的。但是,医生要避免把自己的情感、判断和利害掺杂进去,以免误导。

3. 以健康、稳定的心理状态去影响和帮助患者 在心理治疗中,治疗师自身的基本观点、态度必须健康、正确;有愉快、稳定的情绪,这样才能影响、帮助患者,以达到改善患者情绪的目的。如果治疗师的观点、态度不当或错误,不仅不能帮助患者,反而有可能促使患者的病情恶化;如果治疗师因为个人、家庭的巨大变化而造成不平衡的心理状态,不仅没有更多的精力和耐心去体会患者的心理,而且由此产生的不良情绪也会影响患者,同样也可以使患者的病情恶化。因此,从事心理治疗的治疗师要以健康、稳定的心理状态去影响和帮助患者,否则不宜或暂时不宜从事心理治疗工作。

4. 保守患者的秘密、隐私 治疗师对于患者向其倾诉的内容,特别是秘密或隐私,不能随便张扬,甚至有时对患者的父母、配偶也要保密,以取得患者的信任。否则会失去患者的信任,使心理治疗难以进行下去,甚至发生医患纠纷。不过,如果治疗师发现患者有自伤或伤害他人的念头时,在患者事先知道的情况下,可以转告家人或他人,而患者通常也能理解治疗师的行为在于保护自己或他人的生命,因而是符合伦理的。

(二)饮食营养治疗的伦理要求

饮食营养治疗是根据诊疗疾病的需要,合理调配食物中所含的营养素以及采用科学的烹调技术,使其在诊疗中起到辅助作用的一种疗法。这种疗法已有几千年的历史,并成为现代医学综合治疗的重要组成部分,它对患者起着支持、诊断、治疗和预防的重要作用。在饮食营养治疗过程中,对营养师和相关人员的伦理要求如下。

1. 保证饮食营养的科学性和安全性 运用饮食营养治疗某些特殊性疾病,对患者的饮食质量和营养素都有一定的标准,如某些患眼科疾病及皮肤病的患者需要提供含有丰富维生素A的饮食;消耗疾病、烧伤和外伤患者应提供高热量的饮食;心脏、肾脏和肝脏疾病引起的水肿患者需要供给低盐饮食;胰胆疾病引起的脂肪吸收不良患者要提供低脂肪饮食;糖尿病患者应给予低碳水化合物饮食等。因此,营养师应根据要求和规定设计饮食,计算膳食的营养价值,配制食谱,开出科学的营养处方。同时,对于凡是采用饮食营养治疗的患者,有关人员须用特备的餐具,标签上注明病房、床号及姓名,避免出现差错。炊事员要根据处方加工烹调各类主副膳食,除了保证营养素在烹调过程中尽量少受损失外,还要严格执行卫生制度,如操作间生熟分开、不用变质腐烂的食物、餐具严格消毒等,以防止交叉感染和食物中毒,确保饮食营养治疗的安全性。

2. 创造良好的进餐环境和条件 干净、舒适、优美的进餐环境,给患者带来美好的心理感受,可以增进食欲,提高饮食营养治疗的效果。因此,营养师和相关人员要努力消除引起患者不愉快、不利于进餐的因素而创造良好的进餐环境,如相关人员及时清除室内的污物、垃圾,清洁便器及清除异常气味;餐具要清洁、干净、完整无损;经鼻饲、造瘘进食的患者用屏风遮挡;进食时播放一些轻音乐等。同时,还要为患者进餐创造一些良好的条件,如进餐前,要尽力排除患者的烦恼,帮助不能自理的患者洗手、漱口,安排适合的体位等;进餐时有关人员要停止一切处置,开始用餐时尽量给患者饮用一些果汁,对不能自理的患者应主动、热情、耐心地喂食,对食欲不佳的患者要耐心劝导,使其配合饮食营养治疗等;进餐后,有关人员要让患者漱口,对不能自理的患者帮助洗刷餐具,及时将室内的残羹剩饭清除干净,这样才能使饮食营养治疗顺利进行,并保证治疗效果。

NOTE

3. 尽量满足患者的饮食习惯和营养需求 我国地域辽阔、民族众多,不同地区和民族的饮食习惯不同。因此,在不影响患者治疗的情况下,营养师应尽量满足患者的饮食要求,特别是尊重少数民族的饮食习惯。同时,由于患者的年龄、性别、病情的不同,营养的需求也不同,营养师还需要尽量予以满足。如儿科患者正处在生长发育阶段,需要丰富的营养素,除糖、蛋白质和脂肪外,还需要补充钙、磷、铁无机盐以及微量元素;咀嚼能力差、消化功能不健全的患者,还要求饮食美味可口、新颖多样、易于消化;其他像孕妇、老年患者、手术前后的患者等也有特殊的营养要求,营养师都应尽力满足,以帮助患者更快康复。

（三）康复治疗的伦理要求

康复治疗是康复医学的重要内容,其服务对象主要是各种残疾人等,它通过物理疗法、言语矫治、心理治疗等功能恢复训练方法和康复工程代偿或重建的技术,使残疾人等的功能复原到最大限度,提高其生活质量,并使残疾人等实现自己的社会价值。在康复治疗的过程中,对治疗师的伦理要求如下。

1. 理解与尊重 不论是先天或后天疾病或外伤等所致的各种残疾,都会给残疾者带来终生甚至难以挽回的损失。他们不仅有躯体上的创伤,而且有轻重不等的自卑、孤独、悲观失望等心理痛苦。因此,在康复治疗中,治疗师和技术人员要理解、同情和尊重他们,绝不能讥笑和伤害他们的自尊,选择效果最佳而患者乐于接受的康复方法,以建立和谐的医患关系,并促进他们尽快康复。

2. 关怀与帮助 残疾人行动不便,有的生活难以自理。因此,在康复治疗中,治疗师和技术人员要耐心地在生活和训练的细微之处关怀与帮助他们,训练前向患者讲清其目的、方法及注意事项,以利于配合和保证安全;训练中要随时鼓励他们一点一滴的进步,使他们逐渐由被动状态达到主动参与治疗,以增强他们重返社会的信心和毅力。

3. 联系与协作 残疾人的康复治疗,需要多学科的知识和多学科的医务人员、工程技术人员、社会工作者、特种教育工作者等人员的共同参与和努力。因此,在康复治疗中,康复科治疗师和技术人员除了必须扩大自身的知识面外,还要与各种人员密切联系、加强协作,避免发生脱节,出现矛盾要及时解决,共同为达到残疾人的康复目标而尽心尽力。

第四节 特殊治疗的伦理要求

一、急救治疗的伦理要求

临床急救是临床医疗的一项重点工作,也是医院管理水平、医德医风状况和医疗质量高低的重要标志。对急危重患者能否进行及时、准确、有效的抢救,这不仅关系到患者的生命安危,还关系到千家万户的幸福和社会安定。因此,它一贯受到医院的重视,并成为患者最需要解决、群众最为关心、舆论最为敏感的医疗和社会问题,同时医务人员也面临着十分重大的道德和法律责任。医务人员要提高对急危重患者的急救水平,一方面要提高医疗技术并改善急救设备;另一方面还要遵循急救工作中的伦理要求,提高自己的医德水平。

1. 争分夺秒,急患者所急 急危重患者病情紧急、变化迅速,抢救工作是否及时往往是成功与否的关键。例如:脑出血、脑外伤所致的颅内压升高可引起脑疝,心搏骤停可造成脑细胞缺氧,机体所能耐受的时间等都是以分秒计算;大出血患者很快会出现休克;气管异物的患者在数分钟内即会窒息死亡等。因此,医务人员必须急患者所急,争分夺秒投入抢救工作,赢得了时间往往就能挽救患者的生命;拖延了时间则会导致患者失去最佳抢救时机,轻者影响患者的康复,重者导致患者残疾或危及患者的生命。因此,医务人员不但要争分夺秒地抢救患者,而且还要果断、准确运用各种抢救措施,力争使患者转危为安。

2. 勇担风险,团结协作 需要急救的患者往往病情复杂、疑难,抢救工作常有风险,需要多科室或多专业的医务人员协作。医务人员面对抢救工作的风险,一方面要尽量选择安全有效、损伤最轻和风险最小的抢救方案,不随意冒险;另一方面又不能回避风险,要积极、大胆地投入抢救工作且敢于承担风险,并取得患者及其家属的合作。那种优柔寡断、仅考虑自己得失的态度和作风是不可取的,然而,为出风头、争名利的冒险蛮干也是缺乏医德的表现。同时,要使急救患者脱离险境,医务人员不但要有勇担风险的态度,而且需要具备熟练的抢救知识和技术、不怕疲劳和连续奋战的作风及团结协作的精神。团结协作要求科室内的医护人员、各个科室,甚至各家医院,面对需要共同抢救的患者,要顾全大局、相互支持、密切协作、互相配合、同心同德,在各自的岗位上尽职尽责。任何寻找借口拒绝支援或在抢救中互相推诿、互不服气、不听指挥等都是不符合伦理要求的。

3. 共情理解,耐心体贴 急危重患者往往生活不能自理,有的处于昏迷或垂死的状态,而且可能十几天、几十天,甚至成年累月地处在抢救中,给医务人员带来很大的工作量,造成医务人员极度疲劳。有些患者神志清楚,但往往有紧张、恐惧心理;抢救时间长的患者往往性情孤僻或烦躁不安,甚至有悲观绝望或轻生念头。因此,医务人员应理解和同情患者,体谅其痛苦,不顾疲劳地以始终如一的耐心、满腔热情为患者提供周到的医护服务和生活料理。同时,在医护服务和抢救中,医务人员还要给予患者安慰和鼓励等,使其从中得到希望和生存下去的信心。如果医务人员面对连续较长时间抢救的患者,有厌烦情绪,甚至对患者态度冷漠而故意拖延抢救,这是违背伦理要求的。

4. 全面考虑,维护公益 在急危重患者中,对于已经死亡或经全力抢救而进入生命不可逆转状态的患者,医务人员应转变传统的生命神圣论的观念,考虑到患者的生命质量和价值,从生命神圣、质量和价值相统一的生命观出发,向患者家属解释、说明无效救治的情况,并建议其放弃治疗。当患者家属要求不惜代价地治疗和抢救时,医务人员基于对患者及其家属权利的尊重,可以实施舒缓治疗或姑息治疗,给予人道的支持治疗和护理。

二、儿科治疗的伦理要求

儿科的服务对象为未成年儿童,患儿都缺乏独立生活的能力,需要家长的照料。病史和症状大多无法由患儿明白表达,给医务人员工作的开展带来很大困难。同时,儿科疾病一般都有发病急、病情变化快的特点,如能及时给予恰当处理,患儿往往可以立即转危为安,若拖延治疗或误诊误治,不仅会增加患儿的痛苦,甚至还可能危及生命。而且,患儿在家有父母的照顾,加之患儿身体仍在发育成长,对有些诊疗操作的耐受程度不如成人。这样,患儿住院后,面对生疏的医院环境、陌生的医务人员和疾病所引起的痛苦,会产生紧张、孤独和恐惧的心理,出现大哭、大闹、拒绝治疗、自行逃跑等现象。因此,患儿家长对医疗服务要求往往更高,维权意识更强,总是希望得到更完善、更高水平的医疗服务。这就给儿科医护人员提出了更高的伦理要求。

1. 要更加耐心、细致、勤奋地工作 婴幼儿不会自诉病情,年长患儿虽能自诉,但理解力有限、表达能力差。因此,儿科医护人员应在询问患儿病情时循循善诱,同时还要耐心听取家长陈述;在体格检查时,要善于转移患儿的注意力,不拘泥于常规的体位或常规检查顺序,要细致且动作轻快、准确;对于住院患儿,要经常巡视病房,勤观察,细检查,注意患儿的精神状态及体征变化,一旦发现情况,要及时分析,做出判断,并迅速、准确、有效地予以处理。同时,由于患儿就医时往往哭闹不止,拒绝打针吃药,家长也可能会言辞过激、情绪急躁,甚至带有攻击性行为等,医护人员应举止大方、不卑不亢,对患儿及其家长耐心、详细地做好解释工作。

2. 要做到语言得当, 关心呵护, 治病育人　患儿容易接受外界影响, 而且对这种影响缺乏评价能力, 故容易模仿。因此, 儿科医务人员要注意自己的一言一行对患儿的影响。对哭闹不合作的患儿, 如果横加训斥或借操作发泄自己的怨恨或进行惩罚, 可能暂时达到了医务人员的诊治目的, 但可能会使患儿对医务人员产生不信任感, 心理上也会产生恐惧、怨恨或不满, 不利于对患儿的治疗, 而且有可能使患儿无意中养成不诚实的行为习惯。因此, 作为儿科医务人员, 不仅要从善良的愿望出发, 在检查治疗过程中, 还要充分考虑患儿的心理特点, 应深知自己的言行时刻都会影响患儿。因此, 医务人员要态度和蔼、说话温和、表情亲切, 要像父母一样接近他们, 了解他们的生活习惯和爱好, 做好心理护理。如对不懂事的婴幼儿, 可安排一些时间抱一抱, 逐渐和他们建立感情, 以改善和患儿的关系, 消除他们的生疏感。对已经懂事的患儿, 除了治疗以外, 还要丰富他们的生活内容, 如让他们听故事、做游戏, 收看适合他们心理的电视节目, 以及做美工、看书等活动, 以满足患儿的心理需要。对有缺陷或病态行为的患儿要给予同样的关心、爱护和同情。在诊治过程中, 有些孩子即使不合作, 也不要过多地责备, 要耐心说服, 要恳切地、不厌其烦地多加安慰, 在家长配合下让其树立信心。因此, 儿科医务人员不但要治愈患儿身体的疾病, 而且还要培养患儿良好的道德品质, 做到治病育人。

3. 要保护好患儿隐私, 履行好知情同意　由于家长和医务人员的惯性思维, 认为患儿还是孩子, 谈不上羞耻感、不懂得害羞, 常常在众人面前询问病史, 进行查体、导尿、备皮等医疗活动, 忽视了患儿的隐私权。而且, 常常是没有提前告知患儿就开始进行临床诊疗工作, 对一些哭闹不肯合作的患儿, 更是多采取强迫执行的方式, 没有顾及患儿的感受和心理承受能力, 容易导致患儿对医务人员的不信任、仇视等, 为临床工作的顺利完成造成了很多阻碍。医务人员要从自身做起, 树立自觉维护患儿隐私的意识, 在操作中注意避免暴露与操作无关的部位, 必要时在病床周围拉上围帘, 使其成为独立的单元, 并且让患儿家长陪同, 使患儿产生安全感。同时, 临床工作中医务人员往往重视与患儿家长的交流沟通, 忽视了患儿的权利。实际上, 患儿也具有自主选择权, 患儿家长有决定权, 当患儿表示反对时, 医务人员应耐心沟通。沟通无效、不得不强制执行时, 医务人员也应向患儿解释这样做的必要性, 并表示歉意, 避免强制性执行操作使患儿在心理上留下阴影。在紧急情况下, 及时告知患儿家长拒绝操作可能对生命和健康产生的危害。所有操作, 都应该在征得患儿及其家长的同意后方可进行。

三、妇产科治疗的伦理要求

妇产科治疗的服务对象包括妇科患者和产妇等妇女, 妇女在生理上有月经, 承担着怀孕、生产和养育后代的繁重任务, 躯体状况变化大, 患病后耐受性差。另外, 由于某些妇女有多疑多虑、多愁善感的心理特征, 很多妇产科患者, 如未婚先孕、不孕症、性功能障碍、性传播疾病等患者都不愿让他人知道病情, 而且妇女疾病常涉及生殖系统, 由于受到传统道德观念的影响, 妇女患病后常产生害羞心理、压抑心理和恐惧心理等。此外, 产科分娩季节性强, 情况变化多而快, 如处理不及时常可造成严重后果。这就要求妇产科医务人员既要完成患者的临床治疗任务, 又要考虑女性生殖系统的健康恢复, 对各种治疗既要考虑效果, 又要重视不良反应, 还要考虑到对胎儿或婴儿的影响, 预料到可能发生的各种严重意外, 积极做好应对策略。

1. 注重患者的心理需求, 关心和体贴患者　受传统道德观念的影响, 妇产科患者多不愿在众人场合诉说自己的病情, 尤其是未婚怀孕和强奸受害的患者, 因怕被别人评论讥笑、影响名誉, 常有隐瞒的心理。而且, 和其他科患者相比, 妇产科患者更担心自身的疾病对家庭和社会带来的不良影响, 如担心性生活障碍引起丈夫的不满, 担心怀孕后胎儿畸形、胎位异常、早产、难产、分娩时发生意外, 担心因生育问题引起婆媳不和等。性征发育异常、未婚怀孕的青少年女性, 以及因病引起性生活异常及不孕症等的已婚妇女, 常在就诊时感到难以启齿, 尤其在男医生面前表现得更为明显。这种害羞心理导致有些患者不愿坦陈病情, 甚至拒绝妇科检查, 给诊治工作带来困难。有的医务人员对未婚怀孕者的态度冷漠、歧视或讽刺挖苦,以粗暴的操作进行诊治,使她们身心受到创伤,甚至酿成悲剧。因此,妇产科医务人员要充分体谅患者的心理,理解和同情其处境,尊重其人格,讲清尽早诊治的必要性,使她们感到亲切、体贴、值得信赖,乐意配合医务人员做好必要的检查。医务人员在检查时态度要严肃,切忌粗鲁、轻浮,不得与患者或其他人员玩笑嬉闹,更不能有淫思邪念。特别是对待产妇,切不可动辄训斥或不理睬她们的要求,也不能因缺乏耐心而轻率地予以剖宫产或者采取一些违反分娩自然规律的干预措施,导致难以预料的后果。应根据患者本人的意愿,不随便将病况泄露给她们的恋人、丈夫和家属,以保护她们的名誉。否则,可能会因医务人员的不慎,造成她们家庭的不和。一些道德责任感不强的表现,应当予以杜绝。

2. 要有不怕苦、脏、累的献身精神 妇产科工作,特别是产科中,因产妇分娩季节性强,昼夜之间分娩也很不平衡,造成医护工作上的忙闲不均。产科病床周转快、夜班多,导致医务人员经常不能按时就餐和休息。另外,产妇分娩时的羊水、出血、大便以及新生儿窒息时口对口的呼吸抢救、产后恶露的观察等,都是医务人员需要经常面对的。因此,要求医务人员必须具有不怕脏、不怕累、不怕辛苦、不计工时、全心全意为患者服务的献身精神。

3. 要有冷静、果断、敏捷的工作作风 妇女妊娠后,全身器官都会因负担加重而发生变化。妊娠或分娩时,若伴有任何器官的功能不全或患有慢性病,随时都有可能发生异常或意外,如妊娠合并心脏病者发生心力衰竭,过期妊娠者胎儿胎心突然不好等。即使孕妇是健康的,也可因妊娠或分娩的变化发生意外,如羊水栓塞、子宫破裂、弥散性血管内凝血(DIC)等。产科患者病情变化急剧的特点,不但使产科急诊多,而且容易使诊治工作措手不及。因此,要求医务人员对孕妇做好产前保健,积极而又慎重地及早处理或预防合并症;产前要对孕妇做好全面检查,对其可能发生的情况要做好充分估计,并事先认真做好预防准备。一旦发生紧急情况或意外,要冷静、准确地做出判断,果断地选择处理方案,积极、敏捷地进行应急处理,做到忙而不乱。任何犹豫不决或拖拉的作风,都可能造成难以挽回的严重后果。

4. 要有维护妇女、家庭、后代身心健康的责任感 在妇产科为患者进行治疗时,如应用影响性器官和性功能的药物或施行手术,医务人员要严格掌握适应证和剂量,并向患者和家属交代清楚,做到知情同意,同时应尽量减少对患者的不利影响。同样,妇女在进行人工流产、引产、放环和绝育手术时,医务人员也要严格掌握适应证和禁忌证,绝不能参与非法的流产或引产;对来院进行堕胎的未婚妇女,要像对待其他妇女一样,一视同仁地施行手术,并给予保密;当孕妇患病时,医务人员在用药时应避免使用引起胎儿畸形的药物,如病情需要,也应向患者或家属交代清楚,待病情稳定后方可施行人工流产或让患者在严密观察下继续妊娠,确保优生。在妇产科工作中的谨慎行事都是为了维护妇女、家庭、后代的身心健康。对此,医务人员除应提高医术外,还要加强自身的道德责任感。

四、传染病科治疗的伦理要求

传染病具有传染性、流行性、发病急、传播快、对社会危害较大等特点;传染病患者除了自身会有痛苦和不适外,还可能将疾病传染给他人,容易产生一系列心理反应,如被歧视感、不安全感、忧虑、自卑等。急性期传染病患者往往都是突然发病、急症入院,缺乏心理准备而易产生逆反、躁狂心理;慢性病患者则由于恢复缓慢而时时悲观失望、抑郁沮丧等。而且,传染病科的工作不仅是为了患者恢复健康,还要对他人、社会负责,对于潜在大规模发病的传染病更应充分重视。因此,传染病科的治疗工作要求更加严格,传染病科医务人员必须具备高尚的职业道德,才能更好地为患者服务。

1. 要有忠于职守、甘于奉献、勇于献身的高尚道德情操 传染病科的医务人员工作辛苦,医务人员与患者朝夕相处,受传染的危险性也较大。在诊治某些甲类和乙类的传染病时,医务人员自身常常会受到感染,甚至危及生命。而且传染病科工作的好坏不仅关系到患者的健康利益,还关系到广大社会人群的健康利益。在这样一种特殊的工作环境和重要的社会责任面前,医务人员不仅应具备无私奉献、忠于职守、全心全意为患者服务的人道主义精神,医务人员还要不畏艰苦和风险,热爱本职工作,充分尊重和体谅传染病患者,给他们以人道主义的关怀和温暖,帮助他们消除思想顾虑和不良情绪,保持心理平衡,同时要积极采取有效的措施和手段,及时治疗疾病,促进患者康复。2003 年在抗击"非典"的战斗中,众多医务人员不计个人安危、坚守工作第一线,忘我工作甚至献出了宝贵的生命,为我们塑造了一个个光辉闪耀的高大形象,获得了社会的高度赞扬。

2. 要坚持严格消毒隔离,强化预防保健意识　控制传染病流行、切断传染病的传播途径,是为了保护社会共同利益,使患者能尽快康复。为保护易感人群的健康,传染病科医务人员应严格遵守院内感染的管理制度和消毒隔离制度,预防院内交叉感染。树立对自身、患者和他人负责的高度责任心,强化无菌意识和预防观念。对隔离期内的患者应讲明道理,防止交叉感染传染病的扩散。同时,还要利用各种时机和形式,向患者、患者家属和社会开展传染病的预防保健教育,以提高全民的预防保健意识,预防传染病的发生和传播。

3. 尊重患者的人格,加强心理疏导　传染病患者因可能将疾病传染给他人,而遭到他人的疏远,从而心理压力较大,并易产生各种心理问题,如乙型肝炎病毒携带者,在我国人数庞大,目前尚无特效药物治疗,患者往往产生紧张、惊恐、焦虑、自卑感,有的慢性传染病患者还因反复多次住院,经济负担较重,思想上背上了沉重的包袱。医务人员应运用专业知识,打消患者的心理顾虑,教育患者用科学的态度对待传染病,主动接近患者,温和而热情地对待患者,做好心理安慰。了解患者生活中遇到的困难,适时开导帮助,使患者改善心态,顺利接受治疗,达到尽早康复的目的。

4. 恪守疫情报告制度,履行职业责任　由于传染病具有传染性、流行性等特点,对社会的危害较大,因此医务人员在治疗患者个体的过程中要不断强化社会预防保健意识,本着既要对患者个体负责,也要对社会负责的精神,一旦确诊患者是传染病患者或疑似患者,必须在规定的时限内向医疗机构相关部门及时报告。传染病科医务人员是法定的责任报告人,任何人不得隐瞒、漏报、谎报,任何授意隐瞒、谎报疫情的事件都是道德和法律所不允许的。

五、精神科治疗的伦理要求

精神病是大脑功能紊乱或失调所引起的认知、情感、意志和行为出现不同程度的障碍,并由此而引起患者自知力、自制力和自理能力减退或丧失。精神病患者常常缺乏自知力和反省能力,他们大多不知道自己正在患某种精神病,因而对检查、诊断和治疗非常反感,甚至拒绝。由于精神病患者常因遭受各种不良因素的刺激而发病,这些患者需要医务人员在给予医学治疗的同时,还要做长期耐心细致的心理治疗工作,因此,对医务人员的道德修养要求非常高。

1. 尊重包容、冷静克制　精神病患者由于受疾病的影响,可能出现不正常的言行,甚至伤害周围的人,精神科医务人员要正确处理约束管理和教育的关系,在整个诊治过程中不能对患者有任何歧视、耻笑、惩罚的观念和行为,要充分尊重患者的人格,保护患者的权利。应以冷静、从容、诚恳的态度面对发生的事实,并采取适当的处理措施应对各种突发事件。如当患者有自杀意图时,医务人员可以将玻璃制品、衣架等物品收回保管,对其严密观察、限制行为等。对兴奋失控患者的约束要慎重,必要时才能限制其行为,在此期间应特别注意患者的安全。那种动不动就控制患者行为,或不闻不问以致引起其他并发症的行为都是不道德的。

2. 注重隐私、重诺保密　在诊治各种精神病患者的工作中,常需详细地了解精神病患者所处的社会、家庭、家族状况,个人生活经历、婚姻状况、性生活情况,以及患病后的各种病态观念和行为等。医务人员对患者的这些资料,特别是现病史、既往史、家族史、个人生活经历等均有保密的责任,不能对外人谈论或随意提供。在涉及法律问题和国家安全的情况下,应按法律程序和组织程序提供有关资料。医务人员不应对自己的亲属、朋友议论患者的私生活及病态表现。不可在不相关的场所自由谈论患者病情,如走廊、电梯等。当然,在发生利益冲突时,如患者有自伤或伤害他人的行为,为了保护患者自身的利益和生命,为了不伤害他人,对患者隐私的保护限制可做适当调整。

3. 严格履行代理知情同意,维护患者的权利　由于精神病患者常常缺乏自知力和反省能力,不能完全辨识和控制自己的行为,常常无法履行知情同意,需要由其家属或特定的代理人履行,此时医务人员要谨慎对待,了解代理人与患者之间是否存在利益冲突、是否符合代理的条件和要求。在履行代理知情同意时,医务人员应把治疗计划、效果、不良反应,预后及时告知患者或家属,以征得他们的同意。对某些兴奋冲动的患者,如果必须采取强迫治疗,也应考虑患者的切身利益,在治疗一段时间后,待病情有好转时,再及时取得其家属和患者的知情同意。精神科医务人员要坚持辩证观点,从患者的具体情况和医院的具体条件出发,选择合理的治疗手段,即能施行温和而无不良反应的心理治疗、安慰治疗的,尽量不用药物治疗;能用药物治疗的,尽量不用电痉挛治疗或外科治疗。对某些不良反应大的治疗措施,选用时应谨慎。

4. 正确对待异性患者　在医疗实践中,任何医务人员利用患者所处的困境,对患者进行爱的追求或性的要挟都是不道德的,有时甚至是违法的。在对精神病患者进行治疗的工作过程中,更需要注意正确对待异性患者和其他精神病态的患者。男医生在对女性患者做体格检查时,必须有女护士在旁协助,如需做妇科检查,应请妇科医生代理。精神科医务人员在和患者相处的过程中,态度要自然、端庄、稳重、亲疏适度,以免患者产生误解,以致在可能的钟情妄想支配下,因异常的性欲冲动而向医务人员主动提出各种爱的要求,对此医务人员应主动拒绝、耐心说服,并向有关上级医生汇报情况,以便调整治疗措施。医务人员要自尊、自爱,既不能乘人之危、玩弄患者,也不应取笑或蔑视患者,不可做出有损道德和违法的事。

第五节　临床治疗的伦理难题与决策

一、临床治疗的伦理难题

(一)临床治疗的伦理难题的含义

在临床治疗中,医务人员与患者作为不同的行为主体,从不同的专业水平、角色定位、价值理念、文化传统、生活习俗、宗教信仰等因素出发,在卫生保障制度和相关法律规定的影响下,对某一特定临床境遇下的行为进行道德判断或抉择时,可能会得出彼此不一致甚至相互冲突的治疗方案,并最终造成治疗方案选择上的困境。这种临床上的道德判断和行为抉择困境被称为临床治疗的伦理难题。

一般来说,无论是医务人员还是患者,其临床决策的目标是完全一致的,都是为了寻求诊治患者疾病的最佳方案,促进患者疾病的缓解、身体的康复或痊愈。但最优方案的选择、利益取舍的侧重点等受多重因素所影响,医务人员和患者在具体方案的选择上可能存在分歧。在当今价值取向多元化、道德追求现实化的市场经济条件下,医疗活动中主体间利益冲突的存在是一种客观必然,双方应当在尊重差异的基础上减小利益冲突,寻求双赢结果。从伦理上说,医务人员应当优先考虑患者的生命健康权利。当患者或其家属的知情选择对其生命健康不利,甚至危及患者的生命安全时,医务人员需要勇于承担风险,充分发挥医务人员的特殊干涉权,竭力捍卫患者的生命健康权利。但是,患者及其家属知情同意的权利也不容忽视,应当在充分沟通的基础上进行利益权衡。

（二）临床治疗的伦理难题产生的原因

临床治疗的伦理难题可能由某一因素引发，也可能由多个因素共同作用产生。临床治疗的伦理难题产生的原因很多，归纳起来大致可以分为理论和认识的根源与产生的现实原因两大部分。

1. 医学伦理难题的理论和认识根源　其一，伦理学基本理论之间的深刻差异。医学伦理学的"四原则"理论可以看作义务论、效果论和美德论的"完美"结合。尊重原则体现了义务论的理论宗旨，有利原则与不伤害原则体现了效果论的利益最大化诉求，公正原则体现了美德论的理论要求。然而，义务论、效果论和美德论的理论旨趣却大相径庭，例如义务论强调行为动机，而效果论看重行为结果。回避伦理学基本理论之间的深刻差异，无疑会消解"四原则"的规范力。在医疗实践中，"四原则"之间的冲突往往成为医学伦理难题之源。

其二，文化差异及其认同障碍。如果期待医学伦理学理论在医疗实践中切实发挥作用，我们不得不认真对待医学伦理学和文化之间的关系问题，如：如何看待患者与家庭在知情同意中的地位和作用、如何看待健康权与知情同意权的优先性等。文化差异及其认同障碍是当代医学伦理难题产生的主要原因之一。

其三，生命价值观的嬗变。人们的健康观和生命观等理念在逐渐发生变化，生命价值观也随之变化发展，由生命神圣观转向生命质量和生命价值统一观。由此，面对植物人、无脑儿等生命质量极差的患者，是否应积极救治就成为临床治疗的伦理难题。

2. 医学伦理难题产生的现实原因　其一，权利与义务的冲突。融洽、和谐的医患关系是一种理想状态，其本质是医患双方权利与义务的辩证统一。但是，由于医患权利、义务的构成较为复杂，在具体的医疗实践活动中不同情况下有不同的内容，而目前我国尚没有关于医生和患者权利的专门法律，因此，在医疗实践中医患双方权利与义务的冲突常常导致临床治疗的伦理难题。

其二，个体价值追求的多元化。在多元化的时代背景下，多元的价值选择极大丰富和拓展了人们的生活空间，为人的全面自由发展创造了更为丰富的机遇和条件。然而，在享受自由选择的同时，人们也承受着多元化带来的一系列问题。例如，著名的《日内瓦宣言》提出："我对人的生命，从其孕育之始，就保持最高的尊重，即使在威胁下，我也决不将我的医学知识用于违反人道主义规范的事情。"但是，面对一个因为宗教信仰而拒绝输血的患者，医务人员该如何处置，这势必带来伦理难题。

其三，医学高新技术的应用带来的伦理挑战。20世纪60年代之后，生命科学的迅猛发展令人注目。器官移植、辅助生殖、基因疗法等医学高新技术的出现大大增强了医学专业人员的能力。于是，伴随新技术而来的"应不应该"的新问题，取代了以往"能不能够"的老问题，也产生了这些技术可否广泛使用及是否带来伤害等伦理难题。

其四，卫生法律法规不够健全。为了规范和解决临床相关问题，我国已经制定了一系列的医疗法规，如《医疗事故处理条例》《中华人民共和国执业医师法》《中华人民共和国药品管理法》等。但是，和医疗实践相比，法律法规总是相对滞后。在具体案例中，相对滞后的法律法规往往与医学伦理要求发生冲突，从而产生医学伦理难题。

其五，医疗机构管理欠规范。医疗机构既要引进市场化的经营理念，又要保障履行公益机构的社会责任，相应的管理问题日益凸现。部分医疗机构出台的许多措施政策以抓经济收益为主，过分依赖条文法规，漠视了医学的根本目的，忽视其社会责任，这些管理层面的缺失都可能引发伦理难题。

（三）临床治疗中的主要伦理难题

1. 放弃治疗的伦理难题　广义上的放弃治疗指患者本人或其家属、代理人，以及医疗机构

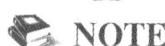
及其医务人员等,对已确诊的病情不给予或撤除相应治疗措施的行为。从狭义上说,放弃治疗特指根据临床诊治标准,医生结合患者本人或其家属、代理人的意愿,对濒死患者或生命质量极度低劣且不能恢复意识的患者,不给予或放弃人为的延长生命的支持措施,包括最初不提供生命支持措施和提供生命支持措施后撤除两种情形,前者涉及应不应当提供,后者涉及应不应当撤除的伦理难题。

在临床实践中,放弃治疗所涉及的伦理难题集中表现在以下方面:①放弃治疗权问题。生存权是人的基本的自然权利,同时也是一种义务,放弃治疗即意味着选择死亡,人有无放弃治疗的权利? ②条件规制问题。受医学科学发展水平的限制,以及医患双方在治疗期望、心理因素等方面的差异,对是否应当放弃治疗往往存在不同的看法和认识。③利益取舍问题。放弃治疗对不同的利益主体有着不同的意义,患方、医方以及医疗保险承保者的利益与是否放弃治疗有着直接或间接的关系,甚至存在利益冲突。④权利义务冲突问题。在选择是否放弃治疗时,患者的自主权与生命权、知情权与保密权、家属的代理权与患者的自主权、医方的救治义务与特殊干预权等,都可能出现伦理冲突。

为了确保放弃治疗的严格实施,维护患者的切身利益,美国心脏学会和急症心脏护理学会主张,只有符合以下条件的末期患者才可以考虑放弃治疗:①当患者保持无意识状态时;②当患者继续治疗的经济负担超过任何好处时;③当公认的科学数据提示成功复苏的机会相当遥远时。1997 年,中华医学会医学伦理学分会在第九届学术年会讨论并通过了《慢性病患者生命末期治疗决策与伦理要求》,该文件对终止(放弃)治疗做出以下规定:存在明确的临床死亡体征,可不予复苏;对按常规进行心肺脑复苏且 30 分钟后仍无效者可中止复苏。

为更好地解决放弃治疗的伦理难题,在临床中具体实施时应考虑以下程序:首先,要经过医学专家的充分论证。根据患者的临床表现、治疗经过,结合各项客观检查,必要时请相关科室专家会诊,对患者的预后及生存质量进行科学的判断和评估,分析患者是否符合放弃治疗的条件。其次,要向患者或其家属详细交代病情。由专家向患者或其家属交代病情,详细说明患者的诊断结果、诊断依据、治疗效果、目前状况、预后及费用情况,务必让患者或其家属对患者病情有全面的认识和理解,以便做出真实、自愿、有效的选择。再次,由患者或其家属提出放弃治疗并签字。在患者或其家属完全理解病情并做出放弃治疗的选择后,由患者或其家属在医疗文书上签字。最后,终止治疗措施。患者或其家属签署放弃治疗的医疗文书后,由经治医生根据医疗文书的内容采取放弃治疗措施。

由于临床中患者与其家属之间、医务人员之间、医务人员与患者及其家属之间可能出现意见分歧的情形,为了统一意见、解决分歧,医疗单位可设立专门的认定与协调组织,以审定放弃治疗要求及措施的合理性。如果患者或其家属所做出的放弃治疗的选择明显是错误的,或者是迫于某种利益和条件而做出的无奈选择,医务人员应履行其解释说明的责任,向患方详尽地、客观地介绍病情及各种可能发生的情况,为患方提供正确选择的依据。如果医务人员劝阻无效,仍不能改变患者及其家属的错误决定,应当尊重他们自主选择的权利。《里斯本患者权利宣言》强调:如果患者的代理人做出违反患者最佳利益的决定时,医生有义务在相关的法律机构挑战这项决定。我国香港《医院管理局对维持末期病人生命治疗的指引》指出:有些时候,某项延长生命的治疗被医护小组视为必要及符合患者最佳利益,但患者家人未必赞同。就法律而言,医护小组可继续进行必要及符合患者最佳利益的维持生命治疗。但该文件同时指出:如非紧急,应尽可能透过沟通与患者家人谋求共识。同时,上述文件还规定:在生理上治疗明显无效用的情况下,医护小组没有义务应患者或患者家人要求提供无效用治疗。若然患者或患者家人对广义解释的无效用治疗未能理解,则医护小组有需要与患者及患者家人做进一步沟通,谋求共识。当被要求继续进行所有技术上可行的治疗,而患者实际上并无复原希望时,医生并无义务答允一些对有限资源的不公平的索求。

2. 保护性医疗中的伦理难题 保护性医疗是针对特定患者,为避免对其产生不利后果而不告知或不全部告知其病情、治疗风险、疾病预后等真实信息的保护性医疗措施。对于一些心理素质比较脆弱,特别是预后较差或目前尚无有效治疗方法的患者,如果告知其全部真实的不良医疗信息,可能会对其产生较大的身心刺激,增加其心理压力。为此,医务人员不告知或不全部告知其诊疗信息,体现了关怀照顾的医学人道主义精神。我国《医疗机构管理条例实施细则》第六十一条规定:医疗机构在诊疗活动中,应当对患者实行保护性医疗措施,并取得患者家属和有关人员的配合。《中华人民共和国执业医师法》第二十六条规定:医师应当如实向患者或者其家属介绍病情,但应注意避免对患者产生不利后果。《医疗事故处理条例》第十一条规定:在医疗活动中,医疗机构及其医务人员应当将患者的病情、医疗措施、医疗风险等如实告知患者,及时解答其咨询;但是,应当避免对患者产生不利后果。《中华人民共和国侵权责任法》第五十五条在强调医务人员应当向患者说明病情、医疗措施、医疗风险、替代医疗方案等情况时,规定:不宜向患者说明的,应当向患者的近亲属说明,并取得其书面同意。以上规定,均明确了保护性医疗的要求。但是,这些规定并没有界定保护性医疗的行使范围,如医务人员对哪些信息应当向患者告知哪些不应当告知,如何评估讲真话与保护性医疗的利弊,如何处理知情同意与保护性医疗的关系等。此外,实施保护性医疗的重要事由是不给患者增加难以承受的心理压力,避免产生不利后果,但目前尚缺乏评估不同心理素质所能承受心理压力的客观标准,也没有明确的规范性文件,这给医务人员判定应否对患者告知及告知哪些信息等带来困难。这些问题都需要医务人员根据患者的实际情况审慎处理。

有学者主张,对于具有完全民事行为能力的患者,应当将不良医疗信息告知其本人而不是家属,这一方面体现了对患者自主权的尊重,另一方面也是诚实守信、避免患者怀疑的要求,并且这有利于患者妥善地安排相关事宜。也有学者认为,在实施保护性医疗的情形下,由于患者并不完全知悉诊疗信息,自然也不能完全了解治疗手段和治疗过程,当发生医疗纠纷时,由于医务人员选择信息封锁的方法有所谓正当的理由,导致患者在信息占有方面处于劣势,对患者不利。一般来说,保护性医疗需要根据患者的疾病、心理素质、预后等具体情况有选择性地实施,它与知情同意之间并不存在根本性的矛盾,二者均体现了对患者正当权益的维护和尊重,各有其适用的条件和要求。不应告知患者的不良诊疗信息,需要告知其家属或代理人,或依据患者的要求、心理接受能力及家属的意愿,实施逐渐或有限度的告知,并不是要封闭一切诊疗信息。保护性医疗较不计后果的一味告知,更能体现人文关怀。

二、临床治疗的伦理决策

(一)临床治疗的伦理决策的含义

所谓决策,是指根据已有问题或特定目标拟定尽可能多的可行性方案,然后从中选出最能达成目标的方案。伦理决策即"做伦理上的决定"。在伦理上做决定是一个复杂的过程,既受到个人价值观的影响,也受到社会文化、宗教信仰、法律法规、社会环境及当时的个人情绪状况等因素的影响。因此,决策参与者的道德水平、知识程度以及对伦理理论、原则应用的水平和能力都会影响决策者在某一情景中所采取的道德行动的正确性。

临床治疗的伦理决策,也就是在临床治疗活动中的伦理抉择,是从医学伦理的角度来思考问题,以做出最恰当的、最符合医学伦理的临床治疗决定,是医学伦理理论、原则和规范在临床治疗活动中的具体运用和贯彻。

(二)临床治疗的伦理决策的原则

临床治疗的伦理决策涉及的内容较为广泛,以下主要针对临床治疗的伦理难题,对临床治疗伦理决策的原则加以剖析。

1. 根本权益优先准则 根据医学目的、医患关系的性质和特点,在临床治疗中适当强调和照顾患者的根本健康权益是必然的、必要的,由此产生了优先原则。一般来说,生命健康权是第一位的权利。但是,在不同的文化和价值境遇下,医务人员也不应以普遍的价值判断,更不能以自己的价值判断完全代替患者及其家属的价值选择,患者的自主权也是一项应当优先考虑的权利,但优先未必排他,只是在利益冲突之时考虑的先后顺序有别。

2. 多元价值优选准则 医疗服务具有多元价值的属性,如改善患者的生命质量、提供遗传咨询、指导健康管理等,为了实现某种价值,可能会伤害另外的价值诉求。但是,随意伤害、盲目伤害,都是不允许的。只有那些实现了价值优化,尽最大努力加以控制并使之达到最低限度的必然性伤害,才是合理的。例如,为了维护公众和社会的利益,对部分传染病患者进行强制隔离,不但可以允许,而且应当提倡。

3. 变通性操作准则 合理有序的医德权利、义务关系,需要由医德规范来体现和保障。因此,要尊重和维护主体的正当权益,就必须按医德原则和规范办事。但是,医德原则和规范的实质要能得到较好体现,绝非照章行事那么简单,在某些情况下死守法律条文,把法律当作推卸责任的借口,结果可能适得其反。因此,要求在践行医德规范时必须讲究变通。只有变通,某些医德规范才会成为医德权利、义务关系的活力剂,而不至于变成凝固剂。例如,在遵循保守医密准则时,要依据患者病种、病程、接触人群、社会关系等情况加以变通,一味地绝对保密可能会给其他利益相关人造成伤害。

4. 规范与智慧并重准则 医德原则和规范的作用主要在于告知和引导医务人员应该做什么,不应该做什么,重在支配行为的善恶选择。这在当前固然具有特别重要的现实意义。但是,要使这种善恶选择彻底实现,还需要医德主体做创造性的工作,同时又需要进行艰难的价值选择。现实中,医务人员仅遵循医德原则和规范而缺少医德智慧就会力不从心。医德原则和规范的彻底实现,时时处处都离不开医德智慧,应当充分发挥医德智慧在处理当前医德权利、义务冲突中的作用。

对医疗机构来说,可以成立医学伦理委员会,把遇到的临床伦理难题、比较棘手的伦理决策个案,提交到医学伦理委员会,使个人决策变为团体决策。医学伦理委员会成员来自不同专业,学术和社会背景不同,能够代表各种意见,经过团体讨论,可发挥集体尤其是医学伦理专业人员的智慧,就能够使伦理决策更为合理和科学。但需要强调的是,临床治疗中的伦理困境的真正化解是一项系统工程,医德建设必须同社会制度和法律制度建设联手,依法治医,以德治医,只有德法并举才能达到应有的效果。

讨论案例

患儿,女,9岁,因发热、呼吸困难入某医院儿科诊治。经检查诊断:急性喉炎,Ⅲ度吸气性呼吸困难。立即给予吸氧、镇静,并予以抗生素和地塞米松静滴。急请五官科医生会诊,其认为患儿病情危重,有气管切开的指征。医生本欲立即实施,但考虑患儿为女性,手术遗留颈部瘢痕影响容貌,将给患儿心灵造成伤害。因此,经细致分析并取得家属同意后,医生采取既不切开气管又能保全生命的方法,即继续保守治疗,加大地塞米松用量,密切注视病情变化,做好病情突变的急救准备。3 h后患儿呼吸困难稍改善,6 h后喉梗阻明显减轻,逐渐转危为安。

请思考:医生选择保守治疗的伦理依据是什么?保守治疗可能有一定的潜在风险,对医生这种做法进行伦理辩护的理论有哪些?

小结

本章在阐述临床诊疗过程中医务人员应严格遵守的具体伦理原则,即在患者至上原则、最优化原则、知情同意原则和医疗保密原则的基础上,进一步介绍了询问病史、体格检查和辅助检查,以及药物治疗、手术治疗、心理治疗、康复治疗、饮食营养治疗等一般诊疗中的伦理要求,最后分析了急救治疗、儿科治疗、精神科治疗、传染病科治疗等特殊诊疗中的伦理要求。正确理解和把握临床诊疗的具体原则和伦理要求,对于提高诊疗质量,化解医患矛盾,构建和谐的医患关系具有积极的意义。

思考题

1.在临床诊疗中,当医疗保密原则与知情同意原则等发生冲突时,医务人员应当如何处理?

2.请列表比较临床诊断、一般治疗各个环节的伦理要求有何异同?

3.学习各种特殊治疗的伦理要求有何临床意义?

4.伦理困境下临床治疗伦理决策的原则有哪些?

(董园园 中国医科大学)

第七章　临终关怀与死亡伦理

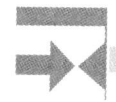

扫码看课件

 　**教学目标**

1. 识记：临终关怀的概念与特点；安乐死与死亡的定义；职业道德的基本内容。
2. 理解：临终关怀的伦理诉求、安乐死的伦理争议、死亡标准的演变。
3. 运用：安乐死的实施现状及其问题、临终关怀的伦理期待，脑死亡标准的伦理意义。

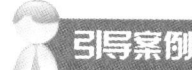　**引导案例**

某媒体报道，前体育主播傅某晚年因胰腺癌而饱受痛苦，病情已进入末期，2018 年 6 月 2 日飞往瑞士，排定日期执行安乐死。他的安息日逼近，特地在 6 日上传两段共约 124 s 的影片独白，亲自跟所有关心他的好友、粉丝道别，感人肺腑的发言，让众人听了既感动又心疼，纷纷留言致敬。

在此之前傅某和全家人一起外出就餐，公开全家福开心合影，也趁此机会，坦白自己真实的身体状况，每天都要经历剧烈腹痛，吗啡剂量提高到一天 4 次，每次 40 mL，喝少了就痛，喝多了又想睡，严重时呕吐频繁，十分难受。他表示："安宁治疗就是这样折腾！折腾一年，常有之事！"并在 6 日的帖文中表明："我要求'尊严'。"

85 岁的傅某在影片中，多次感谢上苍，让他的生命延续至今。在"活了 86 岁又 6 个月 6 天"的岁月里，直到生命的最后，仍拥有家人、朋友的关怀和照顾。他再次强调，选择客死异乡，到瑞士苏黎世安息，就是为了唤醒公平、法治人权，在合乎情理法的地方结束生命，为其他人做示范。他表示，自己没有遗憾，笑称："有全家陪着我，给我无限的温暖，最后时刻，是这么的美丽"。

请思考：

什么是安乐死？从上述案例中，您如何理解安乐死？

时间是生命存在的重要向度，死亡是每一个生命最终的归宿。《道德经》说：飘风不终朝，骤雨不终日。孰为此者？天地。天地尚不能久，而况于人乎？死亡对于每一个生命而言都是平等的，是个体生命必须接受的客观限制。然而死亡又是神秘的，是个体的一种特殊经历。自从有了意识开始，人类对于死亡的思考从未终止。长期以来，人类对生的眷恋与对死亡的抗拒，表现为试图用各种不同的方式消除或缓解对死亡的恐惧，甚至意图战胜死亡。然而，人类所采用的技术上的干预，很大程度上将死亡由自然现象转化为医学事件和社会现象。在这种境况下，人们面对死亡不再任其摆布，而是做个体自主性的表达和选择。上述案例中，患者对死亡的选择，表达了其个人的价值观。其实，潜伏的更深层次的问题是，社会应当如何对待疼痛难忍的临终者的生命和死亡？死亡的认知与选择涉及自主、尊严等伦理元素，因而成为现代生命伦理学不可回避的伦理问题。

第一节 临终关怀伦理

人类面临的一个即时性社会性问题就是人口老龄化,这一问题已经引起了世界的广泛关注。联合国社会发展委员会在 1997 年召开的第 35 届会议上,提醒各会员国要铭记 21 世纪人口老龄化是人类前所未有的,对任何社会都是一项重大挑战。肿瘤、冠心病等危及老年人生命疾病的患者较多。这些患者,现在和不久的将来都会面临着死亡和死亡前痛苦的问题。临终关怀则是帮助临终患者解除痛苦的重要举措。

一、临终关怀的概念和特点

(一)临终关怀的概念及其历史发展

所谓临终关怀(hospice care),是指对临终者的舒缓疗护与全人关怀。1990 年,世界卫生组织的一个专家委员会曾将临终关怀定义为:对身患绝症的患者及其家属提供积极的、全方位(医疗、护理、心理、社会和伦理等)的治疗。2002 年,世界卫生组织(WHO)重新将临终关怀修订为不在于延长患者生存时间,而在于提高患者临终前的生命质量。临终关怀指对临终患者采取生活照顾、心理疏导、姑息治疗等措施,控制患者疼痛,消除患者及其家属对死亡的恐惧与焦虑,维护临终患者的尊严;同时为患者家属提供包括居丧期间的心理支持和生活关怀等。临终关怀是对临终患者全方位实行人道主义治疗的一种新型的服务理念,使他们在生命的最后历程中,不感到痛苦和寂寞,能得到照顾和关怀,感受到人间温暖。现代意义上的临终关怀是一项立体化的社会卫生保健服务。

临终关怀的英文词"hospice care"源自"hospice",意指专收不治之症患者的场所。因此,"hospice"也可以被译成"安息所",国外专家也将临终关怀译为"end-of-life-care"。据史料记载,最早的"hospice",可追溯到公元 4 世纪的一位罗马人,她在家中为贫穷者提供食物与饮料,为贫困无助者提供衣物,为贫穷的患者提供照护,实现自己"积德行善"的愿望。至中世纪,该词意指对朝圣者或旅游者提供补充体力的驿站,后引申为专门收容不治之症者的场所。那些病重濒死者来到这里后,会得到教士和修女的治疗与照顾。现代临终关怀的创始者与奠基人是英国的桑德斯博士。她原是一名护士,在工作中发现,许多老年患者在自知生命无望被拒之医院之外后,更加感到悲伤。她决心为临终患者创造一种舒适、安宁的环境与气氛,提供善终前、善终后的良好服务,让老年人安心地回归大自然。由于她的勤奋和爱心,她于 1967 年在英国伦敦创办了世界上第一家临终关怀机构——圣克里斯多弗临终关怀院,点燃了临终关怀的灯塔。由于临终关怀既不加速死亡,也不延缓死亡,能给予临终患者全面照护,充分体现了医学人道主义的精神,因此广受欢迎。这项崇高的事业从一开始就表现出了强大的生命力,发展相当迅速。2017 年世界上已有多个国家和地区建立或正在筹建临终关怀机构或类似机构。

我国临终关怀事业近三十余年也得到了较快发展。1988 年,天津医学院临终关怀研究中心成立,标志着我国临终关怀事业迈出了实质性的一步。同年,上海诞生了我国第一家临终关怀医院——南汇护理院。后北京松堂关怀医院也开设了京都第一家临终关怀病房。著名爱国人士李嘉诚先生在广东汕头宣布:李嘉诚基金会每年捐资 1700 万元,实施全国宁养医疗服务计划,旨在为贫困的癌症晚期患者提供免费的善终服务,协助他们减少痛苦,获得尊严,安详地走完人生最后的旅程。1998 年,汕头大学医学院第一附属医院成立该计划的首家宁养院。其后三年,陆续在北京、天津、上海、江西、广西、甘肃、新疆等地建立了共 20 家宁养院。随着人口老龄化的快速发展以及人们对死亡质量认识的加深,临终关怀机构的数量与规模也在不断增加。

(二)临终关怀的特点

1. 以临终患者为对象,以家庭为中心 临终患者是指由于疾病或意外事故而造成人体主要器官的生理功能趋于衰竭,现代医学技术已治愈无望、生命活动已趋向终结的状态并濒临死亡的患者。临终患者一般被界定为在半年之内死亡。临终的过程可以很短,如突然发生的意外事故造成主要脏器的严重损害(如脑干、心脏损伤及肝脾破裂等)、心脑血管疾病的急性发作等;也可能持续较长时间,如慢性病所致的脏器功能衰竭、肿瘤晚期等。临终患者大多以走向死亡而结束人生。严格意义上的临终关怀对象是死亡前3~6个月的晚期肿瘤患者,这种界定虽有其典型性,但也有其局限性。临终患者基本上不能生活自理,他们最需要的就是家庭的关爱。一份调查表明,近90%的临终患者希望在家庭环境中得到临终关怀。

由于临终患者可引发家庭生活的失衡、经济状况的改变、精神支柱的倒塌等一系列问题,患者家属的心理常处于应激状态,他们在感情上难以接受即将失去亲人的现实,在行动上四处求医以期待奇迹的出现和亲人生命的延长。当感到亲人死亡不可避免时,心情沉重、苦恼,甚至烦躁易怒或纠缠医护人员等。临终患者家属的精神痛苦不亚于患者的躯体痛苦,安慰、劝导家属并且与家属相互配合,给家属关怀也非常必要。1972年召开的"国际养护院指导会议"的口号就是为濒死患者和家属着想,护理工作的对象必须包括患者及其家属。为临终患者及其家属创造家庭般环境是从事临终关怀工作的人员和机构重要的特点。

2. 以缓解疼痛为目的,以全面护理为手段 试图治愈一个处于疾病晚期的临终患者,在临终关怀看来是非常不明智的。死亡是生命的自然终结,社会、家庭以及医务人员应该尽量减少濒死患者生理和心理上的痛苦。治疗疾病不是临终关怀的主要目的,缓解疼痛和其他不适才是临终关怀的目的,疼痛及与其相伴而生的恐惧感缠绕着患者、折磨着患者的躯体和精神,影响着临终患者在生命最后旅程中的生活质量,最终影响了人们整体对临终期的感觉和认知。

临终患者躯体上的疼痛是导致痛苦的诱因,因此,临终关怀首要是缓解临终患者的生理疼痛,特别是晚期肿瘤患者。为此,1982年世界卫生组织在意大利米兰召开的有关专家委员会讨论制定了《癌症三阶梯止痛方案》,并在此基础上提出"到2000年让癌症患者无疼痛"的奋斗目标。《癌症三阶梯止痛方案》已经成为从事临终关怀工作人员缓解患者疼痛的主要指导方案。临终患者会因恐惧、焦虑、厌倦和孤独感,以及精神压力等加剧疼痛,也会由于环境优雅、精神放松、亲人的关爱、医务人员的体贴而使疼痛减轻,因此对临终患者的护理应是全面的。

3. 以医护人员为中心,以社会工作者与志愿者为辅助 从事临终关怀的工作人员需要掌握一定的专业医疗知识。社会工作者、执业心理医生、家庭成员和朋友、社会志愿者也是临终关怀小组不可缺少的组成部分。社会志愿者的参与是世界各国临终关怀工作的一大特色,他们主要通过交流、聆听以及做一些基本的生活护理等方式,给患者以精神和感情上的支持,增加其信心和力量,使其在人生的关键时期,不感到孤独和无助。从事临终关怀的社会志愿者来自各行各业,基于对他人的无私爱心,热心服务,成为临终关怀事业发展的基础。

近年来,社会工作介入临终关怀中成为重要趋势。社会工作是以利他主义价值观为指导,以科学知识为基础,运用科学方法助人的服务活动。它旨在帮助社会上的弱势群体,预防和解决部分因经济困难而造成的社会问题。在临终关怀过程中,社会工作者主要为临终患者提供情感支持与情绪疏导,连接和调动各方资源服务,如链接义工资源照顾和探访临终患者、协助困难临终患者申请相关救助基金等,向临终患者及其家属推广死亡教育,甚至进行生命哀悼与死亡辅导。实践证明,医务社会工作者介入临终关怀服务使临终患者的生命尊严得到极大程度的维护,生存质量也得到极大提高,是人道主义精神在实质意义上的体现,值得在临床上推广。

二、临终关怀的伦理意义

自产生伊始,临终关怀之所以备受世人关注和支持,在于这项事业承载着丰富的伦理意蕴,诠释出深刻的伦理价值。

(一)临终关怀是"仁爱"伦理和人道主义在医学领域内的升华

医院是救死扶伤的场所,以维护人的生命和促进人类健康为宗旨。"医乃仁术"简洁地诠释医学"仁爱"之本。但是,一些无法救治的患者,虽痛苦万分,但往往难以住上医院,即使住上医院也只是痛苦地延长生命,不能得到更多关心和照顾。临终关怀事业不以延长患者痛苦的生命为目标,而是满足临终患者和其家属在生理、心理、伦理和社会等方面的需要,使患者在一个舒适的环境中有尊严地、无忧无虑地离开人间,使患者和家属在心灵上得到慰藉。一个人在即将走向死亡的时刻,仍然倍受医护人员、家庭、社会的尊重、认同和关心,这才真正体现了人道主义的精神,显示了生命的价值和尊严。

(二)临终关怀体现了完整的生命概念

从现代角度看,完整的生命概念是生命神圣性、生命质量与生命价值的统一。长期以来,医学注重生命的神圣,而忽视生命质量与生命价值。对于那些无法挽回的生命,不惜一切代价抢救。随着社会的发展,生命质量和生命价值日益被关注。提升生命质量与生命价值被视作人们努力的方向。当死亡日益临近时,生命质量和生命价值往往被人们遗忘。甚至在某些社会文化中,死亡之所以会成为人们忌讳和刻意回避的问题,重要原因就是临终前无以言表的痛苦和不堪。这种沿袭数千年的思维方式,对于生命概念的理解是残缺不全的。

面对不能抢救的临终患者,临终关怀不是简单地放弃治疗,而是采取关怀与照护结合的方式,减轻患者疼痛,充分体现生命的神圣性。患者在一个舒适、无痛苦的环境中度过最后的日子,生命质量得到提高。最后,在有尊严的环境中离开人间,生命价值也得到了体现。从这个意义上说,临终关怀是修复与有效矫正传统生命概念中不完整和不充分的部分,整合生命的神圣、质量和价值三个向度,体现生命概念的完整性。

(三)临终关怀体现了人类文明的进步

社会的进步是全方位的,包括物质文明、精神文化与社会道德等方面的进步。人类文明的进步是多维的,包括生活水平的提高、对个体权利的尊重以及对临终患者的关怀。临终关怀是一项综合性的社会服务,需要医务人员以及社会团体、政府等机构和组织的支持和参与。归根结底,临终关怀是生命对生命的关怀,是对走向死亡的人的关怀。社会是否愿意帮助终末期同胞,体现了社会文明水平的高低。从功利论角度看,若忽略对临终患者的关怀,长此以往,这种状况将成为每一个人的命运。因此,拒绝担当并非实现大多数人最大幸福的方案。实际上,临终关怀责任的承担,离不开必要的物质条件支撑。若人人都在为生计而奔波,则临终关怀无异于"乌托邦"。如今,越来越多的个人和团体都在关心和参与临终关怀,表明社会物质文明发展到了一定程度。更为重要的是,临终关怀给宁养患者和家属以全面的关怀,为家属、朋友给予临终患者的爱护和照顾创造条件,使越来越多的临终患者享受到临终关怀的温暖,充分展示了人类感情的真诚。在对他人施以援手之时,也提升自己的生命价值,标志着社会文明进入了前所未有的高度。

(四)临终关怀提高了临终关怀工作者的道德水平

从事临终关怀的医务人员需要具有全心全意为患者服务的精神,对患者平等相待。对临终患者的服务工作要恪尽职守、极端负责,精心照护临终患者。要时刻想到临终患者的痛苦安

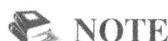
危,谨慎周到,准确无误。面对患者,要举止稳重端庄、仪表整洁大方。对患者所提的问题要进行耐心解释,答复要简单明白、合乎逻辑,既不因言语不慎而造成不必要的误解和纠葛,也不因顾忌有失而缄口不言。要尊重临终患者的权利,保守患者的秘密。对临终患者的一切服务,要明码标价合理收费。要尊重同道对临终患者的合理处理,团结协作,共同做好临终患者的临终关怀工作,使医务人员的医德医风,能在临终关怀的服务中,达到一个新的水平。

三、临终关怀的伦理诉求

(一)尊重保护临终患者的权利

临终是机体的生命活动等在短时间内全面丧失的过程,包括健康的身体、生命的延续,以及与之相伴的生活中的诸多利益与牵挂等。临终患者是一个极度弱势的群体,面对丧失只有接受的宿命,对于伤害无能为力。但是,只要他们的生命还在,他们就具有完整的人格,在法律和伦理层面,疾病对人格的完整性不构成任何破坏。因此,实施临终关怀的相关人员,应该尊重临终患者的权利,如生前遗嘱。临终患者的权利包括对自己生命抱有希望的权利、个体的生活习惯获得尊重的权利、以自己的方式表达对接近死亡的感受和情绪反应的权利、参与对自己的医疗护理做出决策的权利、要求以安详和有尊严的方式死亡的权利、保护自己隐私的权利、获得照护的权利、获得关于个人健康状态实情的权利等。

诸多权利中,关于是否应该将病情真实地告诉临终患者,是目前讨论比较多的伦理问题,也是涉及临终患者享受个人权利和利益的道德问题。有人强调保护性医疗制,不主张将真实病情和预后告诉某些晚期肿瘤患者或临终患者,以防产生不良后果。但是,也有人认为,剥夺一个人了解有关他自己的疾病或死亡的真相就是剥夺他们的尊严,损害了他作为人的权利。因此主张当患者想知道实情并早已有疑虑时,应及早告诉患者让他争取时间处理各项事宜,如工作、家庭财产与分配、子女抚养、老年人赡养等,以免临终患者带着满腹心事告别人间。从患者利益出发,在向晚期肿瘤患者或临终患者说明病情时,护士要和医生的交代口径一致,态度诚恳、语言温和。患者该知道的一定要讲清楚,以便使患者放心;而暂时还不能让患者知道的要慎言守密。总之,能否和临终患者谈及真实病情,要视是否符合患者的根本利益而定。

(二)减轻患者躯体疼痛,实施心理辅导

临终患者面对死亡的来临,无法抗拒且无能为力,既有极度的躯体痛苦,又有剧烈的情绪反应。终末期是一个心理冲突和肉体痛苦相互交织和相互强化的过程,桑德斯博士称之为"整体疼痛"。为此,临终关怀工作者必须双管齐下,满足患者生理、心理与安全的需求,做好"疼痛管理"。

从身体上看,临终患者疾病缠身,疼痛难忍。临终关怀工作者应对患者的身体疼痛表示认同。选择合法有效的镇痛药物和方法,控制疼痛,供给必要的营养和水分,避免压疮,确保排泄通畅,保持环境的清洁和舒适,安排安静、适宜于抢救的病室。

从心理上看,临终患者安全感缺失,心理脆弱、敏感且反复多变。美国医学博士库布勒·罗斯将临终患者的心理过程分为否认、愤怒、沮丧、妥协和接受五个阶段,且交错可逆,长短不一。针对临终患者易发怒、易悲伤、易焦虑、易恐惧的特点,医务人员要积极地履行医务人员的道德义务,以最真挚、亲切、慈爱的态度对待他们、帮助他们。针对临终患者的共同和个体的心理、行为反应特点,进行认真开导,做好心理护理。同时,还要宽容大度,满足其合理要求,使患者始终得到精神上的安抚,在生命的最后时刻能享受到优良的医疗和护理,让他们在极大的宽慰中度过人生最后阶段。

(三)同情和关心临终患者家属

由于临终患者可引发家庭生活的失衡、经济状况的改变、精神支柱的倒塌等一系列问题,

患者家属的心理常处于应激状态,他们在感情上难以接受即将失去亲人的现实,在行动上四处求医以期待奇迹的出现和亲人生命的延长。家属的心理状态会直接影响患者的心情,也会对护理患者的质量产生影响。而且,家属的痛苦会延续到患者死亡之后的很长时间,因此临终关怀作为一个完整的体系,应该将患者家属的关心和照护纳入其中,安慰、劝导家属并且与家属相互配合。

1.对家属进行死亡教育 进行死亡教育,树立正确的死亡观。医务人员要教育患者家属:现代的医学科学技术手段已经大大地延长了人的寿命,但任何人都无法逃避死亡。疾病是生命存在的正常形式,是一种自然现象。人要消灭疾病、消除死亡是徒劳的,也是不符合自然发展规律的。平静的、无痛苦的、有尊严的死亡才是终末期患者生命质量的期望和追求。通过死亡教育,患者家属可提高对于死亡合理性的解释水平,为未来死亡的发生做必要的心理准备,使他们能够协助临终关怀工作者对患者进行心理疏导。

2.将患者与家属视为一体,并尽可能地取得家属对临终关怀的支持和配合 帮助他们安排好陪伴患者期间的饮食、休息,以减少精神和体力上的疲劳;经常与他们交谈,增加相互间的信任和合作等。对家属提出的愿望要尽力满足,如支持并指导家属为患者做些力所能及的护理工作,让其心灵得到慰藉,患者也能享受到天伦之乐。安排适当的时间和地点,让患者和家属谈谈心里话、交代遗言等,充分表达感情,使患者和家属都感到满足而心中无憾。医护人员一定要明白:对患者家属的同情和关心也是对临终患者的安慰。

3.配合家属做好临终患者死亡的相关工作 死亡对患者来说是生命的结束,但家属则达到悲伤的高峰。他们对死者的留恋之情所产生的"肝胆欲碎"的痛苦难以控制,甚至久久不能解脱。因此,要做好死者家属的保护工作,理解家属的悲痛心情,并给予适当机会让他们发泄心中的悲痛,要耐心劝导家属节哀。亲人病逝后,家属若能了解到这是不可避免的结局,一般会减少悲痛。因此,护理人员要选择适当时机,向家属详尽地讲明病情;要劝导家属节哀保重,让他认识到已为亲人尽了最大的努力;要劝导家属面对现实,化悲痛为力量,安排好将来的工作和生活是对亲人最好的悼念。

四、临终关怀发展的伦理期待

临终关怀是一项非常有人性魅力的事业,已使世界上很多家庭受益。但与英国、美国等临终关怀事业发达的国家相比,我国临终关怀事业还面临诸多困难,其实施还停留在对患者生活的一般照顾,尚没有体现真正临终关怀的意义,也没有释放临终关怀的全部道德魅力。截至2015年,全国设有临终关怀科的医疗机构共有2103家,提供临终关怀等服务的老年(关怀)医院7791家、护理院289家。我们理应对临终关怀发展给予更多的道德期待。

(一)提高社会支持力度

首先,老龄化社会的到来使社会医疗、保健、临终关怀的任务加重。截至2018年底,我国已进入老年化社会,60岁以上的老年人人口已经超过2.5亿,约占总人口的17.9%,65岁以上人口1.67亿,占总人口11.9%。据专家预测,到2050年,我国60岁以上的老年人人口将达到4.3亿,占到总人口的四分之一以上。一位老年人在关怀医院去世后,他的四个女儿在给医院的信中这样写道:"当我们在父亲身边看到父亲安详地合上双眼,心里真是有说不出的感激,我们爱父亲,但工作又很繁忙,你们的工作不仅关怀了父亲,也关怀了我们,但愿有更多的人能在你们这里幸福地走完人生里程!"因此,为老年人提供一个善终之地,不仅是古老文明的要求,更是生活现实的需要。其次,发展临终关怀事业已成为全社会的责任。临终关怀不仅是一项医疗事业,更是一项社会事业,是社会发展的需要,是建设和谐社会的需要。它的社会意义不仅在于提高了人们的生命质量,也在于它弘扬了我国尊老爱老的传统美德,在于它对每一个了解、关心、参与的人来说既是一场死亡教育，也是一场生命教育。因此，发展临终关怀事业不能仅仅依靠医疗机构的努力，更需要各方面社会力量的推动。企事业单位、群众组织和社会团体、慈善团体等以及个人，都应该为临终关怀事业的发展贡献力量，全社会通力合作，共同推进我国临终关怀事业的进步。

（二）政策支持与立法是临终关怀事业发展的制度保障

政策支持与立法是临终关怀实施的关键词。欧美在实施临终关怀时，立法为先。美国1982年颁布《临终关怀医疗保险》将临终关怀服务纳入医疗保险计划，该计划为有医疗保险的人员提供全程服务。2005年，德国政府正式出台了第一部《临终关怀法》，该法主要规定了医生对临终患者的状况认定、临终患者在清醒时的最后决定权、临终患者的支配权、临终患者住院费用的支付等内容。2009年，法国通过了一项关于临终患者陪护补助金的议案，澳大利亚提出《国家慢性病治疗策略》，这些法律为各国的临终关怀提供支撑。

应该说，临终关怀在我国发展的30年中，国家与地方政府给予了一定的政策支持。据统计，1988—2018年，国家出台的临终关怀服务政策共20余项，如1994年卫生部出台了《医疗机构基本标准（试行）》，要求护理院、护理站要对临终患者、晚期的绝症患者展开临终护理。卫生部和国家中医药管理局于2006年6月29日制定了《城市社区卫生服务机构管理办法（试行）》，要求有条件的城市社区卫生办事机构可设置临终关怀科。2011年，卫生部在《中国护理事业发展规划纲要（2011—2015年）》中首次提到要将临终关怀纳入长期医疗护理中。《护理院基本标准（2011版）》规定，临终关怀科是护理院必须设立的科室，而且在该科室中应增设家属陪伴室。2012年，《中华人民共和国老年人权益保障法》提倡为年老者开展临终关怀服务。2017年，国家卫生计生委出台的《安宁疗护中心基本标准（试行）》，从床位、科室、人员设置方面提出相关要求，推动为疾病终末期患者提供身体、心理、精神等方面的照护和人文关怀。

我国临终关怀法案及相关政策的制定推动了临终关怀制度化、法律化建设，为临终关怀健康发展奠定了基础，调动了社会化办医的积极性，促进了临终关怀机构规模扩大，机构数、人员数、病床数等逐渐增加，在一定程度上满足了少部分民众对临终服务的需求，缓解了国内临终服务的供需矛盾。但是，目前的相关法规政策还存在很多不足：在临终关怀服务开展实施层面、服务机构主体、服务对象等方面的相关的规定太局限；对临终关怀服务机构设置、人员配置、实施程序等方面的要求不明确、不具体，无法确保临终关怀各项程序的标准化；临终关怀相关的政策法规制定还不深入，仅处于初步探索阶段，并没有构成完善成熟的法律体系；实施的公费医疗报销制度、医疗保险制度、大病统筹制度等没有完全覆盖临终关怀机构。

在发展临终关怀事业过程中，政府应加大对临终关怀事业发展的财政支持和政策支持：将临终关怀纳入区域卫生规划，纳入医疗保障体系；建立并不断完善社会养老制度，对低收入的家庭提供经济补贴，提供低廉租住用房，提供医疗服务；提供其他的社会服务项目；向行动不方便、年纪特别大的鳏寡孤独老年人提供居住场所、进行特别护理，大力发展社区医疗卫生服务。在临终关怀立法方面，明确临终关怀服务的合法申请者和申请者应具备的法定条件以及申请提出、撤销的规范；明确临终患者的纳入标准和鉴定医生所应具备的资质以及鉴定的方法程序；明确临终关怀机构接收临终患者的程序规范和违反规范应承担的法律责任等；对于临终关怀机构的安全条件和准入标准、临终关怀服务的性质内容和操作技术规范、日常业务进行监管和服务质量进行监控等。

（三）建设专业队伍是临终关怀的根本

经验表明，专业的临终关怀队伍、优良的服务质量是临终关怀事业得以发展，赢得社会支持的关键。临终关怀是一个朝阳事业，临终关怀工作者就应该具备一定资格。在国外，临终关怀照护一般由内科医生、注册护士及社会工作者等组成的跨学科队伍提供。为了提高临终关

NOTE

怀服务人员的专业素质,美国自 1993 年开始实行专科护士资格认证制度。该制度规定,从事临终关怀服务的工作人员须通过资格认证考试,考试内容涉及临终关怀护理的理论和实践。英国审计署对临终关怀机构的评估包括对医务人员的培训,也将其作为评估此类机构的一个重要指标。临终关怀服务的开展和推广需要专业化的人才,需要建立和完善从业人员的培训及资格认证体系。定期接受专门技能培训是专业人员的必修课,也是为员工进行正式资质考评的有效手段。这些措施提高了临终关怀机构工作人员的专业素质,促进了临终关怀服务的专业化和规范化发展。日本医院的临终关怀病房中,工作人员由医生、护士、营养师、药剂师、临床心理士、理疗士和志愿者组成。这些人员都受过专业教育与训练,为开展临终关怀服务奠定了良好的人才基础。

我国的临终关怀事业由于起步较晚,且受资金不足的限制,相关专业人员极度缺乏,许多临终关怀机构的服务质量亟待提高。《安宁疗护中心基本标准(试行)》明确规定,安宁疗护中心临床科室至少设内科、疼痛科、临终关怀科,医技和相关职能科室至少设药剂科、医疗质量管理、护理管理、医院感染管理等部门。因此,首先要加强专业人员的培养和临终关怀团队建设,使临终关怀医生、护士、心理医生成为临终关怀团队的基本成员,并对在职医护人员进行定期培训,加强理论教育和职业道德教育,提高服务的专业化水平。其次要改善现有临终关怀机构的医疗设施,营造良好的医护环境。

(四)学科建设是推动临终关怀事业发展的动力

临终关怀学科是随着临终关怀事业的兴起,以临终患者的生理、心理关怀和为临终患者及其家属提供全面照顾的实践规律为研究对象的新兴学科。随着临终关怀事业在世界各国的蓬勃发展,许多专家学者开始致力于临终关怀学科的研究。临终关怀事业在我国已经发展了 30 年左右,在医学领域也引起了广大医务人员和医学理论研究者的关注。然而除了医学领域以外,对于临终关怀的研究在其他学科领域并不多见。大多数国人并不能真正了解临终关怀,有的甚至是"闻所未闻"。因此,完善临终关怀学科建设、加强相关理论研究以推动临终关怀事业发展成为现实的迫切要求。要对传统生死观(儒家、道家、佛教、基督教生死观)、死亡哲学、人性、医学模式、医学目的、安乐死、患者的权利、临终关怀服务模式、大卫生观、姑息治疗、善终、社会效益和经济效益等进行全面研究。此外,还要加强促进国际间的学习和交流。只有这样,才能引领国人深刻认识临终关怀的本质,全面了解临终关怀的服务模式和道德原则,才能避免将临终关怀引入误区,才能推动临终关怀事业的健康发展。

(五)提供丰富全面的临终关怀服务

临终关怀的主要任务是控制疼痛、缓解症状、减轻或消除老年人及临终患者的心理负担和消极情绪。发达国家的临终关怀服务内容涵盖多个方面,服务模式多样,机构设施齐全,临终关怀机构数量庞大且仍在不断增长,可以满足老年人及家属的不同需求。美国临终关怀机构提供的服务主要包括为临终患者在面对死亡时情绪、心理和精神上予以帮助;引导家属关怀照顾老年人,提供丧亲关怀和辅导。英国临终关怀机构主要包括三种:独立的临终关怀医院、隶属于普通医院或其他医疗保健机构的临终关怀病房以及家庭临终关怀病床。第一种独立的临终关怀医院,不隶属于任何医疗保健服务机构。这类机构大多是由政府或民间组织出资设立的,设施完善,提供的服务包括康复护理、医疗陪护、喘息服务以及丧亲抚慰等。第二种机构在条件、设施等方面往往不及前者,但也能按照临终关怀的服务宗旨,为老年人或临终患者提供身心照护。第三种家庭临终关怀服务机构一般以社区为基础开展临终关怀服务,由家庭为老年人或临终患者提供主要日常照护。德国的临终关怀机构布置家庭化,以满足老年人和临终患者的生理和亲情需要。如有宗教信仰的老年人或临终患者,还可到礼堂做礼拜或允许神父探望。我国可以建构"一、三、九-PSD 模式",具体表述为:"一个中心、三个方位、九个结合"。

即以解除临终患者疼痛为中心;在服务层面上,坚持临终关怀医院、社区临终关怀服务与家庭临终关怀病房相结合;在服务费用上,坚持国家、集体、民营相结合。

(六)加强生死教育是发展临终关怀事业的必需

如前所述,死亡和濒死在中国文化中是晦气和唯恐避之不及的事情,这一观念成为影响临终关怀发展的影响因素。传统文化导致集体对于生命问题的解读是不完整的,它回避了对死亡问题的阐述,造成对社会民众死亡教育的缺失。美国纽约州库克大学副校长黄天中在论文《中美大学生对死亡态度的研究》中指出,在对待死亡及濒死的态度上中国的大学生和美国的大学生有着显著的差别,原因就是在于教育、文化和观念的影响。1963年富尔顿在明尼苏达大学正式开设死亡教育课程,该课程后来在美国广泛普及,给美国带来了巨大的变化。因此,临终关怀的推广需要人们改变关于死亡的传统观念,更需要在全国不同层次的民众中推广有关生死关怀等相关的教育课程。首先,从小学到中学乃至大学,开设有关生命关怀的教育课程,内容可依年龄层的不同提供由浅入深的教材。其次,要规划对在岗的医护人员进行临终关怀的继续教育训练,不论从知识层面、专业技能层面、态度层面,都需要一整套完全的专业训练,来提升医护人员对生命末期患者临终关怀服务的品质。最后,要规划对全国民众进行认识死亡与临终关怀的普及教育,这可以帮助民众增加对由出生到死亡整个生命过程中面临的重大议题的理解。一系列生命关怀教育的开展,不仅能增进学习者对死亡的认知与了解,减少对死亡的恐惧,更重要的是能将这些知识应用于生活中,除了用以解决因死亡而产生的种种问题外,更能帮助学习者建立积极的人生观,使其拥有更有意义的生命和生活。

第二节　安乐死伦理

近几十年来,人们目睹了医学知识和技术手段进步给人类带来了前所未有的机会。医学在延长人类生命方面取得了令人欣喜的成就:心力衰竭的患者通过先进的生命支持技术(如电除颤、心脏按压等)得以生还,肺衰竭的患者通过人工呼吸机完成换气功能,肾衰竭的患者通过透析来取代肾功能,那些不能进食的患者通过鼻饲管和静脉维持营养。这些进步使无数患者起死回生,科学进步与技术发展使当代医学能通过技术干预死亡过程。然而,不幸的是,不论投入多少资源来延缓死亡或减少痛苦,死亡依然不可避免,甚至在干预死亡的过程中患者会遭遇更多的痛苦。现代技术产生的悖论在于:技术赋予我们控制死亡的能力越大,它在生死判断上产生的混乱就越多。当代生命伦理学争论的问题之一,就是对临终患者的医疗决策与关于死亡的意义的问题,而安乐死正是其核心议题。

一、安乐死的含义

安乐死(euthanasia)一词,本义是无痛苦的、幸福的死亡(mercy killing)。其初衷表达了人们的一种希冀和向往:在身心安泰中走完人生最后里程,从容地告别人生。安乐死有两层意思:一是作为一种死亡的状态,指无痛苦的死亡,安然去世;二是指无痛苦致死术,即为减少不治之症患者的痛苦而采取特殊的医学措施。

(一)安乐死的界定

人们对于安乐死的界定并未完全达成共识。《布莱克法律辞典》认为,安乐死是从怜悯出发,将身患不治之症和极度痛苦的人处死的行为或做法。《牛津法律指南》认为,安乐死是在无法救治的患者自己的要求下,所采取的引起或加速死亡的措施。《韦伯斯特新国际词典》第三版的定义:安乐死是患者脱离不治之症的无痛致死的行为。1975年的《新哥伦比亚百科全书》

的定义:安乐死是无痛致死或不阻止晚期疾病患者的自然死亡。1985年出版的《美国百科全书》将安乐死定义为一种为了使患不治之症的患者从痛苦中解脱出来的终止生命的方式。在国内,《中国大百科全书·法学卷》对安乐死的定义:对于现代医学无可挽救的逼近死亡的患者,医生在患者本人真诚委托的前提下,为减少患者难以忍受的剧烈痛苦,可以采取措施提前结束患者的生命。尽管上述关于安乐死的定义众说纷纭,很难使人们共同认同,并信服接受,但是我们可以综合起来对其进行表述:安乐死是一种特殊的死亡类型或死亡方式;安乐死必须符合一定的条件,前提是患者的疾病是现代医学无法医治的,疾病已到晚期,疼痛难忍;安乐死应该是出于对患者的同情和帮助,出于对患者死亡权利和个人尊严的尊重而实施的;安乐死不能违背患者的意愿,应该是患者自愿要求的;安乐死还必须经过权威的医学机构鉴定确认,合乎法律的规定,按照法律程序而实施;安乐死必须有别于其他死亡方式,必须符合安乐死的原则。

从医学伦理学和卫生法学的角度,可给安乐死下这样的定义:患不治之症的患者在危重濒死状态时,由于精神和躯体的极大痛苦,在患者或其家属的合理及迫切要求下,经过医生、权威的医学专家机构鉴定,符合法律规定,按照法律程序,用人为的仁慈的医学方法使患者在无痛苦状态下度过死亡阶段而终结生命的全过程。从中可以看出,安乐死的本质并非决定生和死,而是决定死亡时是痛苦还是安乐。

（二）安乐死的分类

1. 按照安乐死的执行方式分主动安乐死和被动安乐死 主动安乐死是指采取某种措施加速患者死亡,亦称为积极安乐死。主动安乐死是根据垂死患者或其家属的要求,有意识地对不可逆转的患者采取某种处理方法,如采取药物或其他方法主动结束患者的生命,让其安然舒适地死亡。这类安乐死又称之为"仁慈助死"。所采取的措施常称之为"无痛致死术"。被动安乐死是指终止维持患者生命的措施,听任患者死亡,亦称之为消极安乐死。被动安乐死是对于确定无法救治其生命的患者,在预测后果的基础上,根据垂死患者或其家属的要求,停止无望的救治,做出终止延长生命的医学处理,如只给患者适当的维持治疗,减轻其痛苦,任其自行死亡,结束患者痛苦,故又称为"听任死亡"。

2. 按照患者的同意方式分自愿安乐死和非自愿安乐死 自愿安乐死是指患者有过或表达过同意安乐死的愿望。患者本人要求安乐死,或者患者有过要求安乐死的愿望,或对安乐死表示过同意。非自愿安乐死是指患者没有表达过同意,这种情况主要针对那些无行为能力的患者(如婴儿、昏迷不醒的患者、精神病患者和能力严重低下者),他们无法表达自己的要求、意愿和同意。根据患者家属的意见,只能由医生依据实际情况决定给予安乐死,有人将非自愿安乐死称为"仁慈杀死"。

（三）安乐死的适用条件

1. 适用对象 安乐死的适用对象必须是当下医学条件下无法救治并且正在遭受剧烈疼痛的濒死患者。

安乐死对象的确定,是实施安乐死的前提条件。在医学事件中,很难明确规定安乐死实施对象的标准。随着安乐死讨论的深入,不少学者对于安乐死的对象提出了标准。由于安乐死涉及人的生命且不可逆转,因此安乐死对象的界定是一个十分棘手而敏感的问题。一般认为,安乐死的对象可以归纳为如下几类:晚期恶性肿瘤失去治愈机会者;重要生命脏器严重衰竭并且不可逆转者;因各种疾病或伤残致使大脑功能丧失的植物人;有严重缺陷的新生儿。

其中,对于有严重缺陷的新生儿,其缺陷达到何种程度才称之为严重?才可认为对他(她)实施安乐死能得到伦理辩护?中国学者曾提出对无脑儿、中度脑积水、严重内脏缺损的新生儿不给予治疗的主张。美国学者就此问题也曾提出三条标准:①不能活过婴儿期,已处于濒死状态；②生活于不可救治的病痛中，直接治疗或长期治疗都不能缓解；③不具有最低限度的人类经验，对别人的照料在感情上和认识上没有反应能力。

2.患者的知情同意 患者必须是在神志清楚的状况下自愿接受安乐死的要求，并需要多次提出要求。婴儿、严重昏迷者、植物人等无行为能力或限制性行为的患者，可以由配偶、成年子女、父母、祖父母等作为代理人。代理人与患者必须无利益冲突，代理人委托书必须有亲属或好友、单位领导和医院的授权证明书。

面对生死的不可预测性和生命科学技术的发展，在患者尤其危急重症患者当中可以考虑实施预先指令。预先指令包括患者在特殊情况下对医学技术的选择和对死亡方式的选择，需要本人在神志清楚状态下的真诚委托或同意。

3.医务人员的动机必须是纯洁的、道德的 医务人员的动机应当是帮助濒死并且遭受痛苦者解除痛苦，实践人道主义精神。

4.安乐死的实施方法应当快速无痛 执行方法必须在伦理上是正当的，任何增加临终患者痛苦的方法都是不可取和非人道的。

二、安乐死的伦理争议

安乐死的论证是一个伦理学难题，且旷日持久，它涉及对人性的理解，也涉及对道德本质的解读。在讨论关于安乐死的伦理学论证时，不可忽视的是反对安乐死的论证与支持安乐死的分析。在理论论证上存在着这样的困难——不论人们应用哪种伦理学理论，都会陷入某种矛盾和冲突之中。

（一）赞成安乐死的伦理论证

道德是一种手段，而且仅仅是一种手段，保证我们在正确的地方、正确的时间，以正确的方式，做出正确的判断和正确的行动。要论证一个人的生命有没有延长的价值，就要清楚地评价生命的价值。安乐死得到伦理辩护的理由，主要基于患者利益、尊重自主权、生命尊严原则，以及不违背医学职责。

1.患者利益原则 安乐死的根本出发点是考虑解除患者痛苦，考虑到患者的特殊性，最根本的依据应该是对患者具体的好处或损害的评价。从患者的最佳利益出发是安乐死在道德上唯一应该进行的考虑，它也是人们最容易接受的理由。从世界范围看，不论是患者家属、医生、律师还是法官，都是从患者最佳利益这个基点来考虑的。即使当人们根据风险或受益来决定是否进行某项治疗时，人们所说的风险或受益均是针对患者本身而言。在某种意义上，在医学安乐死中，患者的最佳利益是可以得到确定的。当有意义的生命已经不再成为可能，死亡不可避免，医学无能为力，患者无法忍受巨大疼痛，希望能够在医学的帮助下早日解脱痛苦，安宁地、有尊严地死亡时，放弃治疗，甚至为了解除患者不堪忍受的痛苦而加速死亡过程，是能得到伦理辩护的。

2.安乐死是对个体自主权的尊重 生命属于个体，人有选择生活方式的权利，也有选择死亡方式的权利。对于每一个体而言，并不存在单一而普适的"有价值"的人生。人们对于"好的"人生与"有价值的"人生应当有不同的看法。患者作为最了解自己生命价值与人生意义的主体，当他具有行为能力时，能够在其个人偏好、信念和价值观的基础上，根据他在特定情形下所获得的信心而追求自己的价值。当医学干预与其本人的"有价值的"人生冲突时，患者有权拒绝这样的医学干预。当死亡来临时，患者有权要求医生为其决定提供人道的医学帮助。安乐死的实施，无疑是对患者自主权的尊重。本章的引导案例，案主的安乐死实施就是对其本人自主权的尊重。

3.生命尊严原则 尊严是生命的内在元素，也是生命伦理学关注的重要范畴。安乐死能得到辩护在于其目的是为了维护患者的尊严。安乐死的特定对象通常痛苦难忍,而且医学无能为力。他们作为生命的社会存在已经丧失,生命价值已经失去意义,延长这些毫无希望的患者生命实际上是延长死亡痛苦的过程。安乐死有助于减轻患者肉体痛苦与精神折磨,与其让患者在痛苦的折磨中死去,不如让其安静地悄然死去。以安乐死的方式结束质量极低的生命,使患者在生命终止之前保持一种自然完好的生存状态,避免在生命的最后阶段人的尊严的坍塌,以安宁的心境度过生命的最后时光。

4.安乐死并不违背医务人员救死扶伤的职责 救死扶伤是医生应尽的义务,但不是唯一的职责,为患者减轻痛苦也是医生的职责之一。如果采取各种各样的措施,结果只是导致其在死亡的道路上更加痛苦,这不是医疗的目的。对于一个患有绝症且痛苦万分濒死的患者来说,道德的做法应是解除其痛苦,而不是采取徒劳的办法来增加患者的痛苦。死是人生必然,一些身患绝症而无法忍受病痛的临终患者选择安乐死是其愿望和权利,医生按其愿望和权利帮助他实施安乐死,符合"关心人、尊重人"的人权主义和人道主义原则。

(二)反对安乐死的理由

安乐死是结束他人的生命,而且由医务人员来实施。基于这种特殊性,安乐死遭遇到来自生命论、道义论、后果论等理论主张的阻击。

1.安乐死是一种消极对待人生的态度 人的生命是至高无上的,即使生命所有者本人也不能随意处置。人生不仅是一个人的事情,它还包含着诸多社会因素,保护自身生命以及消灭生命的权利并不是绝对权利,这个权利应该鼓舞人去过美好的人生,而不是用来终结个人生命。人们应该勇敢地向病魔挑战,选择安乐死是懦夫的行为。安乐死是一种自私的行为,提前结束了自己的生命,自己是一了百了,可是这非自然死亡的结果和社会舆论会给亲友带来很大的压力,会使他们在感情上受到很大伤害。因此,实施安乐死是一种消极对待人生的态度,是对人类生命神圣性的践踏。

2.安乐死违反医生职责,为医生摆脱应尽的责任提供了借口 安乐死的直接原因是患者无法救治并承受巨大痛苦,而且患者自愿接受安乐死。可是当今世界,科技发展迅猛,医学技术不断提高,当前无法救治的顽症可能在一两年内被医学界攻克。如果实施安乐死合法,会导致医生为摆脱应尽的责任而把安乐死作为借口。长期以来,医生以救死扶伤为其社会职责,如果允许医务人员实施安乐死,会违背医务人员的社会职责与医学的使命。历史上,欧洲揭发出数起医护人员利用本职岗位变态杀人的事件,在医学界引起了不小的震荡。1992年,英国女护士贝弗利·阿利特被判入狱13年,罪名是谋杀4名幼儿患者,并企图谋杀另外9人。2000年,英国"死亡医生"希普曼因谋杀15名患者被判终身监禁。此外,他在行医的20多年里,用注射过量海洛因的手法杀害至少265名患者。2001年9月,瑞士32岁男护士安德马特承认,他出于"同情"杀死了27名患者。如果安乐死合法化,会给这些医护人员的犯罪行为提供理由和时机,助长此类行为的出现。

3.安乐死的合法化会导致人们认知上的误解 一些患者之所以要求实施安乐死,是认为自己将死,生命已不再有意义,是社会和家庭的累赘。如果患者带着这样的认知实施安乐死,会给社会伦理道德带来极大的冲击。国家现在还没有能力保障每个人都能有较好的医疗条件。很多人在医治无望的情况下,不愿意让亲人多花钱而想到一死了之。在广大贫困农村,由于基本的医疗保险体系尚未建立建全,许多人得了小病就面临巨大的家庭经济危机,认为主动谋求死路是最好的解决办法。这无异于贫困杀人,是一种极不人道的社会现象,而安乐死可能为这种行为提供合法的借口。荷兰自2002年将安乐死合法化之后,每年选择安乐死的人数激增,其中因罹患精神病而决定结束生命的人数激增。2015年荷兰共有包括数名儿童在内的5516人接受安乐死。有专家称,目前荷兰安乐死的人数逐年上升,执行安乐死的标准也在不断降低,这表明安乐死合法化导致安乐死发展趋于失控。

三、安乐死的实施现状及其问题

虽然现阶段安乐死还未在世界各国普遍立法,但安乐死的推行仍是人类社会发展的必然趋势。从生到死,是人类繁衍发展的自然规律。到了 20 世纪,人们对于生与死的认识进入了一个新的层面。随着医学的进步和生活水平的提高,人们不仅强调生命的神圣,同时也提出了生命的质量论和价值论,除了关注优生外,也更加关注"优死"。尽管安乐死在很多国家还不合法,但很多人已经在医生的帮助下实现了安乐死。1998 年英国《泰晤士报》就报道,英国已有2.7 万人在医生的帮助下以安乐死的方式结束了自己的生命。随着社会发展与医疗卫生体制的进步,人们的自主权观念日益深化,尽管安乐死立法步履艰难,但是世界上对安乐死持越来越宽容的态度。2018 年澳大利亚 104 岁科学家大卫·古德尔前往瑞士安乐死的例子充分说明这一点。在世界范围内,安乐死合法化的国家数量呈现上升趋势。

(一)安乐死立法实施情况

安乐死立法是实施安乐死的法律条件。由于安乐死本身存在巨大争议,世界上各国对其保持审慎和严谨的态度。英国、美国、荷兰、日本等国多次有安乐死立法的建议,但这些法律条文均被否决。1995 年,澳大利亚北部地区议会通过世界上第一个安乐死法案,批准实行符合特定条件的安乐死,1996 年 7 月 1 日生效。9 个月后,澳大利亚参议院宣布废除安乐死法案。荷兰于 2001 年 4 月 10 日通过安乐死法案。作为全球首个承认安乐死合法化的国家,在严谨立法方面为世界各国做出榜样。比利时于 2002 年 5 月 16 日通过法案,成为第二个为安乐死立法的国家。2000 年,瑞士苏黎世政府通过决定,自 2001 年 1 月 1 日起允许为养老院中选择以安乐死方式自行结束生命的老年人提供协助,这一规定本身所涉及的只是苏黎世的 23 家养老院。法国 2005 年 4 月 12 日通过新法,对生命终期做出定夺,拒绝了安乐死的立法,但制定"放任死亡权",允许停止治疗或拒绝停止治疗或者拒绝锲而不舍的顽固治疗。2015 年 2 月 6日,加拿大联邦最高法院推翻了一则禁止医生协助安乐死的案例。2016 年 4 月 14 日,加拿大联邦政府向国会递交允许医助死亡,即安乐死的法案。在美国,1994 年 11 月,俄勒冈州的一次全民公决中,通过了尊严死亡法。1997 年,二次全民公决通过,俄勒冈州成为全美唯一允许医生合法协助自杀的州。至 2016 年,美国华盛顿州、加利福尼亚州、俄勒冈州、佛蒙特州、新墨西哥州和蒙大拿州允许医生协助自杀。

安乐死法案为医生实施安乐死规定了严格而详细的条件。以荷兰安乐死法案为例:第一,患者必须在意识清醒的状态下自愿接受安乐死并多次提出相关请求,医生则必须与患者建立密切的关系,以判断患者的请求是否出于自愿或深思熟虑;第二,根据目前通行的医学经验,患者所患疾病必须是无法治愈的,而且患者所遭受的痛苦和折磨被认为是难以忍受的。只要存在某种医疗方案可供选择,就说明存在着治愈的可能;第三,主治医生必须与另一名医生进行磋商以获取独立的意见,而另一名医生则应该就患者的病情、治疗手段以及患者是否出于自愿等情况写出书面意见;第四,医生必须按照司法部规定的"医学上合适的方式"对患者实施安乐死,在安乐死实施后必须向当地政府报告。事实证明,只有对安乐死的条件进行严格的限制,才能确保安乐死不被滥用,真正发挥其人道主义关怀的意义。

(二)实施安乐死应注意的问题

根据我国的现实国情,不管患者本人是否同意,在我国实施主动安乐死即采取积极行为帮助他人结束生命是法律所禁止的犯罪行为。目前在法律中界限较模糊的是被动安乐死,如果患者和家属一致同意对需要依赖生命支持技术生存的患者不给予或撤除生命支持,而医务人员又实施了此种行为,在我国的法律中不认为是犯罪,现实中我国采用的大多数也是这种方式。但即使如此,自愿被动安乐死在实施时也必须严格遵循以下准则。

1. 必须要有符合要求的适应证 符合要求的适应证就是适合自愿被动安乐死的病症,这种病症的选择应该是十分严格的。西安曾有九位患者集体提出要进行安乐死,但他们的疾病是尿毒症。重度尿毒症会导致肾功能衰竭,血液里的毒素无法排出,患者十分痛苦。但尿毒症不是绝症,如果通过做血液透析来帮助患者排出毒素,患者就可以维持很长时间的生命。如果找到了合适的肾脏,就可以做肾脏移植。因此患者提出安乐死的要求并不是因为痛苦无法解除,而是因为做血液透析要花很多钱,经济上无法承担,这种类型的疾病是不能进行安乐死的。

2. 必须坚持把患者利益放在首位 只有基于患者的"最佳利益"标准进行生命价值判断才是合乎伦理的。判断一名患者是否应该实施安乐死,应纯粹从继续或放弃治疗对患者利益是否最大化来考虑,而不应掺杂其他因素。由于生命支持技术大多数是昂贵的技术,不少人认为将巨大的卫生资源用于治疗终末期患者是浪费,违背了卫生资源配置的效益与公平原则。在生命问题上用社会公益否定个体生命的价值和生存权利,这种观点是十分有害的,将导致对人类生命价值的漠视和否定以及伦理的丧失。医疗领域中的公平,不应以牺牲某些个体的生命权益来实现,而应该通过提高社会总体的医疗保健投入、普及社会保障和提高保健水平、建立完善人人平等享有卫生保健的社会福利制度来实现。

3. 必须坚持患者自主 生命属于每一个个体,是否放弃生命支持的决定应由患者本人做出。只有当患者无自主行为能力时(如婴幼儿、昏迷患者)方可由家属代为决定。一般情况下,医生不能作为患者利益的代言人。认为医生有权利拒绝处理那些他们认为无药可救的患者,医生有权对植物人状态的患者或临终患者做出不给予照护或撤除 ICU 医护的决定的观点是错误的。

4. 必须经过相关审查机构同意 自愿被动安乐死的审查机构应是一个类似现行"人体器官移植技术临床应用与伦理委员会"那样的机构,由患者的主管医生和其他相关医学专家、法学专家和伦理学专家组成。在拟对患者实施自愿被动安乐死前,先由主管医生来判断患者是否适合安乐死,然后向审查机构提出报告,经委员会的共同审核同意后才可以执行。

5. 必须符合法律规定 对意识清醒、心理正常、有表达能力的患者只能实施自愿被动安乐死,且要得到家属的同意;非自愿的被动安乐死只能对脑死亡患者、昏迷不醒患者实施。这是实施安乐死的绝对前提。如果在患者或家属没有一致同意的情况下,部分家属或医务人员擅自撤除对患者的生命支持,就可能会构成犯罪。例如,2001 年上海"孝子"梁某用电击为母亲实行安乐死的案例,2012 年广州番禺"孝子"邓某助母安乐死的案例均构成杀人罪。因此医务人员一定要注意遵守法律的规定,不能违反相关法律条款。

第三节 死亡伦理

人类自诞生之日起就开始了对死亡的思考。死亡意味着个体作为社会存在的消失。死亡是个体生存确定的、永恒的结局,但却是人类思考诸多问题的"逻辑起点"。自出生起,生命的每一步前行都在靠近死亡,然而,人并非在最后一刻才"死亡"。从生理学层面看,个体生命经历是一个不可逆转的过程。随着时间的推移,机体的功能日渐衰弱,适应性与抵抗力逐步减退甚至丧失,直至死亡的来临。然而,死亡并不完全是一种自然现象,在不同时期不同文化语境中,其解读也必然带有丰富多元的文化元素。

一、死亡的含义及其不同文化解读

(一)死亡的含义

一个清晰的哲学死亡概念可以为人们提供一个确定死亡标准的参照点。人的人格能力,自我意识或意识经验能力才是"人"的唯一特征,所以,只有人的这一能力完全地和永久地丧失,才能标志着一个"人"的死亡。

当说"死亡"这个概念时涉及一个哲学判断,是说这个判断是以判断者所持有的一种有关"生"的必要条件为前提条件的哲学判断。这些条件包括从维持身体的完整性到涉及社会互动(social interaction)能力。尽管医学家可以对死亡做出诊断,但医学判断中充满了哲学的预设,无论这些预设是否被清楚地表达出来。一个患者被看成是死还是活,这取决于人们对相关的死亡概念的理解。根据社会的、宗教的、政治的、伦理的后果来判断死亡是十分重要的。此外,其重要性还在于,死亡的标准(死亡的生理学概念)和死亡的检测(死亡的方法学概念)应该能够从一个恰当的死亡形而上学概念中合乎逻辑地推演出来。人"死亡"作为人的生命时间的终结,是在人固有的生存关系上对人做了基本规定。人的死亡定义所要求的条件应该是与人的死亡最为相关的内容。对死亡所进行的概念化描述的研究方法似乎应该基于这样一种前提:即生命机体的唯一属性应该贯彻在对死亡的确定之中。对于一个人而言,他所拥有的独一无二的东西并不是他能够自动地调节和控制他自己的生理过程的能力,因为这个能力是人与其他非人物种所共同拥有的特征。"植物的生命不是心灵生命",人们更倾向于接受一个与在人格意义上的人的特征丧失有关的死亡概念。

一般来说,传统死亡大致分三个时期:一是濒死期。指心肺功能已经极度衰竭,濒于停止生理功能的状态,是死亡过程的开始。二是临床死亡期。指心脏、肺等器官功能停止,神经系统中枢功能完全消失,作为一个整体的人已经不再存在。这是在器官水平上的死亡。三是生物学死亡期。指在临床死亡后,进入机体细胞和组织坏死的时期,直到代谢完全停止,生命现象彻底消失,是细胞水平上的死亡。

总之,死亡告诉人们这样一个残酷的事实:死亡的本质是个体生命的终结,不仅是自我意识的消失,还是个体存在的消失。人们担心失去自我,所以才惧怕死亡的降临;人们畏惧失去自我,所以才以各种各样的方式反抗死亡。

(二)死亡的东西方文化解读

1. 中国传统文化视域下的死亡观　我国的传统文化结构以儒家为首的儒佛道为主,其他文化为辅。儒佛道对于死亡的观点有差别。

中华文化在其发展中形成了死亡禁忌的传统。早在西周时期,"悦生恶死"的观念已经积淀到国人的死亡心理中。先秦儒家则承接传统形成了"重生轻死"的实用主义死亡观,认为人只有先知生而后才能知死,所以着眼点首先在生。"生则重生,死则安死","乐天知命,故不忧"。人们应该在有限的人生中热爱生活,热爱生命,重视现实,并在有意义的生命活动中走向终结。正如儒家代表人物荀子所总结的:生,人之始也,死,人之终也。终始俱善,人道毕矣。故君子敬始而慎终,终始如一。

与儒家相比,道家更强调保全生命,但对死亡问题也不避讳。老子从自然变化的角度看待生死,认为有生之时全生,死至之时顺死。庄子则从老子的重生转到重死,更多地去体会死亡的自然与必然,在现实生活中体现出了乐死恶生的态度。面对妻子的去世,庄子表现出常人难以企及,甚至难以理解的超自然的豁达,不是号啕大哭而是鼓盆而歌,与儒家面对死亡的悲痛及对葬礼的重视形成了强烈的对比。

佛教在汉代传入中国后,对传统的生死观产生了很大的冲击。

2.西方文化对死亡的阐释 在西方,原始人的死亡观是以否定性为特征的原始死亡观,其主要内容之一是对超个体灵魂不死的信仰。

从古希腊开始,西方的死亡观开始变为具有个体性,死亡被认为是个体不可替代的事件。特别是苏格拉底,他把古希腊死亡观中死亡的个体性观点推向极致。在他看来,死亡的本质、价值和意义,甚至死亡的方式和死后生活对不同的个体都不相同。从柏拉图开始,死亡的个体性观点逐步向死亡的普遍性观点转变。柏拉图用他的理念改造了古希腊的死亡观,提出了"死亡就是灵魂从身体的开释"的著名观点。亚里士多德则认为人的肉体可以消亡,但"神圣的理性不死",实际上都是用死亡的普遍性来代替死亡的个体性,试图证明个体的死亡具有普遍的不死的本质。伊壁鸠鲁认为,对于所有人而言,"死亡是一件和我们毫不相干的事情",并认为死亡是具有普遍性的原子的分离,更进一步强化了死亡的普遍性思想。

西方的死亡观中有人会表达出自愿的甚至强烈的"趋死"倾向。这种倾向,著名的精神病医生、心理学家弗洛伊德将其归结为,人类自身潜意识中存在的"死亡本能"。他认为,当人们在无止境的斗争中极为疲惫时,死亡的本能就会被唤起,并导致人们结束生命作为解脱。弗洛伊德的学说明确表达了这样的思想:死亡不是外在的,也不只是生活的表层现象,它是人的生理、心理乃至整个生命的原动力,是生命的鹄的。这种说法对死亡的阐释无疑是划时代的。

当代西方存在主义的先驱海德格尔对死亡问题的见解在西方影响甚大。海德格尔提出"向死而生"的命题,认为死亡实际上是人的存在的一种方式或模式。死亡笼罩、覆盖、贯穿整个人生的过程,并决定着生的内容、内涵价值、责任及选择的走向。"在踏实的存在中,我过着我的走向死亡的生活。"尽管许多人拒斥死亡、厌恶死亡、不去思考死亡,对死亡置之不理,但死亡实际上始终贯穿在每一个人的一生之中。对死亡视而不见、充耳不闻是不面对现实、不明智的表现。因为一个人迟早要面临死亡的显在威胁,如果毫无心理准备便会措手不及,这肯定无助于生。任何人对于人生价值的选择究其根本也就是对死亡的态度,对死亡的价值取向。死亡左右着人们对人生意义与价值的选择。另一个著名的存在主义哲学家叔本华认为,人作为个体,作为意志的表象,终有一死,人一出生就在奔赴死亡的路途上,死亡具有客观性和必然性,人无法扭转这种必然,因此,人应当"平静地面对死亡"。

西方文化中这些对死亡严肃认真的思考,对社会产生着巨大的影响。它促使人们有勇气正视死亡,思考死亡,认识死亡,接受死亡,并以死反思生的价值、生的意义,并为安乐死、脑死亡等随着社会发展而产生的死亡领域新课题提供了丰富的思想资料。

二、死亡标准的历史演变

死亡标准是人们衡量与判断死亡的标准或尺度,是确认死亡与否的临界点。一方面,随着现代医学技术的发展,医学的内涵与范围已经大大扩展,据此,死亡判断也从传统的经验判断进入技术判断。另一方面,越来越多的死亡事件发生在医院,这使得死亡客观上成为一个在医学话语和医学专业技能控制下的过程,宣布死亡,意味着医学努力的终点,承认生命的离去及其社会责任的消失。在这个意义上,死亡标准的确定,并非纯粹的技术问题,而是更重要的伦理与社会问题。

(一)传统的死亡标准及其局限

在传统生活中,判断与宣布死亡不独属于医学,也并非一个纯粹的医学伦理问题,而是更广泛的伦理问题。在长期的生活经验中,民间和医者形成了判断死亡的基本共识,即心脏停搏、自主呼吸消失。这是传统的死亡标准,也称为心肺死亡标准。其背后的逻辑是,一旦心肺功能丧失,人体的其他组织、器官很快相继失去功能与结构。原始人通过日常观察和狩猎活动,初步形成了死亡是心脏停止跳动的模糊概念。石器时代用弓箭刺中公牛心脏象征死亡的洞穴壁画,形象地说明这一观念。

在人类对于包括死亡在内的生命现象没有足够细致且具有说服力的科学解读之前,心肺死亡标准长期被沿用。即使发生个别误判现象,也未促使人们质疑传统的死亡标准。20 世纪60 年代出版的《辞海》认为死亡者为人类生理的生命之断绝,普遍以停止心跳和停止呼吸为准。在过去的医疗条件下,心跳与呼吸停止后,脑细胞也会逐渐死亡,进而全身所有细胞死亡。由于心脏和肺脏功能停止所致的死亡现象最容易被人们观察到(脉搏和呼吸停止),因此在临床实践中最常使用的还是心肺标准。

然而,随着医学的发展与对死亡认识的加深,传统死亡标准的缺陷逐渐被揭示。

其一,心肺死亡标准可能导致误判。基于心肺死亡标准的感知性与经验性,可见与可触摸的死亡判断方式容易产生误判。有文献记载,在西南非洲撒哈拉的干燥沙漠中,布须曼人将心脏不再跳动的"死人"埋在浅墓中,但多次发现他们从墓中爬出来。2011 年 6 月,俄罗斯女子法吉尔义·穆罕默德贾诺夫因胸痛在家中跌倒后被送进医院,医生宣布她死亡。然而让人意想不到的是,在家人为其准备葬礼时她却突然醒过来,因发现自己身在棺材中惊吓过度"再次死亡",再也没有醒来。"死而复生"现象的发生,实际上是对死亡的误判。

其二,现代新技术的使用,使生与死之间的界限变得模糊,那些传统的特征亦不易把握。一方面,现代人工复苏技术的运用可以逆转传统的不可逆的心脏停搏。即溺水、被电击者呼吸和心脏搏动可能停止,但及时的抢救可以使他们"活过来"。可见,心脏停搏、呼吸停止不一定是生死的临界点。某些情况下,死亡过程中也存在抢救的机会,过早地放弃会使一些患者失去继续生存的机会。另一方面,现代医学手段可以替代心肺功能。机械泵可以替代心脏功能,心脏起搏器也可以维持心脏跳动,人工呼吸机可以维持呼吸。当某人的脑部大面积甚至全部损伤,且不可逆地走向消融时,可用人工设备无休止地维持其生命状态。这不但会加重家属负担,浪费卫生资源,而且也会造成对临终患者的过度治疗。事实上,借助外循环装置开展心脏手术就是有意使心脏功能暂时可逆地停止,在有限时间内保护大脑的功能。简言之,在现代新技术的使用过程中,传统的心肺死亡标准作为判断人死亡的标准已经不合时宜。

综上,传统的心肺死亡标准在人类历史上发挥了重要作用,但是可见与可触摸的死亡判断方式,在现代医学知识技术的视野中日益暴露其弊端。对于那些心脏停止跳动的患者,医务人员该如何作为? 或者说,医务人员何时才能停止对患者的抢救,成为现代临床医务人员必须思考与处置的问题,心肺标准已经面临着伦理与法律的双重挑战。1967 年心脏移植技术的开展,推动新的死亡标准的出现。

(二)现代脑死亡标准

心跳和呼吸停止作为死亡的定义沿袭了数千年之久,观察脉搏、呼吸、血压或(和)心电图描记在临床实践中遭遇诸多挑战。长期的病理生理学研究表明,脑死亡是不可逆转的。一旦达到脑死亡水平,人的机体就处于整体死亡阶段。

脑死亡(brain death)概念最早于 1959 年出现在法国。该词在法语中的字面意思是"超昏迷"。该词是为了描述与呼吸能力不可逆丧失联系在一起的不可逆昏迷状态而被法国的神经病学家们所造出的一个术语。这是指脑结构上遭受了大面积不可逆损伤的患者所处的一种状况,他们对外部刺激完全没有反应,也没有自主呼吸。他们的大脑皮层与深层都不能测量到生物电活动。但他们可以借助机械呼吸机维持生命,故又称"呼吸机脑"。但如果将呼吸器撤出,那么他们的心跳在短时间维持后也会最终停止。

1968 年,哈佛大学医学院特设委员会在第 22 届世界医学会提出了"脑功能不可逆性丧失",即脑死亡的哈佛标准,处于不可逆昏迷中的人可被宣布为死亡。尽管该委员会并没有明确将全脑受损与人的死亡等同起来,但其提议对于人们重新准确理解"死亡"的确具有实质性

NOTE

影响。

哈佛标准包括四条判断标准：①无感知和无反应。患者对外部事件的刺激及内部的需要完全不能感知，且没有反应。即便是最强烈的疼痛刺激，患者也没有声响或其他反应，连呻吟一声、伸伸四肢或呼吸加速都没有。②没有运动或自主呼吸。患者无自主肌肉运动，或无自主呼吸，或对诸如疼痛、触摸、声音、光亮等刺激无反应。③脑干反射消失。诱导反射缺如，可以部分证实患者存在着中枢神经系统活动消失的不可逆昏迷。患者瞳孔固定、扩大及对光反射消失。④脑电图平直。

要求对以上四条在 24 h 内反复多次测试，结果无变化。但体温过低(体温< 32 ℃)或刚服用过巴比妥类等中枢神经抑制药的病例除外。

该委员会做出这一提议后不久，世界医学会第 22 届大会在《悉尼宣言》中承认脑 X 线摄影可能对宣布脑死亡有用。关于脑死亡的最具有权威的解释，可以认为是美国生物伦理委员会的报告所提供的有关脑死亡的两个相互一致的解释。其中一个是"整合功能"的观点，另一个是"主要器官"的观点。如果把全脑死亡定义为"作为整体的大脑功能的不可逆终止"，则上述观点实际上就是对这一定义的最充分的论证。根据美国生物伦理委员会的观点，"整合功能"和"主要器官"的解释对死亡的定义只是在重点上有所不同，而并不存在根本上的区别。可见，脑死亡(全脑死亡)的表述是在近年来医学科学发展的背景下出现的新标准。在当前医学科学发展的背景下，某些心肺功能的停止是可逆的，但脑功能的停止则表明死亡的不可逆阶段已经开始。在这个意义上，脑死亡标准能够为人们提供一个更充分的死亡标准，因此认为脑死亡就等于人死亡，即使他的心肺功能在机械的支持下仍维持"工作"。

三、脑死亡标准的伦理意义

确定脑死亡标准，在医学史上开辟了人们认识死亡的新阶段，具有重要的伦理意义。

1. 有利于关于"人"标准的确立　人同动物都是生命的存在形式，但二者也有本质区别。最根本的地方在于人具有自我意识，当一个人永久失去意识，没有思维功能，没有感知和情感体验，那么他的真正生命在任何意义上都可认为已经停止，作为人的价值也随之消失。以脑死亡作为人死亡的标准，就意味着意识功能是否存在成为人是否死亡的重要条件，有利于从人的本质特征确定"人"的存在。传统的死亡标准，单纯从心跳、呼吸停止来确定死亡，属于生物学死亡标准。脑死亡标准，则能够将人的死亡提高到法律的、社会的高度，有利于从整体上认识人的死亡。从这个意义上说，脑死亡就是人死亡，他已经不再存在于这个世界。

2. 脑死亡使死亡判断更加准确　临床上所说的脑死亡，就是指脑干死亡。脑干是人体的生命中枢，它控制着人体呼吸、心跳等重要功能。人体一些部位的细胞在受到损害后可以通过再生来恢复功能。脑细胞则不同，一旦坏死就无法再生。因此，当一个人的脑干永久性完全丧失功能，其身体的其他器官和组织也会因为没有呼吸和心跳而丧失功能。曾有 16 位学者对1036 名临床确诊为脑死亡的患者进行了研究，这些患者虽经全力抢救，但无一生还。因此，用脑死亡标准来判定人的死亡，既反映临床死亡，又反映社会死亡，更为科学。

3. 有利于推动器官移植的开展　器官移植采用健康的脏器替换人体内罹患疾病、已难以发挥正常功能的器官。该技术从根本上改变了人类治疗疾病的格局，使许多本来难以恢复健康的患者得以康复，为医学领域带来革命性变化。目前，阻碍器官移植开展的突出问题是器官供体短缺。死亡公民捐献是器官移植的重要来源，它体现了对死亡理性、达观的态度和奉献精神。让死者的捐献得以实现要有技术方面的支持，那就是从死者身上摘取器官时间越早，被移植的成功率越高。按照传统的死亡标准摘取器官，由于死者血液循环停止时间过长，从而影响所移植器官的成活率。若实施脑死亡标准，当医生宣布临床脑死亡，此时死者心脏、肺脏功能可能还相对完好或停止不久，其器官还保持着生物活性，有助于提升器官移植成功率。无论从

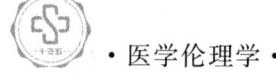

技术还是效果角度看,脑死亡标准对于器官捐献与移植来说都具有重要意义。当然,人们必须明白,有利于器官移植绝非脑死亡标准的直接理由,而是其副产品,否则将会产生重要的伦理问题。

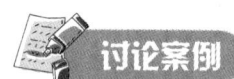

24 岁的泰默是匈牙利布达佩斯某医院的一名护理人员,据媒体报道,在她供职的医院中出现了一些奇怪的现象,即只要轮到泰默上夜班,夜间患者的死亡人数就会增加。起初护理人员和医生都没有特别在意,因为死者都是一些年老体弱或患了绝症的患者,随时都有死亡的危险。不过,由于死亡的发生过于频繁,医院开始了调查。结果发现一些死者并非自然死亡,而是被人注射了大量的镇静剂或其他类似药物。人们很快发现许多患者都是死在泰默当班时。通过调查,医院主管还发现,给患者注射并造成他们死亡的药物都不在医生开出的处方中。布达佩斯警方宣布,他们抓获了泰默。在警方拘捕之后,泰默很快就承认了是她故意为患者注射镇静剂的。她已经向警方承认,她曾利用值夜班的机会导致了大约 40 名患者的死亡。但在认罪的同时,她还为自己辩护说,之所以这样做,是因为"想帮助这些老年的遭受病痛折磨的人摆脱痛苦"。她承认自己曾这样干过 30～40 次,还清楚地说出了其中 19 位患者的名字。她还说,自己是出于"仁慈"才这么做的。警方也承认,至今还没有发现任何证据可以证明,泰默杀害这些患者有其他物质上的动机。

问题:

1.该护理人员是否有权结束这些患者的生命?

2.对于这些患者,护理人员最好的选择与做法是什么?

3.泰默为患者注射药物死亡的行为是否属于安乐死?为什么?

小结

临终关怀是对临终患者的舒缓疗护与全人关怀,是仁爱精神与医学人道主义的体现,并表达了完整的生命概念,是人类社会文明的进步,需要提高临终关怀工作者的道德水平。做好临终关怀,需要尊重临终患者的权利;减轻患者躯体疼痛,实施心理辅导;同情和关心临终患者家属。然而在我国要做好临终关怀,需要加强社会支持力度、专业队伍建设与学科建设,为临终患者与家属提供生死教育,而其中政策支持与立法是有力保障。安乐死是涉及临终患者的另一重要问题。对于安乐死的界定与认同并未达成共识,按照不同标准,有不同分类。赞同者认为,安乐死符合患者利益,尊重患者权利,维护患者尊严,且并不违背医者责任;反对者认为,安乐死是一种消极的人生态度,与医者责任相抵触,会导致人们对死亡认知的误读。目前有少数国家或地区已经实施安乐死立法。死亡是每一个人都不可能回避的问题,但中西方文化存有差异。死亡标准经历了从传统心肺死亡标准到脑死亡标准的变迁。脑死亡标准对于"人"标准的确立、死亡判断的科学意义以及推动器官移植具有更大的伦理价值。

思考题

1.请谈一下你对临终关怀的理解？

2.临终关怀与安乐死有何区别？

3.实施脑死亡标准的伦理意义是什么？

（陈化　南方医科大学）

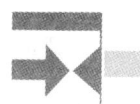

第八章　医学新技术研究与应用的伦理

扫码看课件

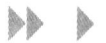

 教学目标 ▌····

　　1. 识记：辅助生殖技术和器官移植中的伦理原则和伦理规制。
　　2. 理解：胚胎干细胞研究与生殖性克隆技术的伦理价值和伦理争议；辅助生殖技术和器官移植中的伦理问题；基因研究与诊疗中的伦理问题。
　　3. 运用：培养学生的伦理思维和敏感性，结合医学伦理学的理论和相关原则，分析和解决医学新技术研究应用中的伦理问题。

引导案例

　　2012年7月，一名女婴(B)诞生在广州某医院。她的诞生为她14岁的患重度β-地中海贫血的姐姐(A)带来重生的希望。14年前，携带β-地中海贫血常染色体隐性基因的夫妻二人生下一名女婴，这名女婴在6个月时被确诊为重度β-地中海贫血，需要长期输血治疗以维持生命。尽管女孩的母亲先后怀孕3次，但经羊水产前诊断均为重度β-地中海贫血患胎，不得不实施引产。为救助这个14岁的女孩，该母亲接受了医师的建议，实施了"植入前基因诊断"，即在胚胎时期对致病基因进行诊断，挑选出基因表型正常的胚胎进行移植，从而保证正常胚胎的生长发育。待婴儿出生时，医师采集新生儿的脐带血，为患有重度β-地中海贫血的女孩带来治愈疾病的希望。

　　请思考：

　　1. 为了救治孩子A的生命而生育另一个孩子B，并取其组织进行移植，这在伦理上能否得到辩护和支持？为什么？

　　2. 父母有无权利决定使用孩子B的身体组织？

　　随着现代科学技术的迅猛发展，现代医疗技术为人类的健康提供了有力保障，人的生存质量得到进一步的提高。新技术不但给人类的生活带来了巨大的影响，与此同时，也产生了很多伦理道德上的争议。其中，辅助生殖、器官移植、胚胎干细胞研究与生殖性克隆、基因编辑等一直受到社会各界的广泛关注，是长期以来争论的焦点。新的科学技术促使伦理道德更加完善，伦理道德规范科学技术的发展，没有独立存在的科学技术，也没有不受科学技术发展影响的伦理道德。在实践中，需要理性地认识医学新技术的伦理意义及其研究引起的主要伦理争议，建构相应的伦理体系，实现伦理对医学新技术研究与应用的导向作用，使之更好地为人类造福。

第一节　人的胚胎干细胞研究与生殖性克隆技术的伦理

一、人的胚胎干细胞研究与应用的伦理价值

干细胞是一种未充分分化、具有自我复制能力的多潜能细胞，具有再生各种组织、器官的潜在功能，在一定条件下，它可以分化成多种功能细胞。根据干细胞所处的发育阶段分为胚胎干细胞和成体干细胞；根据干细胞的发育潜能分为三类：全能干细胞、多能干细胞和单能干细胞。从理论上说，干细胞可以分化成各种组织细胞，形成各种器官。因此，干细胞在医学领域有着广泛的应用前景。

人的胚胎干细胞具有自我更新、增殖，以及分化为各种组织、器官的潜能，它的伦理和应用价值主要体现在生物学、医学和药学等方面。

首先，胚胎干细胞为探索人体发育规律提供了一个独特的研究系统，对发育生物学的基础研究具有重大的意义。通过干细胞的体外培养、建系、扩增、遗传操作、选择、克隆等研究，我们可以在分子水平上寻求和理解人类发育分化的机制，为探讨人类某些严重疾病的治疗方法奠定理论基础。

其次，胚胎干细胞在医学方面具有重大的价值。据报道，目前全世界每年有1700多万人死于心血管疾病，2亿多人正忍受着糖尿病的折磨，还有成千上万的癌症、脊髓损伤、镰状细胞贫血、白血病、阿尔茨海默病和帕金森病患者。以胚胎干细胞作为种子细胞，可以为临床的细胞、组织、器官移植提供大量的材料。通过控制胚胎干细胞的生长环境、向胚胎干细胞转染某一种系细胞形成的决定基因等，研究者可获得特定种系的较纯化的细胞，并且数量不受限制。将这些细胞用于移植治疗，将给帕金森病、脊髓损伤、糖尿病、心肌损伤、肝硬化、肾衰竭、各种血液疾病等疑难病症的治疗带来新的希望。

再次，在药学方面，胚胎干细胞能大大地改进药物的筛选方法。虽然用人类胚胎干细胞进行药物实验，取代不了动物实验和人体上进行的试验，但有助于改进药品的研制进程。因为只有在细胞实验表明药物的安全性、有益性之后，才有资格进一步进行动物实验和人体试验，而且可以缩短筛选时间。

综上所述，胚胎干细胞具有广泛的应用价值和科研价值，它将打开疾病治疗新的突破口。然而，胚胎干细胞研究这把"双刃剑"给人类带来希望的同时，也对现有的伦理体系提出了挑战。

二、人的胚胎干细胞研究与应用的伦理争论

（一）干细胞的来源

干细胞可以从成人、脐带血、胎儿组织及胚胎组织中获取，其研究与应用的伦理问题主要集中在胎儿组织及胚胎组织的利用方面。就胚胎干细胞的来源而言，主要有三个方面：（自然和人工）流产的胚胎；辅助生殖剩余的胚胎；通过体细胞核转移术得到的胚胎。提取胚胎干细胞必然会损毁胚胎，因此作为干细胞的来源之一，胚胎或胎儿能否有意制造并用于研究或临床？能否有意地让他们存活至干细胞被获取时？同时，从胎儿组织及胚胎组织中获取干细胞，有可能给提供这些组织的妇女造成特殊的压力并将其置于一定的危险之中。

（二）干细胞与生命

胚胎干细胞的提取是以摧毁胚胎为前提的，而胚胎作为人类生命的早期形式，具有发育为

人的潜质。胚胎是否具有人的生命,是不是人,研究胚胎干细胞是不是"毁灭生命""杀人"等,这些也往往成为争论的焦点。世界各国对待这些问题都有不同的看法和立场。由于法律、宗教和历史等诸多方面的原因,部分学者认为,人类胚胎就是人的生命的开始,对人类胚胎进行任何研究都是对生命的亵渎。而在不少国家(包括我国在内)的学者看来,人体胚胎干细胞研究在遵循"行善和救人、尊重和自主、无伤和有利、知情和同意、谨慎和保密"等伦理原则下,在反对克隆人、支持治疗性克隆研究等伦理规范下,研究中"14 天以内的人类胚胎可以用于实验研究"的观点应给予支持。

此外,人的胚胎干细胞研究还涉及赠者和受者之间的知情同意、风险与收益评估、捐赠者的匿名问题、细胞库的保密和安全问题、商业开发与参加者的报酬问题,以及获取组织的信息机密性和隐私权等。

三、人的胚胎干细胞研究与应用的伦理规范

我国针对干细胞移植已提出了一些伦理规范和政策,但胚胎干细胞研究的立法依然滞后,有必要在总结概括以往法规政策的基础上,进一步探索、发展和完善有关伦理规范和政策法规的新思路,建立正确的政策法规体系。

中国国家人类基因组南方研究中心 2002 年撰写的《人类胚胎干细胞研究的伦理准则(建议稿)》确定了胚胎干细胞研究的一系列伦理原则,如行善和救人、尊重和自主、无害和有利以及知情同意原则等,并且肯定了从治疗不孕症后剩余的胚胎中提取胚胎干细胞等途径是合乎伦理的。2003 年卫生部发布了《人类辅助生殖技术和人类精子库伦理原则》,明确地禁止生殖性克隆,还规定医务人员不得实施以生育为目的的嵌合体胚胎技术。2003 年 12 月 24 日科学技术部和卫生部联合下发了十二条《人胚胎干细胞研究伦理指导原则》,明确了人胚胎干细胞的来源、定义、获得方式、研究行为规范等,并再次申明中国禁止进行生殖性克隆人的任何研究,禁止买卖人类配子、受精卵、胚胎或胎儿组织,主要内容如下:①利用体外受精、体细胞核移植、单性复制技术或遗传修饰获得的囊胚,其体外培养期限自受精或核移植开始不得超过 14 天;②不得将已用于研究的人囊胚植入人或任何其他动物的生殖系统;③不得将人的生殖细胞与其他物种的生殖细胞结合;④禁止买卖人类配子、受精卵、胚胎或胎儿组织;⑤进行人胚胎干细胞研究,必须认真贯彻知情同意与知情选择原则,签署知情同意书,保护受试者的隐私;⑥从事人胚胎干细胞的研究单位应成立包括生物学、医学、法律或社会等有关方面的研究和管理人员组成的伦理委员会,其职责是对人胚胎干细胞研究的伦理学及科学性进行综合审查、咨询与监督。2015 年 7 月 20 日,国家卫生计生委、国家食品药品监督管理总局印发《干细胞临床研究管理办法(试行)》,规范了干细胞临床研究的机构资质和条件,采取了审核备案制,规定研究机构不得向受试者收取干细胞临床研究相关费用,不得发布干细胞临床研究广告;同时限定多项措施保护受试者的权益,如提出临床研究应当遵循伦理和保护受试者的原则,规定开展干细胞研究的临床机构应当成立伦理委员会,并对项目研究方案进行伦理审查,将科研风险最小化;研究过程中要认真履行知情同意程序,对严重的不良反应和不良事件等及时处理和报告,充分保护受试者的权益。

四、人的生殖性克隆技术的伦理争议与规制

从克隆绵羊"多莉"诞生以来,人们就对生殖性克隆技术展开了激烈的伦理争论。支持者认为:生殖性克隆技术可以用于弥补不育缺陷;可以用于预防性优生;有利于疾病治疗或器官移植等。反对者认为:生殖性克隆技术是对人权和人的尊严的挑战;违反生物进化的自然发展规律;克隆人的身份难以认定,有悖于人类现行的伦理法则;将使社会结构受到巨大的冲击;克隆人技术的不完善性和低成功率,将直接威胁克隆人的生命质量和安全;克隆人本身将承受巨

大的痛苦等。

生殖性克隆技术尽管是生殖技术领域的极大突破,但是其带来的对现实伦理、法律秩序的冲击可能会造成无法解决的社会矛盾。目前主流价值导向普遍否定人的生殖性克隆。我国政府和学术界对人的生殖性克隆也持明确的反对态度,但有关人的生殖性克隆技术的法律法规尚待建立和完善,以期发挥最大的积极效用。

第二节 人的基因研究与诊疗的伦理

一、基因研究的伦理问题

1909 年,丹麦遗传学家约翰逊在其《精密遗传学原理》一书中根据希腊语"给予生命"之义,用"基因(gene)"一词来代替孟德尔假定的"遗传因子",正式提出了"基因"的概念。20 世纪 50 年代,DNA 双螺旋结构被发现,人们弄清了遗传物质染色体的分子基础。20 世纪 70 年代,DNA 重组技术被发明,人们可以成功分离和克隆基因。此后,人们把基因和疾病对应起来研究,相继发现了一些遗传病如血友病、红绿色盲、镰状细胞贫血、亨廷顿病等,这些疾病均被证实是单基因突变引起的。1990 年,由诺贝尔奖获得者雷纳多·杜尔伯克发起的,由美国、英国、法国、德国、日本、中国以及丹麦、俄罗斯、韩国和意大利等多国参加,共同开展研究的人类基因组计划(human genome project,HGP)正式启动。至 2006 年,人类基因组计划最后一个 1 号染色体测序完成,为 HGP"工作框架图"画上完满的句号。

实施 HGP 的目的,是建立全人类基因的多样性资源库,探讨和研究人类的起源,了解和诠释人类发展和进化的历史,从微观层面比较深入地研究和探讨人与人、人与社会、人与自然的关系,并为探求致病遗传因素及其与环境的关系等问题提供基本依据和信息。但是,基因绝不是人的全部,人在生长发育中逐渐成为有理想、有感情、有信仰及有处理人际关系能力的个体,除先天遗传因素外,还与社会环境的长期作用密不可分。因此,在基因研究中应当注意以下伦理问题。

首先,要坚决反对"基因决定论",不能片面地夸大基因功能,以免陷入"遗传决定论"的误区。联合国教科文组织在 2004 年 4 月的一次生物安全问题的会议上,呼吁全球必须在人类基因组研究中,坚决反对基因决定论,不能把人看作一堆基因。

其次,要将基础研究与临床应用区分开来,如果将尚不成熟的基础性的基因技术盲目应用于临床并进行基因操作,一旦发生个人遗传信息的分析结果与医疗实践的误差和失准,将会给个体及人类带来难以复原的风险和伤害。

再次,要尊重自然规律,维护生命的神圣和尊严。随着基因技术对人体、生命干预程度的不断扩大,人类尊严受到挑战的形势也越来越严峻。人是否会成为随心所欲的生产订制品?是否会出现以"优生"为名的生命改造运动?是否会在一定程度上打破生命自然生殖的形式和过程,改变生命的产生方式和进化?

此外,要关注到基因研究及开发中的利益平衡。基因研究涉及巨大的人类共同利益,必须通过国际合作来完成,并建立相应的完整的信息数据库,成果为人类共享。如何在基因样本提供者与样本研究者、样本使用者之间进行利益分配?取用基因样本库中生物材料的基本程序和规范是什么?如何避免样本库商业化应用的负面性?如何坚持样本库的公益性目标?

二、基因诊断的伦理问题

基因诊断也叫脱氧核糖核酸诊断、分子诊断,是指从患者体内提取脱氧核糖核酸或核糖核酸,应用分子生物学技术,通过检查基因的结构及其表达功能,来判断患者是否基因异常或携带病原微生物。目前,基因诊断检测的疾病主要有三大类:①感染性疾病的病原诊断;②各种肿瘤的生物学特性的判断;③遗传病的基因异常分析。在基因诊断中,需要关注以下伦理问题。

1.基因取舍问题 什么是好基因?什么是坏基因?对此,很难有一个绝对的标准。即使是缺陷基因,又能肯定这种基因毫无用处、没有特殊功能吗?

2.基因歧视问题 假如对普通人实施基因检测成为常规,那么人们是否会因自己天生的基因特征或基因缺陷而受到歧视呢?有报道称有的国家的不少公司已开始对其职员或求职者进行基因检测。

3.基因隐私问题 基因诊断能发现一个人的基因隐私,这种基因隐私应该由谁拥有?是本人、其父母,还是专业人员(如医师)?谁有权使用和公开这些信息?

三、基因治疗的伦理问题

基因治疗是指在 DNA 水平上对异常基因进行修饰以达到纠正基因缺陷所导致的一系列病理生理问题的治疗。包括基因修正、基因替换和基因增补。目前基因治疗的方法有体内法和体外法:前者是直接将目的基因导入体细胞,此法相对简单,但转导效率不高,基因表达短暂;体外法是指从机体内取出靶细胞,在体外进行培养并插入目的基因,然后将这种经过修饰的细胞移植回患者体内,此种方法转导效率高,并能以稳定的方式表达基因产物。基因治疗引发的伦理问题主要有以下方面。

1.疗效的不确定性问题 基因治疗尚无法保证其绝对安全和达到理想的纠正效果,因此,对患者及其后代可能会带来难以预计的后果。

2.卫生资源分配公平性问题 基因治疗的费用颇高,那么穷人、没有医疗保障的人就可能因为缺钱而失去接受基因治疗的机会,这对于他们来说显然是不公平的。

3.基因设计问题 基因设计就是人类用基因来编制理想的自我及后代,这涉及如何理解医学的价值和终极目标,即医学的目的仅仅是对付疾病、缺陷,还是按照人们的理想制造"超人"?

四、基因诊疗伦理原则

由于基因诊断与基因治疗存在以上的伦理争议,因此在基因诊断与基因治疗中提出以下伦理原则供参考。

1.坚持人类尊严与平等原则 出于人格尊严与平等的考虑,医务人员应对患者的基因隐私予以保密,以防患者因其基因信息被泄露而可能招致歧视,受到不公平对待。医务人员应该平等地对待携带缺陷基因的患者,尊重其人格和权利,坚决反对基因歧视。不能把患者仅仅作为治疗或试验的对象,更不能为某种利益或压力而损害患者利益。

2.坚持知情同意原则 医务人员一定要让患者或其家属充分了解有关信息,然后再做出是否接受基因诊断、治疗的决定。医务人员绝不可用蒙蔽、欺骗、压制等办法剥夺患者的知情选择权去实施基因诊断和治疗。

3.坚持科学性原则 开展基因诊断、治疗必须有严谨的科学态度,必须具备下列条件才能进行基因治疗:①具有合适的靶基因,即作为替代、恢复或调控的目标基因;②具有合适的靶细胞,即接受靶基因的细胞;③具有高效专一的基因转移方法,以使外源靶基因导入靶细胞内;④基因转移后对组织细胞无害;⑤在动物模型实验中具有安全、有效的治疗效果;⑥过渡到临床试验或应用前需向国家有关审批部门报批或备案。

4.坚持医学目的原则 基因治疗技术的研究和应用只能是为了更有效地预防和治疗疾

病,维护和增进人类健康,而期望通过植入其他正常基因使人的某些特征得到所需要的改变,是不被允许的。基因治疗应限于没有其他有效治疗方法的疾病,如恶性肿瘤、神经系统疾病、遗传病等。同时,接受基因改造的只能是体细胞而非生殖细胞,绝不能用于人种的改良。

2015 年 10 月,联合国教科文组织在巴黎召开专题研讨会,与会者包括科学家、哲学家、律师和政府官员,他们呼吁在安全性和功效被确切证明之前,应禁止对人类胚系基因进行"编辑"。他们还认为:对人类基因组的干预应仅可用于预防、诊断或治疗目的,不能用于对后代进行改造。后者会把全体人类固有的和平等的尊严置于危险境地,并且将改写优生学。进行任何生殖细胞的基因编辑的临床应用都是不负责任的,并且"任何临床试验都必须在适当的监管下进行"。这些国际性的道德共识应当被各国基因编辑者所遵守。

第三节 人类辅助生殖技术的伦理

一、人类辅助生殖技术的伦理价值

(一)人类辅助生殖技术的含义

生殖技术是指替代自然生殖过程的某一步骤或全部过程的医学技术。目前,在临床上使用生殖技术,主要用于治疗或弥补不育、不孕缺陷和问题,因此,又被称为人类辅助生殖技术(assisted reproductive technology,ART)。人的自然生殖过程,由性交、输卵管内受精、受精卵植入子宫、子宫内妊娠、分娩等步骤组成,但人类自然生殖有时会出现缺陷,或者不符合人的要求,改变、控制或改造自然生殖过程,就诞生了生殖技术。

目前临床上运用的生殖技术,主要有人工授精、体外受精-胚胎移植以及它们的种种衍生技术。尽管有人认为无性生殖(克隆技术)运用到人类身上技术问题并不大,但由于目前存在着难以逾越的伦理鸿沟,尚未有"克隆人"诞生的准确报道。

(二)人类辅助生殖技术的分类

1. 人工授精(artificial insemination,AI) 指收集丈夫或自愿献精者的精液,由医师注入女性生殖道,以达到受孕目的的辅助生殖技术。按照精液的来源不同,可以分为同源人工授精(artificial insemination of husband,AIH)和异源人工授精(artificial insemination of donor,AID)。前者又叫夫精人工授精或同质人工授精,使用的是丈夫的精液;后者又叫他精人工授精或异质人工授精,使用的是自愿献精者的精液。

1790 年,英国外科医师约翰·亨特首次在人类身上实施夫精人工授精术。1844 年,他精人工授精开始在临床上使用。到 20 世纪 50 年代,人工授精才真正成功地在临床上广泛使用。

由于冷冻技术在这个领域中的运用,人们可以把精液冷冻在 $-196.5\ ℃$ 的液态氮中长期保存。于是,诞生了储存精子的机构——精子库(sperm bank),或被称为"精子银行"。1953年,美国首先使用低温储存的精液进行人工授精获得成功。在我国,1983 年,湖南医学院(现中南大学湘雅医学院)生殖工程研究组用冷冻精液进行人工授精取得成功,婴儿顺利分娩。1984 年,上海第二医学院(现上海交通大学医学院)用洗涤过的丈夫精子施行人工授精获得成功。1986 年,青岛医学院(现青岛大学医学院)建成我国首座人类精子库。

2. 体外受精(in vitro fertilization,IVF) 指使用人工方法,让卵子在人体以外环境受精和发育的生殖方法。目前,在体外完成人类胚胎和胎儿的全部发育过程,还只是一个设想。人们可以做到的是,把在体外发育到一定程度的胚胎移植到母亲子宫中,使之进一步发育直到诞生。因此,体外受精和胚胎移植技术实际上是联系在一起的。因此这种技术又叫"体外受精-

胚胎移植术"。由于受精是在实验室的试管中进行,通过这种方式诞生的婴儿,通常又被称为"试管婴儿"。

1978年7月25日,在英国的兰开夏奥德姆医院诞生了世界上第一个"试管婴儿",名字叫路易斯·布朗。我国大陆首例试管婴儿于1988年3月10日在北京医科大学(现北京大学医学部)第三医院平安诞生。这被称为第一代试管婴儿技术,后出现第二代(卵浆内单精子注射)、第三代(胚胎着床前遗传病诊断)试管婴儿技术,并在临床上运用。

由于体外受精技术可以激发排卵,受精卵的数目超过移植的需要,且在这个领域同样可以使用冷冻技术,于是诞生了冷冻卵子库和冷冻胚胎库。

3. 代孕母亲 人工授精和体外受精技术在临床上的运用,导致了代孕母亲(surrogate mother)的出现。"代孕母亲"又被译成"代理孕母",是指代人妊娠的妇女。代孕母亲使用的是自己的或捐献者的卵子和委托人或捐献者的精液,通过人工授精或体外受精技术,由代孕母亲妊娠,分娩后交给委托人抚养。

通过人工授精和体外受精技术替他人妊娠的代孕技术,从20世纪70年代开始出现在美国。美国的许多州成立了代孕技术中心,而且出版了一份代孕技术通讯,组建了代孕技术协会。在我国,2000年10月,哈尔滨医科大学附属第二医院妇产科宣称已经成功实施代孕技术。这位代孕母亲是为因病切除子宫的姐姐代孕的。随后,中南大学湘雅医学院人类生殖工程研究室也实施了代孕母亲手术。不过,2003年卫生部(现更名为国家卫生健康委员会)发布的《人类辅助生殖技术管理办法》规定:医疗机构和医务人员不得实施任何形式的代孕技术。

4. 无性生殖 又叫克隆技术(clone),是指运用现代医学技术,不通过两性结合,而进行高等动物(包括人)生殖的技术。

一般来说,非生殖细胞已经失去分化能力,不能发育成整个生命体,而现代生殖技术可以使高等动物进行无性生殖。由于通过无性方式生殖的生命体与提供遗传信息的生命体的遗传信息完全相同,因此该技术又被称为"克隆技术"。严格意义上的无性生殖技术实为成体细胞克隆技术。该技术取出高等动物的成体细胞,将其携带遗传信息的细胞核植入去核的卵中,通过技术让结合体继续发育;再将发育到一定程度的胚胎移植于母体子宫妊娠直至分娩。

1997年2月23日《自然》杂志刊登了名叫"多莉"的克隆绵羊诞生的消息。设在英国爱丁堡的罗斯林研究所,从一只母羊体内提取一个卵细胞,去掉细胞核,制成具有生物活性但无遗传物质的卵"空壳",再从另一只母羊的乳腺中取出一个普通的组织细胞,与上述无遗传物质的卵细胞融合,生成一个含有新的遗传物质的卵细胞。这个卵细胞分裂发育成一个胚胎,到一定程度时,将其植入一头母羊子宫。母羊怀孕生下了多莉。

这一成果表明,高等生命所遵循的有性生殖繁殖规律发生了突破,生命可以通过无性生殖繁殖和"复制"。2003年2月,兽医检查发现多莉患有严重的进行性肺病,研究人员对它实施了安乐死。正值壮年的多莉死于肺部感染,而这是一种老年绵羊的常见疾病。据透露,以前多莉还被查出患有关节炎,这也是一种老年绵羊的常见疾病。其中的伦理问题随之而来。

(三)辅助生殖技术的伦理价值

1. 治疗不孕不育 发展生殖技术的初衷就是为了解决不孕不育问题,可见,"辅助"生殖是其最基本的价值。在临床上已经运用的生殖技术中,人工授精主要解决男性的不育问题:同源人工授精(AIH)适用于男性性功能异常,不能进行正常性交者,或适用于轻度少精、弱精或其他原因的轻度男性不育者;异源人工授精(AID)适用于精液中无精子或男女为同一染色体隐性杂合体者。在体外受精-胚胎移植中,第一代试管婴儿技术主要解决夫妻双方中女方因输卵管阻塞而产生的不孕难题,还可以解决妇女宫颈黏膜不利于精子通过以及其他不明原因的不孕症,也可以解决妇女无卵或卵功能异常(使用供者卵)的问题;第二代试管婴儿技术则主要解决夫妻双方中因男方极度少精、弱精或阻塞性无精而产生的不育难题。不孕不育夫妇承受着来自自身、家庭、社会的巨大心理压力。《中华人民共和国人口与计划生育法》规定,生育是公民的权利,利用生殖技术帮助他们生儿育女,不仅可以治疗不育症,也有利于改善夫妻关系,稳定家庭关系。

2.实现优生优育 对于具有极大可能患遗传病的夫妇,使用他人的生殖细胞进行辅助生殖,可以进行消极优生(可以避免有遗传病的个体诞生);挑选优质生殖细胞进行辅助生殖,进行所谓的积极优生(让智力、体力更加"优秀"的个体诞生)。第三代试管婴儿技术,就是通过胚胎筛选预防遗传病,对有遗传病的夫妇的通过体外受精发育成的胚胎进行筛选,将没有遗传病基因的胚胎移植到女方的子宫里。

3.提供"生殖保险" 把生殖细胞或受精卵、胚胎利用现代技术进行冷冻保存,随时可以取用。一旦一对夫妇的子女不幸夭折,便可取用冷冻的生殖细胞、受精卵、胚胎进行人工授精或体外受精-胚胎移植,再生育一个孩子。

二、人类辅助生殖技术的伦理争论

(一)如何确定配子、合子和胚胎的道德地位

生殖技术使用的精子、卵子、受精卵和胚胎是否具有独立道德地位?是提供者"身体的组成部分""物",还是具有独立道德地位的"个体"?它们是否属于提供者的财产?提供者可否因此索取报酬?代孕妇女是否可以提供有偿代孕服务?提供人类辅助生殖技术的医疗机构给予有关当事人补偿是否属于变相的商业化?与此相联系的是生殖技术能否商业化等系列敏感棘手问题。

(二)家庭人伦关系如何确定

异源人工授精(AID)提出的一个新问题是"谁是父亲?"随着AID与体外受精-胚胎移植技术的结合,该问题扩大为"谁是父母"的问题。父亲可分为"遗传父亲""养育父亲",两者合一者为"完全父亲";母亲可分为"遗传母亲""孕育母亲""养育母亲",三者合一者为"完全母亲"。现在生殖技术主要用于辅助生殖,即主要用于不育不孕症的患者,但难以避免的是未婚男女、同性恋者可以通过生殖技术生儿育女,这样会使已有的家庭模式、孩子的成长、人伦关系等受到前所未有的挑战。英国2006年7月立法规定,单身妇女和同性恋女性可以采用人工授精、体外受精生育。我国吉林省于2002年11月实施,并于2011年第二次修订实施的《吉林省人口与计划生育条例》规定:达到法定婚龄决定不再结婚并无子女的妇女,可以采取合法的医学辅助生育技术手段生育一个子女。但卫生部于2003年修订并公布的《人类辅助生殖技术和人类精子库伦理原则》,不允许单身女性使用人工辅助生殖技术。

(三)自然法则可否违背

质疑者认为:在人类遗传学和生殖生物学中,迄今为止一直存在着一条铁的法则,即由父母通过性细胞中遗传物质DNA的结合而产生子代。生儿育女本来是爱情、婚姻的永恒体现,而生殖技术切断了生儿育女和婚姻的联系,违背了生殖的自然法则,把生育变成了"配种",把家庭的神圣殿堂变成了一个生物学实验室,同时把人类分成技术繁殖的和自然繁殖的两类,这是对生殖自然法则的挑战。同时,生殖技术还可能导致近亲婚配。在生殖技术的实施过程中,对精子、卵子的提供者,通行的做法是保密的。这样,就存在着以下可能:献精者、献卵者、人工授精后代、试管婴儿后代相互之间近亲婚配。而人类两性关系发展的历史早已证明,血缘关系近的亲属之间通婚,往往容易将双方生理上的缺陷传给后代。

(四)错用或滥用的可能

"错用"是指生殖技术操作者的动机原本是道德的,但其效果却存在种种伦理问题。例如,

瑞典一对结婚多年仍无孩子的白人夫妇,经医师诊断发现,男子没有生育能力,于是,女方成功接受人工授精术,不料待到瓜熟蒂落时,这对夫妇大感惊诧,因为诞生的孩子是黑皮肤!原因是精子库工作人员的工作失误,错误地使用了一个黑人捐献的精液进行人工授精。"滥用"是指生殖技术操作者的动机本身就不纯正,从而导致实施生殖技术而引发种种伦理问题。例如,英国的一位人工授精专科医师贪婪成性,他的诊所不仅医药费昂贵,还向要求人工授精服务的夫妇声称要去精子库购买精子,从而向患者索要更多的费用,实际上却使用自己的精液进行人工授精,先后出生了多个人工授精后代,因此被称为"世界上产子最多的父亲",其结果后患无穷。

三、人类辅助生殖技术和人类精子库的伦理原则

2001 年卫生部公布《实施人类辅助生殖技术的伦理原则》,2003 年 6 月卫生部公布了修订后的《人类辅助生殖技术和人类精子库伦理原则》,2015 年国家卫生计生委印发《人类辅助生殖技术配置规划指导原则(2015 版)》《关于规范人类辅助生殖技术与人类精子库审批的补充规定》和《关于加强人类辅助生殖技术与人类精子库管理的指导意见》,规定从事人类辅助生殖技术和人类精子库的医务人员应该遵照执行。

(一)人类辅助生殖技术的伦理原则

1. 有利于患者的原则　①综合考虑患者病理、生理、心理及社会因素,医务人员有义务告诉患者目前可供选择的治疗手段、利弊及其所承担的风险,在患者充分知情的情况下,提出有医学指征的选择和最有利于患者的治疗方案;②禁止以多胎和商业化供卵为目的的促排卵;③不孕不育夫妇对实施人类辅助生殖技术过程中获得的配子、胚胎拥有选择处理方式的权利,技术服务机构必须对此有详细的记录,并获得夫妇单方或双方的书面知情同意;④患者的配子和胚胎在未征得其知情同意情况下,不得进行任何处理,更不得进行买卖。

2. 知情同意的原则　①人类辅助生殖技术必须在夫妇双方自愿同意并签署书面知情同意书后方可实施;②医务人员对具有人类辅助生殖技术适应证的夫妇,须使其了解:实施该技术的必要性、实施程序,患者可能承受的风险以及为降低这些风险所采取的措施、该机构稳定的成功率、每周期大致的总费用及进口、国产药物选择等与患者做出合理选择相关的实质性信息;③接受人类辅助生殖技术的夫妇在任何时候都有权提出中止该技术的实施,并且不会影响对其今后的治疗;④医务人员必须告知接受人类辅助生殖技术的夫妇及其已出生的孩子随访的必要性;⑤医务人员有义务告知捐赠者对其进行健康检查的必要性,并获取书面知情同意书。

3. 保护后代的原则　①医务人员有义务告知受者通过人类辅助生殖技术出生的后代与自然受孕分娩的后代享有同样的法律权利和义务,包括后代的继承权、受教育权、赡养父母的义务、父母离异时对孩子监护权的裁定等;②医务人员有义务告知接受人类辅助生殖技术治疗的夫妇,他们对通过该技术出生的孩子(包括有出生缺陷的孩子)享有和负有伦理、道德和法律上的权利和义务;③如果有证据表明实施人类辅助生殖技术将会对后代产生严重的生理、心理和社会损害,医务人员有义务停止该技术的实施;④医务人员不得对近亲间及任何不符合伦理、道德原则的精子和卵子实施人类辅助生殖技术;⑤医务人员不得实施代孕技术;⑥医务人员不得实施胚胎赠送助孕技术;⑦在尚未解决人卵胞浆移植和人卵核移植技术安全性问题之前,医务人员不得实施以治疗不育为目的的人卵胞浆移植和人卵核移植技术;⑧同一供者的精子、卵子最多只能使 5 名妇女受孕;⑨医务人员不得实施以生育为目的的嵌合体胚胎技术。

4. 社会公益原则　①医务人员必须严格贯彻国家人口和计划生育法律法规,不得对不符合国家人口和计划生育法规和条例规定的夫妇或单身妇女实施人类辅助生殖技术;②根据《中

NOTE

华人民共和国母婴保健法》,医务人员不得实施非医学需要的性别选择;③医务人员不得实施生殖性克隆技术;④医务人员不得将异种配子和胚胎用于人类辅助生殖技术;⑤医务人员不得进行各种违反伦理、道德原则的配子和胚胎实验研究及临床工作。

5. 保密原则 ①互盲原则:凡使用供精实施的人类辅助生殖技术,供精者与受者夫妇应保持互盲,供精者与实施人类辅助生殖技术的医务人员应保持互盲,供精者与后代保持互盲。②医疗机构和医务人员对使用人类辅助生殖技术的所有参与者(如卵子供者和受者)有实行匿名和保密的义务。匿名是指藏匿供者的身份;保密是指藏匿受者参与配子捐赠的事实以及对受者有关信息进行保密。③医务人员有义务告知供者不可查询受者及其后代的一切信息,并签署书面知情同意书。

6. 严防商业化的原则 ①医疗机构和医务人员对要求实施人类辅助生殖技术的夫妇,要严格掌握适应证,不能受经济利益驱动而滥用人类辅助生殖技术;②供精、供卵只能以捐赠助人为目的,禁止买卖,但是可以给予供者必要的误工、交通和医疗补偿。

7. 伦理监督的原则 ①为确保以上原则的落实,实施人类辅助生殖技术的机构应建立生殖医学伦理委员会,并接受其指导和监督;②生殖医学伦理委员会应由医学伦理学、心理学、社会学、法学、生殖医学、护理学专家和群众代表等组成;③生殖医学伦理委员会应依据上述原则对人类辅助生殖技术的全过程和有关研究进行监督,开展生殖医学伦理宣传教育,并对实施中遇到的伦理问题进行审查、咨询、论证和建议。

(二)人类精子库的伦理原则

1. 有利于供受者的原则 ①严格对供精者进行筛查,精液必须经过检疫方可使用,以避免或减少出生缺陷,防止性传播疾病的传播和蔓延;②严禁用商业广告形式募集供精者,要采取社会能够接受、文明的形式和方法,应尽可能扩大供精者群体,建立完善的供精者体貌特征表,尊重受者夫妇的选择权;③应配备相应的心理咨询服务,为供精者和自精冷冻保存者解决可能出现的心理障碍;④应充分理解和尊重供精者和自精冷冻保存者在精液采集过程中可能遇到的困难,并给予最大可能的帮助。

2. 知情同意的原则 ①供精者应是完全自愿地参加供精,并有权知道其精液的用途及限制供精次数的必要性(防止后代血亲通婚),应签署书面知情同意书。②供精者在心理、生理不适或其他情况下有权终止供精,同时在适当补偿精子库筛查和冷冻费用后,有权要求终止使用已被冷冻保存的精液。③需进行自精冷冻保存者也应在签署知情同意书后,方可实施自精冷冻保存。医务人员有义务告知自精冷冻保存者采用该项技术的必要性、目前的冷冻复苏率和最终可能的治疗结果。④精子库不得采集、检测、保存和使用未签署知情同意书者的精液。

3. 保护后代的原则 ①医务人员有义务告知供精者,对其供精出生的后代无任何的权利和义务;②建立完善的供精使用管理体系,精子库有义务在匿名的情况下,为未来人工授精后代提供有关医学信息的婚姻咨询服务。

4. 社会公益原则 ①建立完善的供精者管理机制,严禁同一供精者多处供精并使 5 名以上妇女受孕;②不得实施无医学指征的 X、Y 精子筛选。

5. 保密原则 ①为保护供精者和受者夫妇及所出生后代的权益,供精者和受者夫妇应保持互盲,供精者和实施人类辅助生殖技术的医务人员应保持互盲,供精者和后代应保持互盲;②精子库的医务人员有义务为供精者、受者及其后代保密,精子库应建立严格的保密制度并确保实施,包括冷冻精液被使用时应一律用代码表示,冷冻精液的受者身份对精子库隐匿等;③受者夫妇以及实施人类辅助生殖技术机构的医务人员均无权查阅供精者证实身份的信息资料,供精者无权查阅受者及其后代的一切身份信息资料。

6. 严防商业化的原则 ①禁止以营利为目的的供精行为,供精是自愿的人道主义行为,精子库仅可以对供者给予必要的误工、交通和其所承担的医疗风险补偿;②人类精子库只能向已经获得原卫生部人类辅助生殖技术批准证书的机构提供符合国家技术规范要求的冷冻精液;③禁止买卖精子,精子库的精子不得作为商品进行市场交易;④人类精子库不得为追求高额回报降低供精质量。

7. 伦理监督的原则　①为确保以上原则的实施,精子库应接受由医学伦理学、心理学、社会学、法学、生殖医学、护理学专家和群众代表等组成的生殖医学伦理委员会的指导、监督和审查;②生殖医学伦理委员会应依据上述原则对精子库进行监督,并开展必要的伦理宣传和教育,对实施中遇到的伦理问题进行审查、咨询、论证和建议。

第四节　人体器官移植的伦理

一、人体器官移植的伦理价值

人体器官移植是指用健康的器官或组织置换功能衰竭甚至功能丧失的器官或组织,以挽救患者生命的一项高新医学技术。在临床上,人们习惯将提供器官的人称为器官供者,将接受器官的患者称为器官受者。狭义的人体器官移植是指摘取人体器官捐献人具有特定功能的心脏、肺脏、肝脏、肾脏或者胰腺等器官的全部或者部分,将其植入接受人身体以代替其病损器官的过程。2007 年 5 月 1 日起施行的《人体器官移植条例》规范的是狭义的人体器官移植。广义的人体器官移植包括细胞移植和组织移植。

若器官供者和器官受者是同一个人,则称自体移植;供者与受者虽非同一人,但供、受者有着完全相同的遗传素质(即同卵双生子),被称为同质移植。人与人之间的移植被称为同种移植;将动物器官移植给人,则被称为异种移植。

移植器官以治疗人类的脏器疾病,是人类长久以来的梦想。在《列子》中就有神医扁鹊为人换心脏以治疗疾病的故事。在文艺复兴时期,欧洲也出现了想象移植肢体的油画,16 世纪有牙齿移植的记载,18 世纪开始有学者做器官移植的动物实验。如今,器官移植技术已经成为治疗脏器衰竭的主要手段。器官移植技术及其在临床上的广泛应用,开创了世界医学史和科学技术史上的新篇章,在挽救患者生命、延长生命时间、改善生命质量、提高生命价值等方面功不可没。

二、人体器官移植的伦理争论

(一)人体器官移植的道德完满性质疑

1. 器官移植受体人格是否具有完整性　一个人接受了别人的器官,他还是原来的那个人吗? 他的个性或人格是否会受到影响? 如果说移植一个或多个器官并不会影响其身份的认定,那么一个人移植多少个器官之后就不再是其自己? 将 A 的大脑移植给 B,移植之后的人是 A、B 还是 C? 如何评判大脑移植后的"自我"? 尽管目前医学界尚未有接受异体器官的人性格上有改变的报告,但在实践中需慎重对待大脑移植等敏感问题,这些问题带来了极大的伦理挑战。

2. 器官移植费用过于昂贵　高昂的费用使许多患者只能望而兴叹。因此,难免有人会提出疑问:一个社会出巨资发展这种昂贵技术是否合理? 如果不能降低器官移植的费用,后续发展是不是医学的误区? 就目前而言,器官移植到底能够在多大程度上满足人类的健康需要呢? 高昂的费用使许多人不敢问津,即使有足够的经济能力,接受器官移植的患者过得也并不轻松,因为在手术完成后,患者需要终身服用免疫抑制药物来维持生命。另外,人体器官是一种稀缺资源,怎样分配涉及公平公正伦理问题,即是否符合"公正原则"的问题。

3.器官移植到底给患者带来多大好处,值得评估 得到器官移植的患者真的都是幸运儿吗?器官移植的成功率远不像媒体报道的那么乐观,实际上有些器官受者没能活多久,有的则死于以后的排斥期,还有的死于无法克服的并发症。相对于患者承担的风险和经济负担,人们应理性评估人体器官移植到底给患者带来了多大好处。这涉及诊疗技术的有利和不伤害问题,即是否符合"有利原则"和"不伤害原则"的问题。

4.移植器官的供不应求 可供移植的器官奇缺是一个国际性问题,我国在大力发展人体器官移植技术的同时,由于社会支持系统尚需建立和健全,器官奇缺问题更为突出。这就带来棘手的伦理问题:如何使更多的符合人体器官移植适应证的患者得到救治;一旦有人捐献器官,谁优先获取可供移植的器官等。

（二）器官来源的国际经验及伦理分析

1.自愿捐献 该途径强调鼓励自愿和知情同意是收集器官的基本道德准则,被认为是最没有道德争议的器官来源途径。一般不反对通过器官移植救治患者的人,都会接受自愿捐献这种获取移植器官的途径。要使更多的人自愿捐献器官,需要开展大量的社会工作,国际社会有很多有益的尝试。美国的《统一组织捐献法》最大限度地体现了自愿和知情同意的伦理原则。另外,发放"器官捐献卡"也取得了不错的效果。英国自1972年就开始发起题为"我愿死后帮助某些人活着"的器官捐献运动,每年散发550万张器官捐献卡,该卡片一经填写就生效,不必再询问其家属的意见。我国成立了中国人体器官捐献管理中心,建立了中心网站,构建了器官捐献志愿登记系统,较好地解决了器官摘取和分配中的有关问题,但在具体实施中还有待进一步完善。

2.推定同意 尽管自愿捐献是收集器官最为理想的途径,但该途径不足以保证受者所需的器官供给。为此,不少国家推行"推定同意"的政策,即法律明确规定,公民生前没有表示反对捐献器官,视为自愿捐献器官,由政府授权给医师,允许他们从尸体上收集所需要的组织和器官。"推定同意"有两种形式:一种是国家给予医师以全权来摘取尸体上有用的组织或器官,不考虑死者及其亲属的意愿;另一种是当不存在来自死者或家庭成员的反对时,才可进行器官收集。

3.器官买卖 支持这种途径的理论认为,凡是稀少奇缺的东西都可以用商业化运作来解决供求上的不平衡,人体器官当然也不例外。支持器官买卖的主要论据是可以增加器官供应,缓和供需矛盾。支持的辅助论据是可以缓和医务人员与供者家属的矛盾。一些人认为,如果器官供者可以得到金钱的回报,那么医务人员在摘取器官时的阻力和压力就会少很多。反对器官买卖的理由如下:为了谋取非法利益,器官买卖容易导致犯罪。而且器官买卖无法达到真实的知情同意,因为金钱在整个交易过程中对出卖器官者是一种实质的诱惑,出卖器官者可能是遭受到压力或遇到了特别的经济困难,才会选择出卖与自己健康紧密相关的器官。器官买卖还容易造成两极分化,因为在器官买卖中,享受高技术服务的只能是有钱人,而穷人则只能出卖器官。

鉴于大多数人反对,1984年9月,美国政府通过了全国器官移植法案,使买卖器官成为非法。1989年英国政府也以法律形式禁止买卖器官,德国也于同年做出了类似的法律规定。20世纪90年代,韩国及我国等也规定器官买卖为非法。我国2007年5月1日起施行的《人体器官移植条例》第三条规定:"任何组织或者个人不得以任何形式买卖人体器官,不得从事与买卖人体器官有关的活动。"目前,国际主流价值观都否定人体器官商业化。

4.胎儿器官和"救星同胞" 胎儿器官(组织)移植一般不出现明显的免疫排斥反应,临床

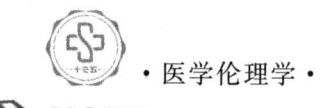
上已有应用胚胎中枢神经组织移植治疗帕金森病和小脑萎缩的经验,也有利用胚胎脑组织移植治疗严重脑挫裂伤的成功尝试。但是其中的伦理难题非常棘手:胎儿是不是人?应用胎儿的器官、组织、细胞是否需要强调知情同意?医师应该去问谁?出于治疗目的培育胎儿是否道德?胎儿器官、组织、细胞的产业化是否合乎伦理?等等。"救星同胞",是指为救治一个孩子的生命,其父母生育另一个孩子,在其出生后利用其器官、组织进行移植救治患病的孩子。人本身是目的而不仅仅是手段,那么这个为救治其同胞而出生的孩子被当作手段,这是否符合伦理要求?在本章引导案例中,B 作为"救星同胞",对其尊严、价值如何评价?

5.异种器官 异种移植是将器官、组织或细胞从一个物种的机体内取出,植入另一物种的机体内的技术,如将动物的器官移植给人。但异种移植带来的伦理问题更不可忽视。免疫排斥是其面临的首要问题,跨物种感染可能是更为严重的问题。患者是否清楚移植动物器官的后果?患者在心理上能否接受一个动物器官?

(三)谁优先获取可供移植的器官

在临床实践中,谁有权优先获取可供移植的器官,一般可考虑以下因素。

1.医学标准 在进行某一例人体器官移植时,首先需要对受者是否可以得到成功的治疗进行评估,评估的科学依据只能是医学标准,即器官移植的适应证和禁忌证,如受者的生命质量状况、受者病情的严重程度和需要的迫切程度、供者与受者的配型相容性程度等是选择器官移植受者的前提考虑因素,如果这些医学标准不具备,就失去了器官移植的必要。但是,如果两个患者都具备医学标准,且其他条件也基本相同或相似,那么应当优先移植给谁?这就需要考虑其他方面的因素。

2.捐献意愿 一般来说,捐献者意愿具有至上性,不论是对于死后捐献者,还是对于活体捐献者,都应该尊重他们的捐献意愿。但是,如果按照捐献者的意愿指定捐献给某人,在不存在亲情关系的情况下如何避免其中可能存在的商业化问题?

3.捐献事实 曾经的捐献者及其家属是否有权优先获得可供移植的器官?也就是说,当器官的捐献者及其家属成为器官移植的需要者时,是否比一般的需要者有优先获得的权利?从伦理上来说,这一方面符合"等利交换"的公平原则,另一方面能够鼓励更多的人捐献器官,使更多的需要者从中受益。但是,如何将这一原则与其他原则协调起来是一个需要进一步考虑的问题。

4.登记时序 "先来后到(登记的先后顺序)"是选择器官受者的通常考虑因素。在一般情况下,如果捐献者没有明确指定捐献器官给某个移植患者的具体意愿,而又有多个患者等待器官移植时,通常考虑的因素就是按照登记的先后顺序加以确定。但是,如果两个患者的病情不同,病情较为紧急的患者是否有权优先获得?

5.其他因素 "受者的家庭地位及作用""受者的社会价值""受者的经济支付能力""移植的科研价值""受者等待的时间""移植后的余年寿命"和"捐赠者与受赠者所在地理位置的远近"等因素是辅助和参考因素。这些社会因素只能作为辅助因素,不能作为优先选择的标准,否则可能走向工具主义,把人当作了手段和工具。

三、人体器官移植的伦理原则

(一)人体器官移植的国际伦理原则

世界卫生组织在 1987 年 5 月第 40 届世界卫生大会上通过了 WHA 40.13 号决议,制定了九条人体器官移植指导原则。1989 年 5 月第 42 届世界卫生大会通过了 WHA 42.5 号决议,即防止购买和销售人体器官。国际移植学会和国际肾脏病学会 2008 年 4 月 30 日至 5 月 1 日在土耳其伊斯坦布尔召开会议,发布了《伊斯坦布尔宣言》。该宣言规范尸体和活体器官捐献以应对器官买卖和交易,呼吁在该领域展开国际合作。

1.世界卫生组织人体器官移植指导原则(WHA 40.13 号决议)

指导原则1:如果有以下情形,则可从死者身上摘取移植用的器官:①得到按法律要求的认可;②在死者生前无任何正式同意的情况下,现在没有理由相信死者会反对这类摘取。

指导原则2:可能的捐献者已经死亡,但确定其死亡的医师不应直接参与该捐献者的器官摘取或以后的移植工作,或者不应负责照看这类器官的可能受者。

指导原则3:供移植用的器官最好从死者身上摘取,不过活着的成人也可捐献器官。但总的来说,这类捐献者与受者应有遗传上的联系,骨髓和其他可接受的再生组织的移植是一个例外。如果活着的成人同意免费提供,则移植用的器官可从其身上摘取。这类捐献者不应受到任何不正当的影响和压力,同时应使其充分理解并权衡捐献器官的风险、受益和后果。

指导原则4:不得从活着的未成年人身上摘取移植用的器官。在国家法律允许的情况下对再生组织进行移植可以例外。

指导原则5:人体及其部分不得作为商品交易的对象。因此,对捐献的器官给予或接受报酬(包括任何其他补偿或奖赏)应予以禁止。

指导原则6:为提供报酬或收受报酬而对需要的或可得的器官进行广告宣传应予以禁止。

指导原则7:如果医师和医疗专业人员有理由相信器官是从商业交易所得,则禁止这类器官的移植。

指导原则8:对任何从事器官移植的个人或单位接受超出合理的服务费用的任何支出应加以禁止。

指导原则9:给患者提供捐献的器官,应根据公平和平等的原则分配,应从医疗需要而不是从钱财或其他方面考虑。

2.国际移植学会和国际肾脏病学会《伊斯坦布尔宣言》

(1)该宣言界定的概念

①器官移植旅游:器官供者、受者或移植专业人员跨国(或跨越司法管辖范围)进行的移植活动,这种活动或者在供者、受者或移植专业人员所在的国家是非法的,或者在进行移植手术的国家是非法的;这种活动或者涉及器官交易和(或)商业化移植,或者提供给境外患者移植的资源(器官、移植专业人员和移植中心)实质上影响了给本国患者提供移植服务的能力。这种活动不包括双重国籍的受者在非常住但拥有国籍的国家进行移植手术。此外,任何涉及双边或多边器官共享的官方项目,如果基于互惠的移植资源共享目的,也不属于这种活动。

②器官移植交易:通过威胁、使用强迫或其他形式的强制、引诱、欺诈、欺骗、滥用权力或利用弱势群体,或为获得个人的同意给予或接受报酬或利益,为了剥削的目的招募受者或收集、运输、转移、储存可供移植的器官、组织或细胞。

③器官移植商业化:器官成为商品的政策或实践,这种政策或实践将收益优先于对供者和受者健康、福利的考量。

(2)该宣言的主要伦理原则

①原则1:为预防和治疗器官衰竭应开展综合性项目(包括临床和基础领域的研究)。

②原则2:应该给晚期肾病患者提供有效的透析治疗以减少等待肾移植的患者的发病率和死亡率。

③原则3:尸体和活体供者器官移植应该作为医学标准上适合的器官衰竭受者的更佳治疗。

④原则4:每个国家或司法体系应该立法规范尸体供者器官的获取和利用。

⑤原则5:可供移植的器官应该分配给所有适合的受者,不考虑性别、民族、宗教、社会和经济地位等因素。

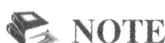

⑥原则6：与移植相关的政策应该将为供者和受者提供最佳医疗照顾为首要目标。

⑦原则7：政策和相关程序的制定和实施应该使可供移植的器官数量最大化。

⑧原则8：器官交易、旅游和商业化违背了器官移植应遵循的平等和公正原则。

⑨原则9：每个国家的卫生主管部门应该监管器官移植实践以确保公开透明和安全有效。

⑩原则10：建立全国范围的尸体和活体供者移植注册登记制度是监管的核心环节。

⑪原则11：每个国家或司法体系应努力实现器官捐献的自足，即为需要移植的居民提供充足数量的器官。

⑫原则12：只要国家之间的器官共享合作保护弱者、促进供者和受者的平等并且不违背以上原则，这种合作就不会影响本国器官的供应自足。

⑬原则13：利用弱势个人或群体并且引诱他们捐献的活动违背了"打击器官交易、旅游和商业化"的战略。弱势群体包括但并不仅限于文盲、贫困、非法移民和政治或经济难民等人群。

(二)我国人体器官移植的伦理原则

1997年10月，中华医学会医学伦理学分会提出了《器官移植的伦理原则》，我国于2007年5月起施行的《人体器官移植条例》对有关伦理原则也有所规定，这些原则可以概括如下。

1. 患者健康利益至上原则　该原则要求开展人体器官移植技术，应该把是否符合患者健康利益作为第一标准，当患者的健康利益与其他利益（包括患者的其他利益和患者之外的利益）发生冲突时，首先考虑的应该是患者的健康利益。

患者健康利益至上是一切医学行为的基本道德原则，人体器官移植技术更应强调这一原则。因为目前人体器官移植仍然是一种风险大、要求高的治疗方法。尤其是有些医院及其医务人员，存在着"发展人体器官移植技术与维护患者健康利益"之间的伦理矛盾，这些医院及其医务人员容易出现偏重发展人体器官移植技术的情况。因此，需要强调患者健康利益至上原则，绝对不应让患者承担不适当的风险、遭受不必要的损害。

2. 唯一性原则　该原则要求在针对受者的所有治疗方案中，器官移植是唯一具有救治价值的方案时，医务人员才应该选择这种治疗方案。即在当前的医学水平下，其他的治疗方案已经不能够使患者继续生存下去，而必须使用人体器官移植技术。这是因为人体器官移植的风险太大，成功率比一般外科技术还低。更为重要的是，在移植器官供不应求的情况下，器官移植手术与一般手术治疗方法相比，更大的制约因素是一旦手术失败，是否能够再及时获得可供移植的器官。

3. 自愿、无偿与禁止商业化原则　该原则要求外科医师应该尊重供者的自主意愿，保证用于移植的器官必须以无偿捐赠方式供应，不得买卖器官。器官是人体的重要组成部分，一个人是否捐赠器官，应该由本人自主决定，或与家人商议后决定，而不容欺骗、胁迫或者利诱。因此，此原则是基于对人类尊严的尊重，防止因器官商业化而出现不良后果。《人体器官移植条例》对该伦理原则予以规定：首先，人体器官移植应当遵循自愿、无偿的道德原则。任何组织或者个人不得强迫、欺骗或者利诱他人捐献人体器官。捐献人体器官的公民应当具有完全民事行为能力，并且应当有书面形式的捐献意愿，对已经表示捐献其人体器官的意愿，有权予以撤销。公民生前表示不同意捐献其人体器官的，任何组织或者个人不得捐献、摘取该公民的人体器官；公民生前未表示不同意捐献其人体器官的，该公民死亡后，其配偶、成年子女、父母可以以书面形式共同表示同意捐献该公民人体器官的意愿。特别要求任何组织或者个人不得摘取未满18周岁公民的活体器官用于移植。其次，任何组织或者个人不得以任何形式买卖人体器官，不得从事与买卖人体器官有关的活动。从事人体器官移植的医疗机构实施人体器官移植手术，除向接受人收取摘取和植入人体器官的手术费，保存和运送人体器官的费用，摘取、植入人体器官所发生的药费、检验费、医用耗材费以外，不得收取或者变相收取所移植人体器官的费用。

4. 知情同意原则 该原则包括对人体器官移植的受者和器官捐献者的知情同意两个方面,医务人员必须清楚,在器官移植手术中,无论对于受者还是对于供者,都必须充分尊重他们的知情权,并取得他们的自主同意,知情同意必须采取书面形式。

对于受者及其家属来说,知情的内容至少应包括:患者病情的严重程度;包括器官移植在内的所有可能的治疗方案;器官移植的必要性;器官移植的程序;器官移植的预后状况(包括可能的危险);器官移植及后续维持的费用等,医师一定要事先告知患者移植的后续花费,否则患者肝移植成功后,面对每月达1万元左右的抗排异药费用,患者不得不申请"安乐死",对于医务人员而言确实是一种尴尬的现象。对于供者来说,知情的内容至少应包括:摘取器官的用途;摘取器官对供者的健康影响;器官摘取手术的风险、术后注意事项、可能发生的并发症及其预防措施;器官移植的程序;判定死亡的标准(对尸体供者来说)等。

5. 尊重和保护供者原则 由于在人体器官移植过程中,人们的注意力更多地集中在器官移植受者身上,因此,很容易忽视器官供者的利益。因此,对器官移植中的供者更应给予足够的尊重和必要的保护。同意死亡之后捐献器官用于移植的患者,理应得到社会的尊重。施行人体器官移植的医务人员应该认识到,必须给予这些患者崇高的敬意;在摘取器官时,态度应严肃认真,内心应充满对死者的敬意。特别注意的是,医务人员应采用通行的、受到社会认可的死亡标准,不能因为急于获得移植器官而过早摘取器官,也不可以降低器官供者的医护标准。应当尊重死者的尊严,对于摘取器官完毕的尸体,应当进行符合伦理原则的医学处理,除用于移植的器官以外,应当恢复尸体原貌。

对于活体供者,除了应予以尊重外,还要给予必要的保护,促其伤口早日愈合,恢复健康。因为捐献器官不同于一般的手术,器官的残缺一般意味着生命质量的下降,活体供者是做出了很大牺牲的,所以不但要予以足够的尊重,还要精心护理,尽量使其恢复原有的健康水平。

6. 保密原则 该原则要求人体器官移植医师应当对人体器官捐献人和申请人体器官移植手术患者的个人资料保密。在器官移植中,医务人员应该对供者和受者与此手术相关的所有信息最大限度地予以保密。这种保密,一方面包括对社会和他人保密,如摘取了供者的何种器官、移植给谁等,以及受者接受了什么器官、健康状况如何等;另一方面包括在有些情况下,供者与受者之间尽量保持互盲,以避免不必要的麻烦。

7. 公正原则 该原则要求在人体器官移植中,应该公平合理地对待器官移植的受者和捐献者。首先,对于人体器官移植受者的公平与公正需要考虑捐献者的意愿、登记时序等因素。其次,对于人体器官移植捐献者的公平与公正需要考虑的因素包括尊重和保护供者、给予捐献者合理补偿等。最后,完善人体器官移植的法律体系与伦理原则体系是实现公平与公正的制度保证;增加器官供给渠道和保证受者负担得起手术等有关费用是实现公平与公正的关键;一定程度的"公开"是实现人体器官移植公平与公正的程序保证;建立人体器官移植工作体系是实现公平与公正的组织保证。

8. 伦理审查原则 医疗机构从事人体器官移植应当设立由医学、法学、医学伦理学等方面专家组成的人体器官移植技术临床应用与伦理委员会,该委员会中从事人体器官移植的医学专家不超过委员人数的1/4。医师开展人体器官移植手术时,必须接受本单位人体器官移植技术临床应用与伦理委员会的审查,经2/3以上委员同意,人体器官移植技术临床应用与伦理委员会方可出具同意摘取人体器官的书面意见。伦理委员会的审查内容包括:人体器官捐献人的捐献意愿是否真实,有无买卖或者变相买卖人体器官的情形,人体器官的配型和接受人的适应证是否符合伦理原则和人体器官移植技术管理规范等事项。人体器官移植技术临床应用与伦理委员会不同意摘取人体器官的,医疗机构不得做出摘取人体器官的决定,医务人员不得摘取人体器官。

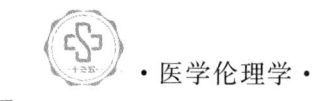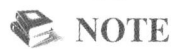

·医学伦理学·

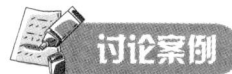讨论案例

2018 年 11 月 26 日媒体报道，中国学者贺某对外宣布，一对名为露露和娜娜的基因编辑婴儿在中国诞生，其基因经修饰能够天然地抵抗艾滋病病毒感染，具有了常人所不具有的遗传"优势"。这一事件引起了国内外及社会各界的广泛争议。

广东省"基因编辑婴儿事件"调查组的调查结果显示，自 2016 年 6 月开始，贺某私自组织包括境外人员参加的项目团队，蓄意逃避监管，使用安全性、有效性不确切的技术，实施国家明令禁止的以生殖为目的的人类胚胎基因编辑活动。2017 年 3 月至 2018 年 11 月，贺某通过他人伪造伦理审查书，招募 8 对夫妇志愿者(艾滋病病毒抗体男方阳性、女方阴性)参与试验。为规避艾滋病病毒携带者不得实施辅助生殖的相关规定，策划他人顶替志愿者验血，指使个别从业人员违规在人类胚胎上进行基因编辑并植入母体，最终有 2 名志愿者怀孕，其中 1 名已生下双胞胎女婴露露和娜娜。其余 6 对志愿者有 1 对中途退出试验，另外 5 对均未受孕。

请结合本章内容，分析该事件中贺某的做法违背了哪些伦理规范？存在哪些伦理问题？

 小结

现代医学新技术的发展和临床应用，引发了一系列的社会伦理和法律问题，如利用高新医疗技术进行性别鉴定、代孕、基因编辑婴儿、头颅移植等。作为医学新技术的"守门人"，医务人员应该明确和积极承担起医学新技术研究和应用中的重大道德责任，严格遵循国家制定的伦理原则和法律法规，处理好胚胎干细胞研究与生殖性克隆、基因研究与诊疗、辅助生殖、器官移植等高新医疗技术中的伦理问题。对于存在重大伦理问题和伦理风险的高新医疗技术，应该充分发挥伦理智慧，积极而慎重地应对，严格遵守伦理与法律规范，以确保医学新技术健康有序地发展，实现造福于患者甚至全人类的目的。

思考题

1.胚胎干细胞研究伦理争论的核心问题是什么？为什么？
2.基因诊疗中的伦理问题有哪些？
3.简述人类辅助生殖技术和精子库的伦理原则。
4.简述人体器官移植的伦理原则。

（刘瑞琳　中国医科大学）

第九章 医学科研伦理

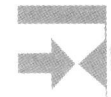

教学目标

1. 识记:医学科研伦理的要求;涉及人的生物医学研究的伦理原则;动物实验的伦理原则和特点;医学伦理审查的原则。

2. 理解:医学科研的含义;涉及人的生物医学研究的含义及类型;动物实验的概念;医学伦理审查的机构和内容。

3. 运用:能够在涉及人及动物的科学试验中先进行伦理审查;能够在科学试验中遵循知情同意、保护受试者的原则;实事求是撰写科研论文,不做假。

引导案例

2001年8月29日,纽约曼哈顿地方法庭,一场特殊的跨国官司在这里拉开了序幕:30名不幸夭折或者终身残疾的尼日利亚儿童的家人状告全球数一数二的制药业巨头——美国辉瑞公司。在向曼哈顿法庭递交的诉状中,这些尼日利亚不幸儿童的家人称,辉瑞公司的代表于1996年前往尼日利亚北部贫困的科诺州"送医送药"。然而,这些打着人道主义旗号的公司代表根本不是做善事,而是出于公司的利益拿患儿做新药试验,在没有征得患有脑膜炎的200名尼日利亚儿童家长们同意,也没有告知所用的药是一种新药的情况下,在其中的100名患儿身上进行一种新的抗生素药物试验,而另一半儿童用的是相对可靠的传统药物,结果接受新药的30名患儿中有11名不幸夭折,其余的或脑部严重受损,或失去听力。

请思考:

1. 医学研究可以不顾受试者的生命安全吗?

2. 医学研究科研利益或社会效益高于受试者的健康吗?

20世纪以来,生命科学的迅猛发展让人眼花缭乱:器官移植、试管婴儿、基因检测与治疗、克隆及胚胎干细胞等技术有了很大的突破,创造了一个个医学奇迹,但同时也涉及深刻而复杂的伦理学、法学和社会学等问题,对传统的伦理道德观念有了很大的冲击。人们由开始的激动、迷惘转为理性的反思,对生命科学研究领域中的医学研究进行伦理审查,以解决生命科学与人的需求、人与社会、人与自然、人与人的冲突。

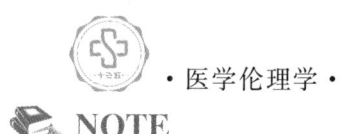
第一节　医学科研及其伦理问题

一、医学科研概述

(一)医学科研含义

医学科研(medical research)是指以客观的生命现象作为研究客体,运用科学的手段和方式,经过调查、验证、讨论及思考,然后进行推论、分析和综合,认识和揭示人体生命的本质、结构、功能及其发生、发展客观规律的探索性实践活动。医学科研的目的是为了揭示生命活动的本质和疾病发生发展的内在规律,探索保障人类健康、战胜疾病的有效方法和途径,以提高人类的生命质量和健康水平。医学科研是医学发展的支撑点,是医学的生命力所在。

(二)医学科研的分类

医学科研的分类,根据不同的分类方法,大致可以分为以下几个类型。

1.按自然学科分类　医学自然学科一般分为基础医学、临床医学和预防医学,其研究相对应的可以分成基础医学研究、临床医学研究和预防医学研究。

2.按研究方式分类　从研究的方式手段,可以分为调查性研究、临床试验研究和实验室研究。

3.按研究结果分类　从研究成果对学科的贡献,可以分为理论研究和应用研究。

二、医学科研伦理的含义

所谓医学科研伦理,就是在医学科研实践活动中调节科研人员之间,以及科研人员与受试者、他人及社会之间各种关系的行为规范或准则。科研人员只有遵循医学科研伦理的要求,才能在探索生命运动和疾病发生、发展规律中,寻找出关于人类健康、疾病的真实知识、有效途径和方法。

三、医学科研伦理的要求

(一)动机纯正

医学科研的动机应是推进医学科学的发展,使其更好地维护和促进人类的健康。东汉名医张仲景在《伤寒杂病论》中要求医护人员应当"勤求古训,博采众方""精究方术""爱人知人",阐述了行医者应树立济世救人的从医目的。新中国成立后,我国提出的基本医德原则是防病治病,救死扶伤,实行社会主义人道主义,全心全意为人民身心健康服务,对医学界提出了明确的道德要求。要做到动机纯正,首先,医学科研工作者应坚持正确的服务方向,例如选题要选择国家需要的、对人民健康有利、为患者谋福利的科研课题;其次,正确对待个人名利,不能只对那些能增加收入、提高名气的课题趋之若鹜,而对那些有研究价值但无名利、难突破或经费有限的课题不屑一顾。坚持纯洁高尚的研究目的,才有利于科研的长期发展。

(二)诚实严谨

医学科研人员应忠于客观事实、坚持实事求是。著名科学家达尔文说:"科学就是整理事实,从中发现规律,做出结论"。医学科研必须以严肃的科学态度,严谨的科学作风,探索客观事物的本质和内涵。要做到诚实严谨,医学科研人员应在课题申报、基金申请、实验设计、数据采集、统计分析,以及科研结论和成果发布等方面,如实记录,客观分析结果。任何杜撰前期试验基础、篡改编造数据、随意夸大研究价值的行为都是不可取的。尊重科学,实事求是,克服功利思想,防范浮躁心态,反对不良学术风气,抵制不端学术行为,是科研人员的基本道德素质。

(三)敢于怀疑

科学研究都是从敢于怀疑开始,很多科学家对此深有体会。地质学家李四光认为"不怀疑不能见真理";物理学家周光召强调"怀疑精神是科学精神的重要组成部分"。有了怀疑,自然就有问题出现,而这些问题,基本上都应该是有针对性的,那么在一定意义上也就是好的问题,然后通过自己的想法去寻找一个好的解决方法,即进行探索研究,自然会有很大的长进。因此,医学科研人员在遵从一定的规则和立足于一定的科学依据的情况下,对传统的、现代的知识和医学课题研究中的各种假说要有批判的精神,敢于持怀疑的态度,不迷信,不盲目崇拜,这样才能从伪科学、谬论中解脱出来,努力投身到创新活动中,力争成为站在巨人肩上的创新者。

(四)公正无私

公正无私既是医学科研团队内相互合作与团队间相互协作的基础,也是团队间维持平等竞争与促进医学科学发展的保证。医学科研人员要公平对待每一个研究对象,且不能为了追求研究结果置研究对象于危险之中;要公平解决主课题和子课题的矛盾;进行谈论和学术争论时,要坦诚直率,科学公正;公平分配研究成果如署名、荣誉和奖金等;对研究成果中的失误应以恰当的方式承认;对竞争者做出的贡献,应给予恰当的认同和评价。

(五)团结协作

科研成果是集体智慧和劳动的结晶,只有多层次、多学科的合作,才能早出成果。首先,团结协作,不但有利于个人优势的发挥,而且有利于弥补个人的不足;其次,团结协作,可以使参与者互通信息,优势互补,科研能力大幅度提高,极大地提高科研效率。为此,医学科研人员要与他人建立良好沟通与交流的习惯;彼此相互尊重、真诚相待;相互之间保持密切合作、和谐相处;同时努力培养年轻人等,才能使集体力量充分发挥,从而促进医学科研的进步。

(六)知识公开

医学科研人员,在保守国家秘密和保护知识产权的前提下,应当主动公开科研过程和结果的相关信息,追求科研活动社会效益最大化。首先,科研人员之间应当彼此信任、坦诚交流、精诚合作,并且相信其他人的科研能力和学术品格;其次,科研人员在合作研究过程中,向合作者全面、公开和及时地报告自己的研究进展;再次,在向公众介绍研究成果时,实事求是;最后,还应当做到尊重他人的公开成果,使学术交流与合作在适度的范围内进行,进而促进医学科学的进步。一般认为,医学科研中科研人员只拥有科研成果的优先权,不享有占有权。传统上的公开性强调只有公开了的发现在科学上才被承认和具有效力。科学界强调维护公开性,旨在推动和促进全人类共享公共知识产品。

四、医学科研中的不端行为

关于学术不端行为,按照中国科学院关于加强科研行为规范建设的意见的规定,其含义如下:科学不端行为是指研究中的编造事实或数据、作假、剽窃和其他违背科学职业道德的行为;滥用和骗取科研资源等违背社会道德的行为。

根据学术不端行为不同的内容特点,参考中国科学院关于加强科研行为规范建设的意见和科学技术部在 2007 年施行的《国家科技计划实施中科研不端行为处理办法(试行)》中对科学不端行为的分类,按照申请课题立项或争取研究经费、研究过程和科研成果或论文发表的时间顺序,学术不端行为可以分为以下三个方面。

(一)申请课题立项或争取研究经费中的不端行为和道德要求

1.申请课题立项或争取研究经费中的不端行为 为了获得立项或研究经费,杜撰、编造课

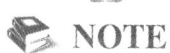
题前期研究基础或预实验的数据及结果;个人简历中虚报没有的前期科研成果;窃取别人的研究方案;涉及人和动物的实验没有经过伦理审查或编造伦理审查意见等。

2. 申请课题立项或争取研究经费中的道德要求　项目申报选题要有充分的科学性、新颖性;提供的申报材料中的预实验、前期的研究成果、知情同意书等真实可靠;涉及人和动物的实验还要先经过伦理审查并获得批准。

(二)研究过程中的不端行为和道德要求

1. 研究过程中的不端行为　科研设计违反科学性;采用隐瞒、诱骗或强迫手段取得受试者"知情同意",违反知情同意原则;泄露受试者隐私,违反保密原则;违反动物保护条例;随意编造、篡改、拼凑科研数据及图片;编造不存在的调查问卷;科研经费挪作他用等。

2. 研究过程中的道德要求　科研设计要按照统计学的随机、对照、重复原则来进行;严格遵循知情同意和保密原则,保护受试者的权益;对实验动物有切实的保护措施;实验过程严格按照实验规程进行,如实记录实验数据,客观分析结果;调查问卷真实可靠;制定科研经费的管理和监督机制。

(三)科研成果或论文发表中的不端行为和道德要求

1. 科研成果或论文发表中的不端行为　抄袭、剽窃他人论文发表的;同一实验结果或观点重复发表的;引用别人的劳动成果不予注明出处;提供虚假的同行评议名单;论文署名未按实际贡献大小安排次序等。

2. 科研成果或论文发表中的道德要求　论文的撰写要以自己的实验或研究为基础,实事求是;同一实验结果或观点不能重复发表;引用他人的劳动成果要注明出处;提供的同行评议名单要真实;论文署名要按实际贡献大小排序,未参加者不能署名。

【背景链接】

学术不端行为

2014年1月,日本理化学研究所发育与再生医学综合研究中心小保方晴子在《自然》杂志发表两篇论文,宣称发现类似干细胞的多能细胞(stimulus-triggered acquisition of pluripotency cells,刺激触发性多能性获得细胞),简称STAP细胞。第一篇论文主要报道了在弱酸环境下,可以将哺乳动物的体细胞重编程为多能细胞,以及如何从STAP细胞中分离可扩增的多能细胞株;第二篇论文着重报告利用STAP细胞获得的多能细胞可以与胚胎干细胞形成嵌合体,并且对胚胎和胎盘等组织发育有贡献。但2014年4月,日本理化学研究所认定小保方晴子在STAP细胞论文中有篡改、捏造等造假问题,属于学术不端行为,并于2014年7月正式撤回STAP细胞论文。2014年8月,STAP细胞的中期验证实验宣告失败。

第二节　涉及人的生物医学研究伦理

一、涉及人的生物医学研究的含义

涉及人的生物医学研究(biomedical research involving human subjects),即人体试验。人体试验是医学研究的特殊形式,是以健康人或患者作为受试对象,用人为的试验手段,有控制地对受试对象进行研究和观察的行为过程。一般来说,从科学研究到临床应用,其过程大致如此:理论基础研究—动物实验—人体试验—临床应用。由此看来,人体试验是在基础理论研究和动物实验之后、临床应用之前的一个中间环节。因此,人体试验是临床应用之前不可缺少的阶段。

2016 年 12 月 1 日国家卫生计生委实施的《涉及人的生物医学研究伦理审查办法》规定，涉及人的生物医学研究包括以下活动：其一，采用现代物理学、化学、生物学、中医药学和心理学等方法在人体上对人的生理、心理行为、病理现象、疾病病因和发病机制，以及疾病的预防、诊断、治疗和康复进行研究的活动；其二，医学新技术或者医疗新产品在人体上进行试验研究的活动；其三，采用流行病学、社会学、心理学等方法收集、记录、使用、报告或者储存有关人的样本、医疗记录、行为等科学研究资料的活动。所有与人相关的符合上述范围的研究活动均为涉及人的生物医学研究。

二、涉及人的生物医学研究的类型

涉及人的生物医学研究，按不同的标准可以分为以下几个类型。

(一)按发生原因分类

根据人体试验发生原因的不同，可将其分为天然试验与人为试验两大类型。

1. 天然试验 试验的发生、发展和后果是一种自然演进过程，不以医学科研人员的意志为转移。如自然环境变化、战争、地震、水灾、瘟疫及核泄漏等对人体造成的影响或伤害，此类试验研究的设计、进展及结果，均不为人所设计、控制和干预，不必进行伦理考量。

2. 人为试验 医学科研人员对受试者进行有干预的观察和试验研究，以检验研究成果正确与否及安全性、效用大小的过程。此类研究是应用最广泛的人体试验类型。

(二)按受试对象及意愿分类

根据人体试验中受试对象及其参与意愿的不同，人体试验又分为自体试验、自愿试验、欺骗试验和强迫试验。

1. 自体试验 研究者在自己身上进行试验。有些试验者因担心试验会对他人带来伤害，或者希望通过试验亲自感受以获得第一手资料等，拿自己进行试验。如澳大利亚内科医生巴里·马歇尔直接喝了一杯细菌培养液，以证明幽门螺杆菌和胃溃疡甚至胃癌有相关性，后来在 2005 年获得诺贝尔生理学或医学奖。此类研究体现了科研人员探索真理的献身精神，试验结果准确，但具有一定的风险。

2. 自愿试验 受试者本人出于自我治疗或助人目的，在充分知情的前提下，不受任何外力强迫或诱惑，自愿参加试验。自愿是人体试验道德正当性的前提，体现了对受试者人格的尊重。此类试验有益于医学科研的发展，经过受试者的知情同意，但试验者应该承担对受试者的道德责任。

3. 欺骗试验 向受试者传达带倾向性的甚至虚假的信息，引诱或欺骗受试者参加的人体试验。如在浙江海宁进行的"人参丸"药物临床试验，某参与研究的医生并未告知受试者是做试验，而是说国家关心农村老年人免费发放药品，声称该药对治疗大肠息肉有很好的疗效，其中一位受试者因肾衰竭死亡。这类人体试验侵犯了受试者的知情同意权，损害了受试者的利益，应该受到谴责。

4. 强迫试验 试验者利用一定的军事、政治或组织的强大压力强迫受试者进行的人体试验。最典型的就是第二次世界大战期间，德国、日本纳粹战犯对活人进行的冷冻试验、高空试验等人体试验。这类人体试验不仅侵犯了受试者的自主性，而且极大地摧残了受试者的身体，应该受到法律的严惩。

三、涉及人的生物医学研究的伦理原则

根据《纽伦堡法典》《赫尔辛基宣言》和我国《涉及人的生物医学研究伦理审查办法》等相关文件精神，涉及人的生物医学研究，应该遵循试验的科学性原则，即随机分组、设立对照、重复

验证,除此以外还遵循以下伦理原则。

（一）医学目的原则

人体试验必须有明确、合理的医学目的,这是最高宗旨和根本原则。2000年爱丁堡版的《赫尔辛基宣言》"前言"中的第六条,具体规定了人体试验的医学目的性:涉及人类受试者的医学研究的主要目的在于提高疾病的诊断、治疗和预防方法,进一步了解疾病病因及其发病机制。即便是已充分被证明了的预防、诊断和治疗措施也必须接受对其效力、功效、可提供度及质量不断研究的挑战。强调了研究的医学目的性。

人体试验的医学目的性在其他的伦理规范中也有具体的概定。2002年国际医学科学组织理事会与世界卫生组织合作制订的《涉及人的生物医学研究国际伦理准则》在"导言"中规定,无论是临床研究还是非临床研究,只有符合下列目的,才是正当的:其一,研究某一生理、生化、病理过程,或研究健康人或患者对某一具体干预措施(物理的、化学的、心理的干预)的反应;其二,在较大人群中进行诊断、预防或治疗的对照性试验,其目的是在个体生物学差异的背景上显示对这些措施的可普遍化的特异性反应;其三,研究确定某些具体预防或治疗措施对个体或者社区产生的后果;其四,在各种情况和环境环节条件下与人类健康有关的行为研究。这些条例都强调在审查某个人体试验的道德合理性时,首先审查医学目的。那些以研究为名,纯粹追求个人的经济利益、名誉声望、权势地位的做法,是完全背离上述目的的,也是不符合医学科研伦理甚至是违法的。

（二）维护受试者利益原则

人体试验必须以维护受试者的利益为前提,《赫尔辛基宣言》在前言的第五条明确提出:在人体试验研究中,应该将人类受试者的健康和利益作为首要考虑,其次才是科学和社会利益。宣言的所有条款都传达这样一种理念,要求医学研究者应该将受试者的利益放在首位。维护受试者利益的要求如下。

1.研究者必须是胜任的 研究者本身资历、水平等是胜任的;如果是首次试验的新研究者必须有专家参与或指导。

2.先进行动物实验或试验室研究 新药、新技术的使用必须先进行动物实验或试验室研究,获得足够的资料证明其研究有相当合理的成功率且无明显的毒害作用,方可在人身上实施。

3.试验设计科学,风险可控 试验的设计目的正确,科学合理;风险小、明确、可控;对可能出现的意外有足够的估计并有处理预案;若出现问题则立即终止;如果受试者受到意外伤害,有权要求经济或其他赔偿,如果受试者死亡,其家属享有索偿权。

4.受试者的选择要公平 受试者的选择遵循公平、合理原则;若必须选择弱势群体,如儿童、老年人、精神病患者、智障患者等,则需要有特殊保护措施。

（三）知情同意原则

1.知情同意的含义 知情同意是人体试验受试者自主权的体现。知情,即受试者充分知悉人体试验研究的目的、方法、预期效果、潜在风险以及可能遇到的不适与困难等信息;同意,即受试者在知情的基础上,不受任何劝诱、欺骗及胁迫等手段影响,自主、理性地表达同意或拒绝参加人体试验的意愿并可以随时退出的权利。

人体试验受试者享有知情同意权,由《纽伦堡法典》最先明确下来。在第二次世界大战中,德国、日本等国的纳粹分子对战俘、平民等进行惨无人道的人体试验,受试者精神和肉体受到残酷摧残,绝大部分受试者因此致残、死亡。战后,纳粹医生作为战犯在德国纽伦堡法庭接受审判,为确认他们的"反人类罪",制订了《纽伦堡法典》,这是第一部国际性的关于人体试验的伦理学法典,共十条,第一条明确写道:受试者的自愿同意绝对必要。这意味着接受试验的人有同意的合法权利,应该处于有选择自由的地位,不受任何势力的干涉、欺瞒、蒙蔽、挟持、哄骗或其他某种形式的压制或强迫。此外,我国《涉及人的生物医学研究伦理审查办法》在第十八条规定:知情同意原则。尊重和保障受试者是否参加研究的自主决定权,严格履行知情同意程序,防止使用欺骗、利诱、胁迫等手段使受试者同意参加研究,允许受试者在任何阶段无条件退出研究。《赫尔辛基宣言》也明确提出知情同意原则。《中华人民共和国执业医师法》第三章第二十六条规定:医师进行试验性临床医疗,应当经医院批准并征得患者本人或其家属同意。第五章第三十七条规定:未经患者或者其家属同意,对患者进行试验性临床医疗的,要负法律责任。知情同意原则的必要性和重要性不言而喻。

2. 知情同意书 知情同意的表达方式主要是知情同意书。《涉及人的生物医学研究伦理审查办法》第三十三条、三十四条规定:项目研究者开展研究,应当获得受试者自愿签署的知情同意书;受试者不能以书面方式表示同意时,项目研究者应当获得其口头知情同意,并提交过程记录和证明材料。对无行为能力、限制行为能力的受试者,项目研究者应当获得其监护人或者法定代理人的书面知情同意。第三十六条规定知情同意书应该包括以下内容:①研究目的、基本研究内容、流程、方法及研究时限;②研究者基本信息及研究机构资质;③研究结果可能给受试者、相关人员和社会带来的益处,以及给受试者可能带来的不适和风险;④对受试者的保护措施;⑤研究数据和受试者个人资料的保密范围和措施;⑥受试者的权利,包括自愿参加和随时退出、知情、同意或不同意、保密、补偿、受损害时获得免费治疗和赔偿、新信息的获取、新版本知情同意书的再次签署、获得知情同意书等;⑦受试者在参与研究前、研究后和研究过程中的注意事项。

(四)伦理审查原则

伦理审查是人体试验不可缺少的程序,是保证人体试验符合伦理要求的必要组织程序。开展涉及人的生物医学研究,必须要经过伦理审查并符合伦理要求,否则不得实施。

在 1946 年出现第一部有关人体试验的国际伦理指南——《纽伦堡法典》后,1964 年,世界医学会发表了《赫尔辛基宣言》。《赫尔辛基宣言》提出:研究方案由独立的伦理委员会批准;研究者应对受试者的医疗照顾负责;明确书面知情同意等。在其 2008 年修订版中规定:在研究开展前,研究规程必须提交给伦理委员会,供其考虑、评论、指导和同意。该委员会必须独立于研究人员、赞助者和任何不当影响之外。为弥补《纽伦堡法典》和《赫尔辛基宣言》的不足,国际医学科学组织理事会(CLOMS)又制定了更具体、规范、可操作的流行病学研究伦理审查的国际伦理准则和涉及人的生物医学研究国际伦理准则。1974 年,鉴于美国塔斯基吉(Tuskegee)医院梅毒试验,美国国会颁布了《贝尔蒙特报告》,并明确规定了人体研究伦理学原则(尊重、受益/有利、公正),该事件也导致美国伦理审查委员会的制度化。这些文件均要求伦理审查委员会依据相关规定,对人体试验的研究者资格、研究方案、受试者可能遭受的风险与预期收益、知情同意书、受试者可能承受的风险、是否有预防和应对措施等材料进行审核、评判、批准、监控及跟踪审查等,以保证受试者的权益。

第三节 动物实验伦理

一、动物实验概述

(一)动物实验和实验动物

动物实验就是利用科学仪器设备,根据研究的目的,在动物模型上进行人为的变革、复制

NOTE

或模拟某种生物现象,突出主要因素,观察和研究生命客观规律的一种方法。动物实验由经过培训的、具备研究经验及专业技术能力的人员实施,或在其指导下开展。动物实验是人体试验的前提,是医学科学研究不可或缺的一个阶段。

实验动物,是指已经应用于实验或者将要应用于实验的动物。我国科学技术部于 2017 年 3 月 1 日发布的修正版《实验动物管理条例》第一章第二条明确规定:实验动物,是指经人工饲育,对其携带的微生物实行控制,遗传背景明确或者来源清楚的,用于科学研究、教学、生产、检定以及其他科学实验的动物。由此可以看出,实验动物与其他动物存在明显的区别:其一,来源不同。实验动物是由人工饲养培育的,有比较明确的遗传背景和清楚的来源,一般的野生动物是在自然环境中生育成长的。其二,携带的微生物不同。实验动物携带的微生物是受到控制的,而野生动物、农场动物、娱乐动物和伴侣动物是没有经过处理和控制的,微生物种类相对更多更杂。其三,存在的目的不同。实验动物是为了生命科学的发展及人类健康的目的而应用于科学研究、教学、生产、检定以及其他科学实验的动物,伴侣动物是以供玩赏、陪伴之目的而饲养的动物,农场动物则是以为人类提供肉质产品及食物为目的的动物。实验动物可分为无脊椎动物和脊椎动物两大类。无脊椎动物包括蚯蚓、甲虫、水母等。脊椎动物中哺乳类动物使用最为广泛,例如鼠、兔、猪等。脊椎动物中鱼类较为低等,例如斑马鱼;灵长类最为高级,例如猴类。

(二)动物实验的历史发展和类型

人类用动物做科学研究已有 2000 多年的历史。医学科研的发展史,一直伴随着动物实验的发展。按其历史发展及使用类别,大概分为以下四个方面。

1. 动物用于活体解剖观察阶段　据文献记载,动物实验可以追溯到公元前 4 世纪,当时古希腊著名哲学家亚里士多德就已经开始使用活体动物做实验。古罗马时期最著名最有影响的医学大师盖伦(公元 130—200 年),对猪、山羊、猴子和猿类等进行活体动物实验,在解剖学、生理学、病理学等方面有许多新发现。他通过观察发现,血管里运载的是血液而不是空气;神经起源于脊髓;人体有消化、呼吸和神经等系统。他看到猴子和猿类的身体结构与人很相似,因而把在动物实验中获得的知识应用到人体中,并对骨骼肌肉做了细致的观察。正是因盖伦在活体动物上进行实验,故他被称为"活体解剖学之父"。17 世纪,英国医生哈维(1578—1657年)采用狗、蛙、蛇、鱼和其他动物进行了一系列的动物实验,并根据大量的实验研究结果,发现了血液循环。

2. 动物用于手术治疗阶段　12 世纪,阿拉伯医生伊本·苏尔领先一步,把即将用于人体的科研程序事先在动物身上进行测试,在羊身上练习外科手术治疗方法。此后,用动物做手术研究越来越平常。现代医学先进的外科治疗如冠状动脉搭桥术、脑脊液分流术、视网膜置换术等,首先是在动物身上做实验获得成功的。风靡世界、造福人类的最新医学技术——器官移植,如肝、肾、心、肺等的移植也是用动物做实验的产物。

3. 动物用于药品实验阶段　动物用于药品实验的历史可以追溯到 1933 年,当时一款名叫"Lash Lure"的"永久"睫毛膏害死了一名女性,并导致多名女性失明,这迫使美国政府开始选择制定联邦食品、药品和化妆品法案,并于 1938 通过该法案,强制规定公司在药品上市使用之前必须先在动物身上进行实验。青霉素在人类身上大显神威之前,也是在动物身上做实验而获得成功的。胰岛素也是经动物实验研究出来的产品。在医药领域,基于动物实验的很多研究已经成功治愈多种疾病,包括癌症(肺癌和乳腺癌)、肺结核、帕金森病、癫痫和哮喘。人们用动物做实验,研制出疫苗,消灭了许多传染病,如百日咳、风疹、麻疹、脊髓灰质炎。

4. 其他领域的动物实验　随着时间的推移,动物实验从药物测试传播到其他领域。19 世纪 90 年代,一位俄罗斯生理学家伊万·巴甫洛夫(1849—1936 年),在狗身上进行实验,并提出了"经典条件反射",此研究成果后来成为心理学中行为治疗的基本理论之一。1982年,帕尔米特获得携带有大鼠生长素基因的转基因小鼠,该小鼠被称为"超级小鼠"。1997年,英国爱丁堡大学罗斯林学院的胚胎学家伊恩·威尔马特领导的科研小组从一只成年绵羊的乳腺细胞克隆获得克隆山羊"多莉"。

(三)动物实验的特点

动物实验除了保护人类免受直接的药物或新技术的伤害以外,还有以下特点。

1. 具有简化、纯化的作用,并且可以对实验动物进行强化处理 人体疾病的发生、发展极其复杂,受到多种因素的影响,而实验动物遗传背景明确,人们可以控制其携带的微生物,因此可以按实验目的排除次要的、无关大局的影响因素,使主要因素在简化的条件下进行,从而有利于发现所要揭示的本质和规律。

2. 动物实验周期较短,经济、可靠、易重复,且便于验证和推广 人类的疾病多种多样,有缓有急,病程有短有长,过急或过缓、过短或过长都不利于医学研究。相对而言,动物实验的优点更多:首先,动物繁殖周期短,产仔多,实验步骤出错可以重新开始,还可以克服实验对象数量的限制,而人类疾病的发生与治愈是决不容许做重复试验考察的;其次,动物生命周期短,后代性状改变易于观察;再次,动物易于饲养,省钱,利用动物来做实验可以控制发病时间,缩短病程,降低实验费用。由于人在生理上与某些动物具有许多相通之处,因此为动物实验结果的推广提供了依据,为人体试验做了准备。

(四)动物实验的伦理价值

动物实验是生命科学发展的基石。如果没有动物实验,则新药只能在人体上观察药效和毒性反应,新的医疗器械只好直接在人体上应用,外科新技术只能在患者身上进行试验等,这是不可想象的。因此,动物实验为人类的健康和医学科学的发展做出了不可磨灭的贡献,有极高的伦理价值。

1. 为控制疾病做出了巨大的贡献 在探索疾病的病因、药物治疗、手术治疗等的每一个阶段,从基础理论到人体试验之间,基本都离不开动物实验,正是反复的动物实验获得比较理想的效果后,各种治疗才应用到人体,最终造福于人类,例如脊髓灰质炎疫苗的研制,就利用了许多猴子来做实验。

2. 为人类带来巨大的益处 在脊髓灰质炎疫苗的研制中献出生命的猴为人类换来了更好的生活。脊髓灰质炎属急性传染病,严重者会出现肌肉萎缩、肢体瘫痪甚至死亡。据记载,1952年的大流行是美国历史上最严重的一次暴发,那年报道的病例有58000多人,其中3000多人死亡,2万多人残疾,死亡者多为儿童。在中国历史上一直有脊髓灰质炎流行,自20世纪50年代起就有疫情定期出现的记录,20世纪60年代初期,每年报告20000～43000例病例。在进行有计划的疫苗接种后,脊髓灰质炎的发病率和死亡率急剧下降。2000年,脊髓灰质炎在中国被确定已消除。

3. 动物实验不但造福于人类,而且造福于动物自身 从动物身上研究获得的产物和方法同样极大地帮助了动物。抗狂犬病、犬瘟热、犬细小病毒病的疫苗是经动物实验而研究出的产品,这些产品同样可用于犬科动物而免除相应疾病。抗猪霍乱、马脑炎、牛布鲁菌病的疫苗也同样帮助动物免受该类传染病的折磨。抗肠道寄生虫、犬恶丝虫病的药物在动物身上研制成功,反过来也造福于动物自身。因此,用动物做实验的价值是难以估量的。

二、实验动物福利和动物实验的伦理原则

动物实验取得的数据或信息直接促进了生物医学、药学等领域的大力发展,给人类创造了极高的价值,但另一方面,动物实验给动物带来极大痛苦,直接造成大量的动物伤亡,使得动物

实验施行者背负着沉重的伦理负担。对动物实验中的伦理问题进行规范,实现科学价值、法律追求、人文关怀的统一,成为一个无法绕开的话题。

(一)实验动物福利

动物福利(animal welfare)是指人为提供给动物相应的物质条件,采用适当的行为方式,保证动物在健康舒适的状态下生存,使动物处于生理和心理愉快的感受状态。

1. 实验动物福利历史发展　19世纪初,欧洲的一些有识之士就把同情的目光投向动物。1822年英国议会通过了《禁止残忍和不当对待家畜法案》,即《马丁法案》。《马丁法案》是世界上第一个反对虐待动物的法律,其首次认定虐待动物本身是一种犯罪,是人类现代社会以法律的形式保障动物福利的真正开始,是动物福利保护史上的里程碑。到19世纪末,随着动物越来越多被用于生物医学研究,实验动物的福利就成了人们关注的焦点。1963年,美国颁布的实验动物使用和饲养管理指南,是关于实验动物福利的指南。1966年,美国颁布了《动物福利法》,这是最早的一部与实验动物管理有关的法律,并于1970年、1976年、1985年和1990年增加条款和修订;随后美国又颁布了《饲养管理和使用脊椎动物在检验、研究和教育中的法规》,要求所有部门都要遵守这一法规。我国在1988年颁布了《实验动物管理条例》,对实验动物的饲养、使用等方面进行了规定,在2001年对其进行修改,并首次将动物福利写入法规。1997年出台的《关于"九五"期间实验动物发展的若干指导意见》中强调动物实验要遵循"3R原则"。其他颁布的条例法规如《实验动物质量管理办法》及越来越多的地方性实验动物管理法规条例都提到了动物福利与动物伦理。2016年3月15—17日,中英第三届实验动物福利伦理国际论坛于安徽举行,会上讨论了中国首个关于实验动物独立与伦理的国家标准草案,这让我国动物福利立法又向前迈出了可喜的一步。

2. 实验动物福利内涵　世界动物保护协会(WSPA)在2000年世界大会上针对动物福利立法提出了动物的五大自由:①享受不受饥渴的自由(生理福利),即保证充足且清洁的食物和饮水;②享有生活舒适的自由(环境福利),提供适当的房舍或栖息场所,让动物能够得到舒适的睡眠和休息;③享有不受痛苦、伤害和疾病的自由(卫生福利),保证动物不受额外的疼痛,预防疾病并对患病动物进行及时的治疗;④享有生活无恐惧和无悲伤的自由(心理福利),保证避免动物遭受精神痛苦的各种条件和处置;⑤享有表达天性的自由(行为福利),保证提供足够的空间、适当的设施及与同类伙伴在一起。这就要求科研人员应该规范自己的行为,善待实验动物,从根本上减轻或避免动物的恐慌、疼痛和痛苦。

(二)动物实验的伦理原则

动物实验伦理,指的是在动物实验中对待实验动物的行为和操作要符合人类的道德伦理标准和国际惯例。根据1959年英国动物学家拉塞尔和微生物学家伯奇在其著作《人道实验技术的原则》一书中提出的替代(replacement)、减少(reduction)和优化(refinement)的"3R原则",动物实验应遵循以下伦理原则。

1. 替代　替代原则是指尽可能用没有知觉的实验材料替代活体动物,或使用低等动物替代高等动物。替代原则的道德要求如下:首先,要确定动物实验的必要性,除非认为人和动物的健康有关系时才选择动物实验;其次,尽量使用没有知觉的实验材料代替以往使用的神志清醒的活的脊椎动物进行实验,所有能代替实验动物进行实验的化学物质、生物材料、动植物细胞、组织、器官以及低等动植物或计算机模拟程序等都属于替代物;再次,如果非要使用动物,尽量使用低等动物代替高等动物进行实验。

2. 减少　减少原则是指尽可能使用最少量的动物获取同样多的实验数据或使用一定数量的动物获得更多的实验数据。减少原则的道德要求如下:首先,要正确选用动物的品质和级别,保证所做实验能够得出结果,最大限度地减少动物使用数量;其次,合用动物,不同课题、不同人员尽可能合用动物,例如动物死亡后实施外科手术,或提供器官组织进行病理解剖等;再次,改进统计方法,使用少量动物获得满意的效果;最后,使用高质量动物,可以做到以质量代替数量。

3.优化 优化原则是指尽量减少动物实验中不人道方法对动物的影响范围和程度。优化原则的道德要求如下:首先,对实验人员进行培训,包括麻醉药品、麻醉方法、手术方式和手术技巧等;其次,对动物实验方案合理设计;再次,对实验结束后的动物要施行安乐死。使用动物进行有关实验时,避免或减轻给动物造成的疼痛和不安,或为动物提供适宜的生活条件,以保证动物的健康和安乐。

需要说明的是,"3R 原则"是对不影响实验要求和实验结果的前提而言的,如果违背了科学研究的规律和目的,过分强调"3R 原则",反对使用动物进行实验,"3R 原则"也就失去了它的价值和意义。

三、动物实验的伦理要求

在动物实验中,强调动物实验伦理是非常重要的:首先,从伦理学的角度看,实验动物应该受到人类的尊重、照顾和感激;其次,从科学需要出发,实验动物生命的全过程应该得到良好的照顾,只有保持实验动物处于稳定的心理、生理状态,才能保证实验结果的科学性、可靠性和稳定性。在动物实验中,科研人员应满足以下伦理要求。

(一)实验人员的培训

1.实验动物规范 实验人员应该了解常用实验动物的遗传与繁殖的基本理论,了解常用实验动物品种、品系与应用选择,了解实验动物的基本概念、实验动物福利与政策法规、动物实验的个人安全防护和应急预案等,以便更好地实现实验动物的伦理要求。

2.动物实验技能 实验人员操作技能越熟练,越能减少对动物的伤害,同时也能尽量减少影响动物实验结果的各方面的因素。熟练的科研人员须做到:首先,在实验过程中应给予动物镇静、麻醉剂,以减轻和消除动物的痛苦;其次,对于可能引起动物痛苦和危害的实验操作,应小心进行,不得粗暴;再次,对清醒的动物应进行一定的安抚,以减轻它们的恐惧和不良反应。

(二)日常饲养和护理

1.环境增益 饲养环境与实验动物的健康息息相关。从 20 世纪 90 年代起,实验动物的环境增益研究开始兴起。环境增益强调在各种环境参数控制的基础上,进一步丰富和优化实验动物的饲养环境,主要是采用各种方法增加实验动物饲养环境的复杂性或激发动物的兴趣,以使动物最大限度地施展自己的天性行为,避免各种异常行为的出现。

2.日常管理 一些简单的日常操作(如动物的抓取、饲养笼的清洁、换笼、换垫料、添加饲料、更换饮水等)也会造成动物应激,引起动物的疼痛和不适,生理、生化及内分泌指标的改变等,进而可能对实验结果产生背景性干扰。日常饲养中的优化策略主要是需加强实验研究人员及饲养人员的技术培训,优化动物的查看和实验室的清洁次数。

(三)实验设计要遵循"3R 原则"

1.动物实验的必要性评估 动物实验的设计阶段需评估其伦理可行性,不进行没有必要的动物实验,任何动物实验都要有正当的理由和有价值的目的。只有当实验所追求的利益无法以动物实验以外的其他方法获得时,动物实验才是恰当的选择。

2.遵循"3R 原则" 目前"3R 原则"已经从观念转化为成文立法,因此进行动物实验时要先寻求替代性的方案。若必须要进行动物实验则尽量选择最少量的动物数量且注意优化环境、干预方式等。

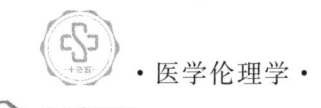
（四）疼痛的评价与控制

及时准确地评价和控制动物所受的痛苦是保证动物福利的一项基本措施，必须将动物所承受的痛苦减至最小。1985 年，视觉模拟评分法被第一次提出用于评估动物所受的疼痛，通过观察动物的体重（体重及饮水消耗）、外观（身体姿势及皮毛竖起或粗糙）、临床症状（呼吸、流涎、震颤、痉挛及卧倒）、社会化行为及对刺激的反应等变化，对动物所受的痛苦进行评分，使动物免受极端或长时间的疼痛。

减少或控制疼痛的道德要求如下：实验设计中需要考虑是否对实验动物造成疼痛或持久性伤害，是否采取了减少伤害的措施；凡需对动物进行禁食和禁水实验的研究，只能在短时间内进行，不得危害动物的健康；若需采血，无特殊情况不应采用眼眶静脉窦采血，必要时应在麻醉下进行采血，且只能用一侧眼睛；多次采血时应以静脉插管代替反复的静脉穿刺，以避免造成动物的反复应激；腹腔注射水合氯醛的麻醉方式，因增加动物的痛苦且麻醉效果不稳定，正逐渐被摒弃，吸入麻醉逐渐成为动物实验的主流麻醉方式。

进行神经科学研究的动物实验多引发实验动物的剧烈疼痛。目前包括基因敲除技术在内的基因工程技术日趋成熟，采用基因敲除技术构建无痛觉或痛阈较高的实验动物模型，无疑有利于提高实验动物的福利。

（五）实验终点的选择

选择仁慈的实验终点是指在已观察到预期的实验结果或实验研究已对动物的健康造成明显损害时及时终止实验。选择恰当的实验终点，必要时应实施安乐死，可以避免动物遭受过多痛苦。有研究人员提出仁慈终点的判定标准包括：第一，当科学目标已经实现；第二，发生在实验开始时没有预料到的与实验目的无关的意外痛苦；第三，出现比预期更严重的痛苦；第四，在实验开始前就可预期出现疼痛和（或）不适。确定好实验终点，并采用快速断头、过量麻醉、二氧化碳窒息法等较为温和的方式对到达实验终点的动物实施安乐死。

（六）伦理审查

1.动物伦理审查基本原则　根据国家相关法律法规和国际惯例，动物伦理审查基本原则包括：①动物保护原则：禁止无意义滥用和滥杀实验动物；制止没有科学意义或不必要的动物实验；优化动物实验方案以减少不必要的动物使用量。②动物福利原则：保证实验动物生存时（包括运输中）享有最基本的权利，享有免受饥渴、生活舒适自由的权利，享有良好的饲养和标准化的生活环境的权利。③伦理原则：应充分考虑动物的利益，善待动物，防止或减少动物的应激、痛苦和伤害，尊重动物生命，制止针对动物的野蛮行为，采取痛苦最少的方法处置动物。④综合性科学评估原则：一是公正性，即伦理委员会的审查工作应保持独立、公正、科学、民主，不受政治、商业和自身利益的影响；二是必要性，即各类实验动物饲养、使用或处置需要充分的理由；三是平衡性，即兼顾人类和实验动物的利益平衡，在全面、客观地评估动物所受伤害和人类由此可能获取利益的基础上，出具伦理审查报告。

2.申请伦理审查　申请伦理审查时应向伦理委员会提交正式申请，内容应包括：①实验动物或动物实验项目名称及概述；②项目负责人、执行人姓名、专业背景简历，实验动物合格证编号，环境设施许可证号；③项目意义和必要性，项目中有关实验动物的用途、饲养管理或实验处置方法，预期出现的对动物的伤害，处死动物的方法，项目进行中涉及动物福利和伦理问题的详细描述；④遵守实验动物福利与伦理原则的声明；⑤伦理委员会要求补充的其他文件。

3.动物实验伦理审查内容　对动物实验方案的伦理审查，一般包括以下内容：①人员是否胜任；②实验方案是否符合"3R 原则"；③动物处置是否符合伦理规范；④动物处死是否符合安乐死要求；⑤动物尸体处理是否符合环保要求。

4.AAALAC 认证简介　国际实验动物评估和认可委员会（association for assessment and

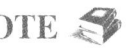

accreditation of laboratory animal care,AAALAC)成立于 1965 年,是一个自发的非营利性认证组织。其宗旨如下:一是对实验动物及进行动物实验的机构进行统一的评估与认证;二是保证在生命科学研究和教育过程中实验动物的管理、使用和动物福利的规范化、标准化;三是以仁慈和负责的养护和应用方式来提高科研、教育和实验质量。该认证组织基于科学实验的重复性、数理统计的合法性需要,提供了一种科学界的强制规范。其目的是以一种国际标准来养护实验动物,以此获得的研究数据可为国际上各实验室所承认,增强了数据的交换率和共享度,这就避免了重复试验的次数。目前已有多个国家的公司、大学、医院、政府机构,以及其他研究机构的使用动物的研究部门和实验室获得 AAALAC 的认证。世界 500 强医药巨头已联合申明,它们医药产品的动物实验都将在 AAALAC 认证单位完成。

第四节 医学伦理委员会及医学伦理审查

一、医学伦理委员会概述

(一)医学伦理委员会的含义

医学伦理委员会,其主要的成员包括医务人员、法律专家及非医务人员等,其职责为对各类临床研究方案及附件进行督查,看其是否合乎伦理道德,以保障受试者的安全和权益。随着现代生物医学技术的不断发展,由医学技术的革新所带来的伦理难题及道德选择连续出现,医学伦理委员会存在的意义就是帮助公众顺利解决医学伦理难题和做出正确的医学道德选择,从而使现代生物医学技术更好地造福于人类。

在我国,医学伦理委员会还未形成统一的名称。有学者建议,根据《人体器官移植条例》《人类辅助生殖技术管理办法》《人类精子库管理办法》和《药物临床试验质量管理规范》等文件,可将医学伦理委员会划分为人体器官移植技术临床应用与伦理委员会、生殖医学伦理委员会和药物临床试验伦理委员会。虽然每个伦理委员会的工作流程大同小异,但人员组成和审查内容等各不相同,管理起来存在困难,毕竟某些规定只适合某一伦理委员会,因此需要一个统一的依据来规范医学伦理委员会的工作。

(二)医学伦理委员会的历史发展

早在 20 世纪 60 年代,"患者权利运动"风起云涌之际,1966 年,哈佛大学医学院教授亨利·彼彻尔在一流的国际医学杂志《新英格兰医学杂志》上发表题为《伦理与临床研究》的论文,列举了 22 宗瞒着患者开展的反伦理的人体试验研究,论文发表后,引起了轩然大波。美国政府于是规定,凡是使用美国政府经费的医院或研究机构,在进行以人为对象的研究之前,都必须取得伦理审查委员会(IRB)的伦理审查,此规定标志着医学科研行为有了监管的机构。1976 年,新泽西州最高法院在审理著名的"昆兰案件"时,做出判决:"要做出'应拆除人工呼吸器'的结论,负责医生和监护人应向患者所在医院的伦理委员会或同类机构进行咨询,如果该咨询机构也表示同意,那么就应该拆除。"这一重要判决促进了医学伦理委员会建立。1984 年,美国医学会做出了"每个医院建立一个医学伦理委员会"的决议。20 世纪 80 年代末,美国已有 60% 以上医院建立了医学伦理委员会。日本自 1982 年底在德岛大学建立医学伦理委员会开始,到 1992 年已经有 80% 以上的医学院院校和 50% 以上的医院设立了医学伦理委员会。

20 世纪 80 年代末,我国医学伦理学学者第一次介绍美国的医院伦理委员会。1990 年,中华医学会医学伦理学分会,原则上通过《医院伦理委员会组织规则》(草案)。1995 年卫生部正式发布《卫生部临床药理基地管理指导原则》,专门规范伦理委员会工作,提出伦理委员会由

5～7 人组成等内容。1996 年国家抗肿瘤临床研究中心成立了医学伦理委员会。此后,北京、上海、天津等大城市的大医院开始建立医院伦理委员会。1999 年,国家药品监督管理局制定并颁布了《药品临床试验管理规范》等一系列管理法规。2001 年卫生部发布《人类辅助生殖技术管理办法》,在第二章第六条中第一次将"设有医学伦理委员会"作为申请开展人类辅助生殖技术的医疗机构应当符合的必备条件。2003 年修订的《药物临床试验质量管理规范》的第三章"受试者的权益保障"中专门对伦理委员会工作提出具体要求,第八条规定:伦理委员会与知情同意书是保障受试者权益的主要措施。第九条规定:为确保临床试验中受试者的权益,须成立独立的伦理委员会,并向国家食品药品监督管理局备案。2007 年卫生部颁布《涉及人的生物医学研究伦理审查办法(试行)》,第六条规定:开展涉及人的生物医学研究和相关技术应用活动的机构,包括医疗卫生机构、科研院所、疾病预防控制和妇幼保健机构等,设立机构伦理委员会。其他的文件还有如《人胚胎干细胞研究伦理指导原则》《卫生部关于修订人类辅助生殖技术与人类精子库相关技术规范、基本标准和伦理原则的通知》《人体器官移植条例》等,对我国医学伦理委员会设置、审查程序、机构设立以及监督与管理等方面提出明确要求,医学伦理委员会建设进入实质性的操作阶段。医学伦理在医学实践和生命科学研究中发挥越来越重要的作用。

二、医学伦理委员会的职能及其伦理价值

(一)医学伦理委员会的职能

根据相关的法律法规,归纳起来医学伦理委员会的职能有以下四点。

1. 伦理审查和批准功能 对生物研究、新技术使用等项目实施伦理审查,运用医学伦理原则,对申报的项目履行伦理审查批准功能是医学伦理委员会的首要职能。《药物临床试验质量管理规范》第三章第十条规定:试验方案需经伦理委员会审议同意并签署批准意见后方可实施。在试验进行期间,试验方案的任何修改均应经伦理委员会批准;试验中发生严重不良事件,应及时向伦理委员会报告。《涉及人的生物医学研究伦理审查办法》第二章第八条规定:伦理委员会的职责是对本机构开展涉及人的生物医学研究项目进行伦理审查,包括初始审查、跟踪审查和复审等。其他如人体器官移植、人工辅助生殖技术的实施都必须接受伦理审查和监督,确保医学高新技术的合理应用和医学发展的正确方向。

2. 教育培训功能 医学伦理委员会及其成员有普及伦理意识、宣传伦理知识的责任,应承担本机构工作人员、所在社区公民的医学伦理教育和培训任务。《涉及人的生物医学研究伦理审查办法》第二章第八条规定:伦理委员会在本机构组织开展相关伦理审查培训。通过专题培训、开办讲座、案例分析、公开讨论等开展伦理知识教育。伦理委员会还制定本单位的有关方针和政策,如本单位关于知情同意的执行计划等,发挥教育培训功能。

3. 咨询服务功能 咨询是伦理委员会的重要功能。咨询是向怀有伦理困惑的人员提供信息和参考意见,帮助他们进行最佳的选择。一般有以下几个类型:一是研究人员或医务人员在提出申请之前,对准备申请的项目向伦理委员会进行咨询,比如对药物临床试验、器官移植供需双方的利益风险、人工辅助生殖技术的适用性、新技术的使用、涉及动物的实验等有疑问可以进行咨询。二是患者或受试者对服务态度、治疗方案等不理解或误解,可以向医学伦理委员会进行咨询而得到解答。医学伦理委员会应以高度负责任的态度,以坚实的理论基础,为咨询者提供符合医学伦理原则的有意义、有价值的咨询意见,但不是强制实行。

4. 理论与政策研究功能 《涉及人的生物医学研究伦理审查办法》第一章第六条规定:国家医学伦理专家委员会、国家中医药伦理专家委员会(以下称国家医学伦理专家委员会)负责对涉及人的生物医学研究中的重大伦理问题进行研究,提供政策咨询意见,指导省级医学伦理

专家委员会的伦理审查相关工作。医学伦理委员会对医学发展的重要决策进行伦理研究,确保各项医学研究沿着正确的道路前进。

（二）医学伦理委员会的伦理价值

医学伦理委员会的工作是独立的,具有十分重要的伦理价值。

1. 维护患者和受试者的利益 医学伦理委员会的审查通常包括:有无实施知情同意、医生或研究者是不是单纯追求研究成果而忽视了患者和受试者的人权、对可能的伤害有无预防措施等。医学伦理委员会的组成必须有非医学专业、不同性别的成员参加,如法律、哲学、伦理学专业的成员以及外部成员,不同背景的医学伦理委员会成员,能够从不同的角度进行全方位的伦理审查,最大限度地保护患者和受试者的权利和尊严,避免他们遭受不必要的危害。

2. 提高医疗技术和医学科研发展 医学高新技术的使用,使医务人员和研究者面临更多的道德问题。例如,对脑死亡患者和不可逆的终末期患者如何放弃治疗、胚胎的地位和胚胎干细胞研究的矛盾、器官移植中资源的微观分配、人工辅助生殖技术与传统家庭婚姻观念的冲突等,这些问题的解决都需要医学伦理委员会提供伦理咨询,使医学高新技术的发展和应用更符合患者、社会及各方面利益,医学伦理委员会扮演了使医学技术进步的推动者。

3. 保证医院、科研院所等机构的正确发展方向 机构的管理应该包含伦理管理,在人事制度、分配制度、收费制度、服务制度方面应该以伦理理念为导向,确保改革的正确方向。

4. 保护医务人员、研究人员和机构的利益 医疗和科研属于高风险行业,医学伦理委员会的出现从客观上可以保护医务人员、研究人员和机构的利益。如1976年美国的"昆兰案件"中,新泽西州最高法院的判决,提供了法律的免责条件。以伦理委员会为主进行的治疗决策,与由医生或家属进行决策相比,更加周全。将医疗的决策分散,就能够客观地起到保护医生和医院的作用。又如早些年我国科研工作者的一些高水平文章因伦理问题被杂志拒绝刊登,如果我们的伦理委员会更好地开展工作,则可以尽量避免这样的问题发生。

三、医学伦理审查

（一）医学伦理审查的组织机构

目前我国国家卫生行政部门、省级卫生行政部门的医学伦理专家委员会是伦理审查指导的咨询组织,但是在必要时可组织对重大科研项目的伦理审查;开展生物医学研究和相关技术应用活动的机构,包括医疗卫生机构、疾病预防控制机构、科研院所和妇幼保健机构等应设立伦理委员会,对本机构或所属机构涉及人的生物医学研究和相关技术应用项目进行伦理审查,伦理审查过程应当独立、客观、公正和透明。

伦理委员会的委员应当从生物医学领域和伦理学、法学、社会学等领域的专家和非本机构的社会人士中遴选产生,人数不得少于7人,并且应当有不同性别的委员,少数民族地区还应当考虑有少数民族的委员。必要时,伦理委员会可以聘请独立顾问。独立顾问对所审查项目的特定问题提供咨询意见,不参与表决。

伦理委员会委员任期5年,可以连任。伦理委员会设主任委员一人,副主任委员若干人,由伦理委员会委员协商推举产生。伦理委员会委员应当具备相应的伦理审查能力,并定期接受生物医学研究的伦理知识及相关法律法规的知识培训。

（二）医学伦理审查的原则

根据《涉及人的生物医学研究伦理审查办法》和《药物临床试验质量管理规范》规定,医学伦理审查的原则分为以下七点。

1. 研究者胜任原则 所有研究者都应具备承担该项试验的专业特长、资格和能力,并经过培训。试验开始前,研究者和申办者应就试验方案、试验的监察、稽查和标准操作规程以及试

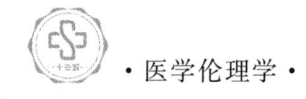

验中的职责分工等达成书面协议。

2. 知情同意原则　尊重和保障受试者是否参加研究的自主决定权,严格履行知情同意程序,对无能力表达同意的受试者,应由其法定代理人同意;知情同意过程应采用受试者或法定代理人能理解的语言和文字;试验期间,受试者可随时了解与其有关的信息资料;防止使用欺骗、利诱、胁迫等手段使受试者同意参加研究;受试者有权在试验的任何阶段随时退出试验而不会遭到歧视或报复,其医疗待遇与权益不会受到影响。

3. 控制风险原则　首先将受试者人身安全、健康权益放在优先地位,其次才是科学和社会利益,权衡对受试者和公众健康预期的受益及风险,预期的受益应超过可能出现的损害;选择临床试验的方法必须符合科学和伦理要求;研究并定期审查临床试验进行过程中受试者的风险程度,力求使受试者尽可能避免伤害。

4. 免费和补偿原则　应当公平、合理地选择受试者,对受试者参加研究不得收取任何费用,对于受试者在受试过程中支出的合理费用还应当给予适当补偿。

5. 保护隐私原则　切实保护受试者的隐私,如实将受试者个人信息的储存、使用及保密措施情况告知受试者,未经授权不得将受试者个人信息向第三方透露。

6. 依法赔偿原则　受试者参加研究受到损害时,应当得到及时、免费的治疗,并依据法律法规及双方约定得到赔偿。

7. 特殊保护原则　对儿童、孕妇、智力低下者、精神障碍患者等特殊人群的受试者,应当予以特别保护。

(三)医学伦理审查的申请

医学伦理审查的申请是医学伦理审查的首要程序。申请者需要提交的申请材料包括:申请书、实(试)验方案及有关说明;对研究中涉及的伦理问题的说明;病历报告表、受试者日记卡和调查问卷;为招募受试者使用的文字、影视材料等;知情同意书;新的医疗器械等质量和安全评审证明书;有关主管部门同意进行研究的批准文件等。

(四)医学伦理审查的内容

接到医学伦理审查项目的申请后,应召集伦理委员会进行审查,而医学伦理审查应遵守国家法律、法规以及国际上公认的不伤害、有利、尊重和公正的伦理原则。

(1)研究者的资格、经验、技术能力等是否符合试验要求。

(2)研究方案是否科学,是否符合伦理原则的要求。中医药项目研究方案的审查,还应当考虑其传统实践经验。

(3)受试者可能遭受的风险的程度与研究预期的受益相比是否在合理范围之内。

(4)知情同意书提供的有关信息是否完整、通俗易懂,获得知情同意的过程是否合乎规定。

(5)是否有对受试者个人信息及相关资料的保密措施。

(6)受试者的纳入和排除标准是否恰当、公平。

(7)是否向受试者明确告知其应当享有的权益,包括在研究过程中可以随时无理由退出且不受歧视的权利等。

(8)受试者参加研究的合理支出是否得到了合理补偿。受试者参加研究受到损害时,给予的治疗和赔偿是否合理、合法。

(9)是否有具备资格或者经培训后的研究者负责获取知情同意,并随时接受有关安全问题的咨询。

(10)对受试者在研究中可能承受的风险是否有预防和应对措施。

(11)研究是否涉及利益冲突。

(12)研究是否存在社会舆论风险。

(13)需要审查的其他重点内容。

（五）医学伦理审查的结果

伦理委员会应当对审查的研究项目做出批准、不批准、修改后批准、修改后再审、暂停或者终止研究的决定，并说明理由。伦理委员会做出决定应当得到伦理委员会全体委员的二分之一以上同意。伦理审查时应当通过会议审查方式，充分讨论达成一致意见。

经伦理委员会批准的研究项目需要修改研究方案时，研究项目负责人应当将修改后的研究方案再报伦理委员会审查；研究项目未获得伦理委员会审查批准的，不得开展项目研究工作。

（六）医学伦理审查的跟踪审查

对已批准实施的研究项目，伦理委员会应当指定委员进行跟踪审查。跟踪审查包括以下内容：①是否按照已通过伦理审查的研究方案进行试验；②研究过程中是否擅自变更项目研究内容；③是否发生严重不良反应或者不良事件；④是否需要暂停或者提前终止研究项目；⑤其他需要审查的内容。

跟踪审查的委员不得少于 2 人，在跟踪审查时应当及时将审查情况报告伦理委员会。

（七）几种特殊伦理审查的要求

1. 简化审查程序 可以由伦理委员会主任委员或者由其指定的一个或者几个委员进行审查。审查结果和理由应当及时报告伦理委员会。这种规定无疑可以加快审查。

2. 风险大的项目审查 风险较大或者比较特殊的涉及人的生物医学研究伦理审查项目，伦理委员会可以根据需要申请省级医学伦理专家委员会协助提供咨询意见。

3. 多中心研究的伦理审查 多中心研究可以建立协作审查机制，确保各研究机构研究的一致性和及时性。牵头机构的伦理委员会负责项目审查，并对参与机构的伦理审查结果进行确认。参与机构的伦理委员会应当及时对本机构参与的研究进行伦理审查，并对牵头机构反馈审查意见。为了保护受试者的人身安全，各机构均有权暂停或者终止本机构的项目研究。

4. 与境外的合作研究的伦理审查 境外机构或者个人与国内医疗卫生机构合作开展涉及人的生物医学研究的，应当向国内合作机构的伦理委员会申请研究项目伦理审查。

讨论案例

患者沈某，女，58 岁，在普查中查出患有腺瘤性结肠息肉，当地卫生院一位医生对她说："现在有一个极好的机会，可以免费给你吃'人参'，服用后你的大肠息肉能够缩小甚至消失。"随后卫生院的医生递给沈某一张纸让她签字，不识字的沈某高兴地在那张纸上按了手印。

于是从 1998 年 10 月开始，沈某在卫生院医生的监护下，每周免费服用两粒"人参丸"。到了 1999 年 7 月，沈某突然感到头痛、头晕，检查的结果是高血压，收缩压在 180 mmHg 左右，告知卫生院医生，医生说"人参丸"不会引起高血压，于是沈某继续服用"人参丸"。2000 年 5 月，沈某的收缩压已高到了 230 mmHg，但还是一次不误地服用"人参丸"，直到 2001 年三年试验期满。2002 年 3 月，沈某已经不能干农活了，还经常鼻出血。2004 年 2 月 23 日，在被病痛折磨了 2 年多后，沈某的肾脏彻底坏死，因肾功能衰竭、尿毒症离开了人世。

事后家属才知道这是一家机构进行的药物试验。找到负责试验的肿瘤研究所所长，所长说："我们只是参与实施，不清楚'人参丸'的成分到底是什么，我们只负责给项目找试验者。"随后家属找到一份《参与人参预防胃癌研究项目同意书》，上面明确写着：

"常见的不良反应有:高血压。在服用过程中血压轻度上升,个别病例可流鼻血、失眠、便秘等,发生这些不良反应者及时与本研究小组联系,以便处理。"但卫生院的医生表示,他从来不知道。

请分析医务人员的行为是否符合伦理原则。

小结

　　医学科研伦理,就是在医学科研实践活动中调节科研人员之间,以及科研人员与受试者、他人及社会之间各种关系的行为规范或准则。医学科研伦理要求做到动机纯正、诚实严谨、敢于怀疑、公正无私、团结协作和知识公开。涉及人的生物医学研究,即人体试验,是以健康人或患者作为受试对象,用人为的试验手段,有控制地对受试对象进行研究和观察的行为过程。其伦理原则包括医学目的原则、维护受试者利益原则、知情同意原则和伦理审查原则。动物实验就是利用科学仪器设备,根据研究的目的,在动物模型上进行人为的变革、复制或模拟某种生物现象,突出主要因素,观察和研究生命客观规律的一种方法。它主要有两个特点:一是具有简化、纯化的作用,并且可以对实验动物进行强化处理;二是周期短,经济、可靠、易重复,便于验证和推广。其伦理原则是替代、减少和优化。医学伦理委员会的成员包括医务人员、法律专家及非医务人员等,其职责为对各类临床研究方案及附件进行督查,看其是否合乎伦理道德,以保障受试者的安全和权益。其职能有四个:伦理审查和批准、教育培训、咨询服务、理论和政策研究功能。医学伦理审查的原则包括:研究者胜任原则、知情同意原则、控制风险原则、免费和补偿原则、保护隐私原则、依法赔偿原则和特殊保护原则。

思考题

1.医学科研伦理应遵循哪些基本规范?
2.医学科研伦理的基本原则是什么?
3.试分析医学科研中有哪些伦理冲突。

(黄雪梅　遵义医科大学)

第十章 卫生管理伦理

教学目标

> 识记：卫生管理伦理的含义、作用及实质。
> 理解：卫生管理伦理的特殊性与具体原则。
> 运用：运用伦理学的基本理论理解、分析卫生管理中的有关伦理难题。

 **引导案例**

某市卫健委主任应邀参加本市一家市级医院的院务会。会上，院长分析近期本院业务下降的原因时，认为关键是在医疗技术设备上缺乏竞争力，希望得到领导的支持。卫健委主任明知该市的高端医疗技术设备配置已超过当地医疗需求，但考虑到医院的实际情况仍然答应了医院的要求。高端医疗技术设备到位后，该医院一方面在媒体上大做广告，另一方面采取了提取 10% 检查费作为给医生开单的奖励措施，从而使医生开检查单的积极性显著增高，高端医疗技术设备经常满负荷运转，医院效益和医生收入大大提高。

请思考：

从卫生管理伦理的角度看，此案例中存在哪些伦理问题？

自中华人民共和国成立特别是改革开放以来，我国医疗卫生事业取得了长足的进步，人民群众健康水平有了明显的改善。从现在起到 2020 年，是我国全面建成小康社会的决胜期，人民群众对改善医药卫生服务将会有更高的要求。同时，城镇化、工业化、人口老龄化、疾病谱变化和生态环境变化等，也将给我国卫生事业带来新的严峻挑战。因此，加快卫生体制改革，加强对卫生事业的管理，就显得尤为重要。医疗卫生事业管理的许多问题都与人们对卫生事业的期望、判断、价值选择以及人们的责任、义务、使命感甚至人生理想密切相关。卫生管理离不开伦理，卫生管理实践需要伦理学理论的指导。

第一节 卫生管理伦理概述

一、卫生管理伦理的含义

（一）卫生管理概述

管理是指对人、物、事、信息等组成的系统的运动、发展和变化，进行有目的有意识的控制的行为。就宏观层面而言,卫生管理是政府为履行卫生管理职能,在防治疾病、保护和增进人们健康方面所采取的综合措施,包括制定卫生政策、筹集和分配资源、建立卫生服务组织、健全卫生保障制度、提供基本医疗和预防保健服务、协调社会各方在内的一系列管理活动。就微观层面而言,卫生管理是医疗机构运用现代化管理的科学理论和方法,合理开发、利用、配置现有人力、物力、财力、信息等卫生资源,以使医疗机构高效、协调运行的行为。

医疗卫生事业关系亿万人民的健康,关系千家万户的幸福,是重大的民生问题。加快医药卫生事业发展,适应人民群众日益增长的医药卫生需求,不断提高人民群众的健康素质,提高人民的生活质量,是全面建成小康社会的一项重大任务。同时,健康对于每个人的生存与发展都至关重要。它是保障公民能够平等享受各项社会基本权利、自由和机会的前提条件,是公民个体从事各种社会活动、追求自身权益和福利,实现个人生活目标、人生理想和自我价值的基础。随着经济水平和生活质量的提高,人们对自身健康的关注度也越来越高,各国政府也将改善和提高公民的健康状况作为治国理政的重要目标之一。作为社会公益事业,卫生事业通过卫生资源的分配和一系列方针政策的实施等卫生管理让所有的社会成员受益,使每个社会成员在卫生保健权利上能得到公正的对待、得到其应该得到的卫生资源。在卫生事业的现代化管理中,坚持卫生管理的伦理原则,以实现国家在制定和实施卫生政策过程中的公开、公平、公正;通过加强管理者的自身道德修养、提高管理者的道德素质来确保全社会遵守相关的伦理准则。充分发挥医学伦理学、管理伦理学在医疗卫生事业发展中的价值导向,促进社会公正,保障每个社会成员实现生命健康权利的作用,对于提高卫生管理效能、促进卫生事业发展,有着十分重要的意义。

卫生管理的伦理价值主要表现在以下几个方面:首先,健康的人口是社会生产力的重要组成部分,投资于健康,就是推动生产力发展。卫生事业具有社会性和群体性,利用广泛的健康宣传及广泛覆盖的公共卫生项目,改变人群的不良卫生习惯,改善人们的生理、心理健康,就能创造和谐、健康的社会环境,保证人民群众的健康利益。其次,卫生管理是维护人权的手段。每个人都应该享有平等的尊严、权利与自由,如生命权、健康权、隐私权、自主权等。要使所有公民达到可以达到的最高健康标准,需要政府及医疗行业加强对卫生事业的管理,以保证个人健康权的实现。再次,卫生管理通过群体预防与干预,体现了对生命价值的尊重。例如,对公共卫生采取干预措施,能够预防人群中的伤害和疾病;天花疫苗、乙型肝炎疫苗、流感疫苗的接种则能有效控制传染病的发生,既节约了医疗资源,减轻了个人和家庭的经济负担,又维护了生命健康,体现了对生命价值的尊重。

(二)卫生管理伦理的界定

伦理学是卫生管理的基础,伦理和管理在调节社会关系中分别担负着不同的职能。卫生管理措施的制定不可避免地涉及医学伦理价值的取向,在如何公正地分配有限的卫生资源等政策措施上,伦理的价值取向发挥着重要的影响。研究卫生管理的伦理导向是医学伦理学的重大课题。

广义的卫生管理伦理是指卫生管理活动中形成的各种伦理关系以及运用伦理学的一般原则和方法协调处理这些关系的伦理规范、行为准则和道德要求的总和。狭义的卫生管理伦理则是指卫生管理者在进行卫生管理活动中应该遵循的伦理道德规范。

随着社会经济与医学科技的进步,现代医学已经由传统的"生物医学模式"向"生物-心理-社会医学模式"转化。医学的社会性和伦理性较过去表现得更为明显。随着"人人享有保健"成为全球性卫生事业发展的总目标,卫生管理应更加科学、规范、高效,卫生管理中的伦理学问题也日益受到人们的重视。就我国的实际情况来看,医疗卫生事业虽然取得了长足的进步,但仍然存在着防病治病形势严峻、卫生资源总量不足、配置不尽合理等问题。中国特色社会主义进入新时代,社会的主要矛盾在医疗卫生方面体现为人民日益增长的对美好健康的生活的需要和卫生事业不平衡不充分发展之间的矛盾。上述问题的解决不仅有赖于社会经济本身的发展与进步,同时也离不开卫生管理伦理的保驾护航。作为应用伦理学的分支,卫生管理伦理主要聚焦于坚持卫生管理的有关伦理原则,遵守医学伦理、管理伦理的一般原则和方法,充分发挥伦理道德规范在制定和实施卫生政策、卫生资源分配与区域卫生规划中的作用,提高卫生事业管理的效能,促进卫生事业的发展。也就是说,在卫生管理的全过程中把伦理原则和伦理理念渗透、融合在卫生事业的计划、决策、组织、指挥、协调和控制之中,形成适应卫生事业发展的道德观和价值观。

具体来说,在社会经济发展不断追求包容性增长、共享性增长的今天,卫生管理伦理主要研究和解决以下问题:一方面,如何实现医疗卫生、医疗保障和人民群众医疗保健需求之间的协调、可持续发展? 在确保基本公共卫生服务公平性和可及性的前提下,如何实现社会效益与经济效益的统一? 对弱势群体进行医疗照护的有效途径是什么? 如何让更多的人民群众共享社会发展和医学科学技术发展的成果? 另一方面,就医疗机构而言,在保证医疗服务质量和效率的前提下,怎样履行救死扶伤、防病治病的社会责任,改善医疗质量,构建和谐的医患关系,向社会提供健康教育、免费培训基层医务人员、进行医学科研等公共卫生服务,担负起突发公共卫生事件的紧急救援职责,防止过度医疗,向贫困人口提供免费或者低收费的基本医疗服务,乃至救治无主病患等,这些都是卫生管理伦理的主要研究领域和问题。

二、卫生管理伦理的作用

医学自其产生的那天起,就是以关注人的生命、关爱人的健康为目的,伦理成为医学与生俱来的本质属性。在漫长的医学发展进程中,医学与伦理的密不可分还在于医学离不开伦理的保障,伦理是医学产生和发展的必要条件。通过为医学提供合理性辩护,伦理向医学提供了源源不断的动力。在近代,西方医学挣脱了封建神学的禁锢,促进了人体试验和临床医学的发展,实现了由经验医学到实验医学的飞跃,借助于人文主义伦理的精神力量,人文主义的伦理辩护在其中起到了至关重要的作用。进入现代,伦理对医学的保障又有了新的维度,即对医学的发展进行伦理调控。医学伦理的支持和调控,使医学发展最大限度地趋利避害,在求真与求善两个方面实现价值的统一。医学伦理主要运用两种手段对医学事业进行支持与调控。一是运用正确的价值导向指明医学健康发展的未来路径、医者个人进行行为选择的正确路径,以发挥道德伦理的指向性功能,由“应然”走向“实然”。二是运用符合职业精神的行为准则对医学行为进行评价和调整,以发挥伦理对医学的事中、事后的监控、规约、校正和补救功能。因此,医学与伦理是同一的,没有伦理的制约,医学的发展将变得不可想象。

但是,医学与伦理密不可分的关系,归根结底取决于医学与伦理的中介(创造和践行了医学伦理的主体)——医者。离开医德高尚的医者,医学的伦理属性就无从实现,医学的健康、可持续发展也无从谈起。而医者要圆满完成社会赋予的维护健康、预防及治疗疾病等医疗保健任务,不仅与医学设备、医学科技直接相关,也与医者的职业道德、职业精神直接相关,道德高尚是医者角色固有的重要特征。由此,在卫生管理中人们必然会增加伦理的权重。

人力资源是第一资源,离开了健康的劳动者,社会经济的一切发展都将成为泡影。因此,呵护人健康的卫生事业不应是纯消费性支出,由政府提供的卫生类公共资源不能完全按照市场机制运作,必须体现社会的公平和公正,最大程度地满足最大多数人的健康需求。在卫生事业的现代化管理中,卫生管理伦理的主要作用表现为以下方面。

(一)卫生管理伦理对卫生政策制定的作用

卫生管理伦理在卫生政策制定中的作用如下:①确保区域卫生规划的合理性。区域卫生规划是以满足一定区域内全体民众的基本卫生服务需要、保护与增进健康为目的,对卫生资源进行的统筹规划、合理配置。区域卫生规划既是卫生政策问题,同时也是伦理问题,它体现着效用、公正的伦理原则。我国过去的区域卫生规划在实际工作中存在着布局不合理、资源过剩与不足并存、城市卫生资源过分集中、乡村卫生资源不足、卫生资源利用效率不高、重复建设、职能交叉导致重复浪费、服务水平和资源质量不能满足社会需要等不尽公正、合理的问题。卫生管理伦理要求政府、卫生行政管理部门深化卫生改革,提高效能,合理调节卫生资源的配置,本着公正、合理、利民、高效的伦理原则,使现有的卫生资源配置更加公正、合理、优化,更好地为广大人民群众健康服务。②通过伦理干预协调卫生资源配置中的公平和效率问题。这包括两个方面,一方面是国家的国民经济总收入中多大比例分配给卫生保健,另一方面是分配给卫生保健的资源在其内部各部门如何实现公正分配。一般来说,国家对卫生事业的投入不应低于国家经济增长速度,以确保社会成员日益增长的卫生保健需求。分配给卫生保健的资源在内部各部门如预防与治疗、基础医学与临床医学、高精尖技术与适宜技术等要做到公正分配,既要兼顾各方面的发展,又要考虑社会公众的长远利益,坚持分配的公正性和合理性。此外,在涉及稀有资源分配时,还应兼顾到效率问题。国家不可能解决所有人对稀有卫生资源的利用需求,稀有资源的利用需要考虑患者的经济支付能力、生命质量、生命价值、个人及家庭意愿等因素。公正只是一个相对的范畴,应区别基本医疗卫生服务和非基本医疗卫生服务,对于不同的资源、服务内容,其要求也不尽相同。

（二）卫生管理伦理对义利关系处理的作用

首先,卫生管理伦理以科学性和道德性相统一的原则,确保卫生事业的义与利、社会效益与经济效益、眼前利益与长远利益相统一,以纠正、克服目前一定程度存在的义与利的对立和背离、一味追求经济效益而忽视社会效益的偏差,扭转急功近利而忽视服务态度、医疗质量以及长远利益的倾向,保证我国卫生事业沿着健康、正确的轨道发展。其次,卫生管理伦理注重卫生事业发展的公平性、公益性,始终以公平性、公益性原则为基础调整各方面利益关系。卫生管理伦理不仅要着眼于单个的医疗组织、机构、患者的利益,同时更应兼顾全社会利益、人类利益,强调在一定条件下个人利益服从社会整体利益、局部利益服从全局利益、眼前利益服从长远利益,由此发挥其在义利关系处理中的指导作用。

（三）卫生管理伦理对协调医疗人际关系的作用

卫生管理伦理以其正确的价值立场调整和规范医疗行业从业人员的行为。卫生管理伦理的指导思想是发扬救死扶伤的精神,防病治病,实行社会主义人道主义,全心全意为人民身心健康服务。该指导思想引领着卫生管理伦理方方面面的规范、要求,贯穿于医德医风建设的始终,也是衡量卫生管理人员、医务人员行为品质的标准,对卫生管理人员、医务人员以及医德医风建设起着指导、制约作用。卫生管理伦理有助于协调医疗机构从业人员之间,以及医疗机构从业人员与患者之间的人际关系,可减少医患纠纷的发生。

三、卫生管理的伦理评价

所谓卫生管理的伦理评价,即人们从医学伦理学的基本理论、基本原则和基本规范对卫生管理政策的合理性、适宜性和效用性等方面进行伦理分析和评判的活动,具体可从以下几个方面进行。

1. 合理性评价　依据伦理道德的价值取向,对卫生管理政策是否符合社会经济发展的需要,是否与社会经济发展的总目标、总政策相一致,卫生管理政策与卫生目标是否体现了人民群众最根本的健康利益,是否兼顾了国家、集体和个人三者的利益等进行伦理道德评价。其目的是考察卫生管理政策的价值定向问题,对卫生管理政策的价值定向给予伦理道德上的肯定或否定,使卫生管理政策的导向不致偏离伦理道德的轨迹。

2. 情实性评价 从伦理学的角度对卫生管理政策是否符合国情、民情进行伦理分析。对国家的社会卫生保健需求情况、社会卫生经济状况、人群患病类型、死亡谱与疾病谱的情况、卫生服务的利用情况以及国家财力等情况进行分析,了解国家、社团、个人对卫生保健的承受能力和国家从财政方面能在多大程度上支持卫生保健工作,以利于用有限的资金保证卫生工作的重点,提高效率,减少浪费。

3. 适宜性评价 从伦理的视角就人民群众对卫生管理政策的接受程度和承受能力进行考察和分析。一项管理政策措施尽管是合理合情的,但是如果人民群众的思想意识跟不上,在心理和感情上不能接纳,那么这项管理政策就很难付诸实践,同时也失去其真实意义。如安乐死问题、脑死亡问题等,从理论上说都有实施的合理性和情实性,但我国至今仍没有给予明确的规定,其中一个重要的原因就是人们对其适宜性还存在着极大的分歧。

4. 效用性评价 卫生服务的产出可从经济效用和社会效用两个方面进行评价。经济效用从宏观社会角度看,表现为卫生投入对社会经济发展的促进,而对于卫生服务机构则表现为单位成本的经济收入,这是一个卫生机构赖以生存的基础,尤其在政府财政投入不足的情况下,显得格外重要。卫生服务的社会效用则反映为预防、治疗效果和人群健康水平的改善,这也是卫生工作的根本目的所在。卫生管理政策的效用性评价就是考察其在符合伦理原则、规范的前提下,所获取的社会效用和经济效用的大小。一般说来,获效越大,效用就越高,在伦理上就能给予肯定。因此,在卫生管理政策的道德评价中,对其效用性的评价是不可缺少的,其目的是对卫生管理政策在多大程度上能最大限度地给人们的健康带来利益进行预测性评价。

第二节 卫生管理伦理的主要原则

一、社会效益优先,兼顾经济利益的原则

效益是管理的根本目标,管理就是对最佳管理效益的不断追求,在实现最佳的经济效益的同时,还应争取最佳的社会效益,尤其对于卫生管理而言,后者更为重要。社会效益,是指人们的社会实践活动对社会发展所起的积极作用或产生的有益效果,它是从全社会宏观角度来考察效果和利益的,往往涉及国家、民族、公众的整体利益。而经济效益通常是生产经营活动中所取得的与单位或个人的局部利益关系密切的、可用货币来具体化的效果。

坚持社会效益第一,兼顾经济利益的原则实质上就是正确处理卫生管理的公益性与营利性的关系问题。由于卫生事业事关国家、民族的强盛,事关人民群众的根本利益,事关人的最基本需求,必须坚持社会效益第一,这是由医疗服务的特殊性所决定的,也是我国卫生事业的必然要求。首先,健康是人生存的基本权利,关系到社会公平和经济发展的可持续性,一个社会不能用个人贫富来决定生命的价值。市场竞争可以促进效率的提高,但市场不能自动实现公平。竞争的结果必然是高收入人群得到很好的医疗服务,而低收入人群则不能,他们甚至无法得到必要的基本医疗服务。而保障和促进全民的健康既是社会经济建设和发展的重要目标,也是社会经济建设和发展的重要保障。使每个人无论贫富都能够获得基本的医疗卫生服务,这不仅是满足个人健康的要求,也是保障经济持续发展、社会和谐稳定的要求。其次,医疗需求具有较高的风险和不确定性,一旦个体健康出现问题,当事人总是希望就近尽快得到诊治,因此,医疗卫生领域的产业结构具有自然的地域垄断性,无法实现充分竞争。再次,患者和医务人员之间存在的信息不对称,相比一般行业更为突出,医务人员在患者面前处于绝对的知识强势地位,由于信息的匮乏,患者往往没有能力"货比三家"。因此,作为一项公益性事业,医

疗卫生事业的发展必须强调社会效益优先。

这就要求政府、卫生行政部门、医疗机构管理者在资源配置、卫生管理、医疗实践活动中坚持正确的价值导向，把社会效益放在首位。在过去较长的一段时期内，由于体制机制的问题，商品经济"等价交换"的价值规律运用到了医疗领域，医疗卫生行业曾经一度面临着是"以患者为中心"还是"以效益为中心"的两难抉择，导致医务人员需要在济世救人与绩效指标间寻求平衡。在"等价交换"的价值规律的负面影响下，原来的"服务义务"演变成了"劳务商品"，医患关系变成了"医术"与"金钱"的"商品交换关系"，纯粹的商品等价关系的价值衡量替代了"白衣天使"高度的责任意识、服务意识和奉献意识，少数人甚至在拜金主义、享乐主义的侵蚀中见利忘义。医德价值的失衡、医患关系不和谐的现象、人们对卫生事业的期望值越来越高等，使人们在反思卫生管理工作时认识到，要促进卫生事业的良性发展，办人民满意的卫生事业，政府、社会、卫生行政管理部门、医疗机构都必须承担起社会责任，不能将效益单纯理解为赢利，并以此作为发展动力和管理目标。

但另一方面，我国目前仍然处于并将长期处于社会主义初级阶段，我国仍然是世界上最大的发展中国家的基本国情没有变，医疗卫生事业发展的不平衡不充分仍然不能满足人民日益增长的美好生活需要，卫生事业发展受限于国家经济能力。城乡和区域医疗卫生事业发展不平衡，资源配置不合理，公共卫生和农村、社区医疗卫生工作比较薄弱，医疗保障制度尚不健全等问题仍然存在，在考虑社会效益的同时，还必须考虑经济利益。事实上，社会效益和经济效益既互相促进，又互相影响，二者并不必然存在矛盾。经济效益是社会效益的基础，社会效益是经济效益的重要条件。抓社会效益不仅不排斥经济效益，相反更加促进经济效益。如果医院医务人员医术高、工作态度端正，就诊的患者会更多，社会效益会提高，经济效益自然也会提高。因此，在医院管理中，必须把经济效益和社会效益有机地结合起来。离开或忽视社会效益而单纯讲究经济效益，往往会导致卫生资源的不合理利用和卫生费用负担加重。

二、患者利益优先，兼顾医者利益的原则

我国深化医药卫生体制改革的基本原则之一是坚持以人为本，把维护人民健康权益放在第一位。坚持医疗卫生事业为人民健康服务的宗旨，着力解决群众反映强烈的突出问题，把基本医疗卫生制度作为公共产品向全民提供，以保障人民健康为中心，以人人享有基本医疗卫生服务为根本出发点和落脚点，努力实现全体人民病有所医，从改革方案设计、卫生制度建立到服务体系建设都要遵循公益性的原则，这就必然要求卫生事业必须坚持患者利益优先。

此外，我国历来有以人为本、尊重生命的医德传统。早在 2000 多年前，我国医学经典著作《黄帝内经》中就提出：天覆地载，万物备悉，莫贵于人。肖纲在《劝医论》中也写道：天地之中，惟人最灵，人之所重，莫过于命。唐代孙思邈则在《千金要方》中强调"人命至重，有贵千金"。张景岳在《类经图翼·自序》中指出：医之为道，性命判于呼吸，祸福决自指端，诚不可猜摸尝试，以误生灵。夫生者，天地之大德也。医者，赞天地之生者也。人参两间，惟生而已，生而不有，他何计焉？上述的典籍和先贤都反复强调了医者一定要对人、对人的生命高度尊重和倍加珍惜，时刻牢记人命关天和责任重大，决不可草率从事和等闲视之。与此同时，还有典籍特别提出对所有的人予以关爱和尊重：若有疾厄来求救者，不得问其贵贱贫富，长幼妍蚩，怨亲善友，华夷愚智，普同一等，皆如至亲之想。表现了"普同一等"的人道主义普世思想。这种以人为本、尊重生命的思想传统反映到现实的医疗活动中，必然表现为患者利益优先。

坚持患者利益优先，就意味着患者的权利和利益居于首位，不受任何经济利益、社会压力以及管理需要的影响。无论遇到何种情况，都要首先尊重并维护患者利益，最大限度为患者解决身心疾病所带来的痛苦，满足其健康需要。在公共卫生资源配置和公共卫生服务中，坚持患者利益优先、要求发展卫生事业的目的是为了人人共享，普遍受益是卫生事业发展的终极目

标。在基本医疗服务中,坚持患者利益优先则意味着以患者为中心,确立"一切为患者服务"的经营管理思想,将全面提高医疗服务质量置于医院管理的中心地位,把提高医疗质量和服务理念当成管理工作的核心,不断提高医院管理服务水平。

在保证患者利益优先的同时,我们同样不能忘记为中国的卫生保健事业辛勤劳动、做出贡献的医务人员理应得到的利益。反观我国医疗卫生事业发展的历史,在一定时期内,我国卫生事业走的是低投入、高产出、低成本、高效益的路子,之所以能以低投入、低成本,做到高产出、高效益,其中的原因之一是在一定程度上以影响医务人员利益和加重医务人员特别是优秀医务人员负担为代价的。如果长此以往,将不利于调动医务人员的工作积极性,甚至造成优秀的医务人才流失,这都不利于卫生事业的发展。国务院办公厅关于《深化医药卫生体制改革2017年重点工作任务》的通知第56条要求,由人力资源社会保障部、财政部、国家卫生计生委分别负责"督促各地细化措施",按照"允许医疗卫生机构突破现行事业单位工资调控水平,允许医疗服务收入扣除成本并按规定提取各项基金后主要用于人员奖励"的要求,对医疗卫生机构单独制定绩效工资总量核定办法,逐步提高诊疗费、护理费、手术费等医疗服务收入在医院总收入中的比例,保护和调动医务人员的积极性,尊重医疗机构从业人员的劳动,维护其尊严。只有这样,才能充分调动广大医疗机构从业人员的工作热情,切实提高医疗服务质量和服务态度,创造更好的社会效益。

三、公平分配优先,兼顾利用效率的原则

效率是一个经济学范畴,它是指资源的有效使用与有效配置。效率越高,相同的投入所获得的产出越大。衡量一个企业的管理与经营效率,主要看其产出比。即相同的投入,产出越大,效率越高,效益一般也就越好。卫生事业的性质决定了卫生服务机构应不以营利为目的,其效率的高低应更主要地反映在防治效果和居民健康水平的提高方面,卫生事业单位的经济收益只能作为其生存与发展的基础。因此,衡量一个卫生机构的服务效率,应着重考察其卫生资源利用和收支结构的合理性,以及其卫生服务提供的合理性和服务效果。

公平并不是纯经济学概念,它从来都会有伦理学的意义。这是因为,按照不同的解释,公平或者是指收入分配的公平,或者是指获取收入与积累财产机会的公平,都必然涉及价值判断的问题。在卫生服务领域,公平是指所有社会成员在获得卫生服务和享有健康时,具有同等的权利和机会,也就是说,公平性是衡量所有社会成员对健康需要的满足程度。具体说来,它有以下几个方面的判断标准:①相同的费用支出,获得相同程度的满足;②相同的卫生服务需要,获得相同的卫生服务利用;③不同人群的卫生服务可及性相同;④相同人群的健康水平相同,或健康的差别逐步缩小。卫生服务的公平是就卫生服务需要而言,相同的需要,应获得相同的满足,而不同的需要,则应有不同的卫生服务。因此,不同人群在卫生服务利用上,不一定是平等的,高需要应有高利用,而不受其社会等级、经济水平的影响。

效率与公平是对立统一关系,其统一表现在:效率与公平是相互依存、相互促进的。一方面,效率是实现公平的物质基础和根本途径。生产效率的高低决定着收入分配的价值内容、规模和具体方式。按照效率原则调节分配关系,可促进生产力的发展和创造更多的社会财富,可以为公平分配和实现共同富裕目标奠定物质基础,同时也是解决分配不公平的根本途径。另一方面,公平是效率的必要条件和力量源泉。实行公平分配,可以调动社会各阶层和群体的生产经营的积极性,促进人们增加投入和提高效率。效率和公平又是矛盾的,效率原则不会自动地实现公平;公平原则也不一定会促进效率的提高。效率原则的实现主要以市场机制为基础,公平原则的实现则要靠政府的调节。片面的效率原则有可能导致人们的收入差距扩大,从而会威胁社会公平,其最终也会妨碍效率提高;片面的公平原则会导致平均主义,从而抑制效率的提高和经济与社会的发展。正因为效率与公平的辩证统一关系,我国卫生管理必然坚持公

正分配优先,兼顾利用效率的伦理原则。

作为社会主义国家,在坚持和发展中国特色社会主义的伟大历史进程中,我们始终坚持共同富裕和人的全面发展。实现人的全面发展,是马克思主义关于人类社会发展的理想目标。要实现人的全面发展,必须以高度发展的物质文明为基础,这就要求实现共同富裕。邓小平指出:社会主义的本质,是解放生产力,发展生产力,消灭剥削,消除两极分化,最终达到共同富裕。这一重要论断从社会主义本质的高度,明确了中国特色社会主义政治经济学的目标导向,指明了通过共同富裕来实现社会公平正义,进而实现人的全面发展的根本路径,指导中国经济发展把以人为本作为本质取向贯彻于现实实践。以此为指引,我们党高度重视共同富裕问题,从改革初期提出"效率优先,兼顾公平",到后来主张"初次分配注重效率、再分配注重公平",再到后来强调"初次分配和再分配都要兼顾效率和公平,再分配更加注重公平",表明注重公平正义和共同富裕成为现实的价值选择。这一伦理原则也被贯彻落实到卫生管理领域。2009 年 3 月 17 日颁布的《中共中央国务院关于深化医药卫生体制改革的意见》的"深化医药卫生体制改革的基本原则"中指出,深化医药卫生体制改革要"坚持公平与效率统一,政府主导与发挥市场机制作用相结合。强化政府在基本医疗卫生制度中的责任,加强政府在制度、规划、筹资、服务、监管等方面的职责,维护公共医疗卫生的公益性,促进公平公正。同时,注重发挥市场机制作用,动员社会力量参与,促进有序竞争机制的形成,提高医疗卫生运行效率、服务水平和质量,满足人民群众多层次、多样化的医疗卫生需求。"这充分显示了国家对医疗卫生事业中公平与效率关系问题的高度重视。

在卫生管理中,必须正确处理二者的关系。如果只强调效率,忽视公平,完全依靠市场机制调节,使卫生资源的利用效率与效益最大化,这样做的代价就是牺牲公平性,或者使公平性变得非常遥远。尤其是当卫生资源配置和卫生服务完全市场化时,将不但会造成极大的不公平,而且会因为市场对卫生服务价格体系的诱导,出现医疗行业效益与健康利益矛盾的激化,进而导致卫生保障系统运作的混乱和社会公平机制被破坏。当然,如果忽视效率,片面强调公平,即使实现了绝对公平,也极有可能陷入"绝对平均主义"的泥潭,导致卫生服务低效率,运作低水平。其结果是既加重资源的匮乏,又浪费了资源,只会引起更大的不公平。一项理想的卫生管理政策,其着眼点应该既关注效率,又保障公平,以达到二者的协调与平衡。

四、依法以德管理,德法共济并重的原则

在卫生管理原则中坚持依法以德管理,德法共济并重的原则是由我国依法治国、以德治国相统一的治国方略决定的。治国是一项极其复杂的社会工程,古今中外的治国经验显示,法治与德治历来是相辅相成、相互促进的。法治以法律的至上性、权威性和强制手段来规范社会成员的行为;德治是以道德说服力和劝导力来提高社会成员的思想认识水平和道德觉悟,达到规范社会成员行为的目的。法律和道德具有内在的内构性。以道德调整为基础,以法律调整为主导是现代社会调控机制的主要特点,也是治理国家不可忽视的两个方面。二者形成合力,方能达到社会生活秩序的理想化状态。

坚持依法管理,是实现依法治国、依法行政,建设社会主义法治国家的重要内容。加强卫生法制建设,搞好卫生监督执法工作,对于改善社会公共卫生状况,提高社会卫生水平和人民生活质量,保护生产力,促进社会经济发展,实现全面建成小康社会的目标,具有非常重要的意义。人类进入现代社会后,特别是随着医疗领域的发展进步和医疗改革的深入推进,医疗改革已经进入深水区,改革的力度、广度和深度前所未有,医疗活动中利益关系范围越来越广,越来越复杂。要应对卫生事业改革和发展面临的亟待解决的突出矛盾和问题,迫切需要完善的管理体制、健全的医药卫生法律制度,将依法治医提高到一个新的高度。《中共中央国务院关于深化医药卫生体制改革的意见》明确要求:"建立健全医药卫生法律制度。完善卫生法律法规。

加快推进基本医疗卫生立法,明确政府、社会和居民在促进健康方面的权利和义务,保障人人享有基本医疗卫生服务。建立健全卫生标准体系,做好相关法律法规的衔接与协调。加快中医药立法工作。完善药品监管法律法规。逐步建立健全与基本医疗卫生制度相适应、比较完整的卫生法律制度。""推进依法行政。严格、规范执法,切实提高各级政府运用法律手段发展和管理医药卫生事业的能力。加强医药卫生普法工作,努力创造有利于人民群众健康的法治环境。"

坚持以德管理,就是要积极建立适应社会主义市场经济发展的社会主义医院职业伦理体系,加强卫生行业的精神文明建设,提高医务人员的思想道德水平,净化医疗卫生市场,创造良好的医疗卫生环境,最大限度地团结和凝聚广大医疗卫生工作者,约束和规范其思想和行为,保障医疗卫生事业的健康发展。目前,我国的医药卫生改革已进入攻坚阶段,且比以往任何时候更尖锐地触及体制性、结构性、机制性等深层次问题,医药卫生改革的深入将不可避免地影响到干部职工利益的调整,引起各种各样的问题。因此,积极实施以德管理战略,坚持以科学的理论武装人,以高尚的医德引导人,及时化解医药卫生改革与发展中暴露出来的思想认识问题,扫除改革的障碍,是医药卫生改革与发展的需要。

社会主义道德与社会主义法律在本质上是一致的,道德原则是决定法律面貌和内容的最为接近的基础。社会主义法律和社会主义道德都是社会主义经济基础之上的上层建筑,有着共同的马克思主义思想基础,许多基本原则和内容是一致的。社会主义法律贯穿了社会主义的道德精神,甚至直接体现社会主义道德建设的要求,社会主义法律的制定和实施过程,就是人们进行自我教育的过程。依法治国,就是广大人民群众在党的领导下,依照宪法等法律的规定,通过各种途径和形式管理国家事务,管理经济文化事业,管理社会事务,保证国家各项工作依法进行。实现社会主义民主的制度化、法律化。这种制度和法律不因个别人的改变而改变,不因个别人的看法和注意力的改变而改变。建设社会主义法治国家是一项长期而艰巨的任务,为此,必须同时批判地继承我国优秀的伦理治理传统,以德治国,依法治国,实行德法并重的治国方略。

第三节　卫生管理中的伦理难题

管理的重要职能之一是协调,而协调不仅包括不同组织、不同主体之间的协调,还包括不同管理手段、供需、利益等方面的协调。如何将诸多的矛盾因素有效地协调起来,并充分发挥其应有的积极作用,是卫生管理实践中常常遇到的伦理难题。

一、卫生改革中的伦理难题

(一)计划与市场之张力

计划和市场的关系,是社会主义经济体制改革的核心问题,也是社会主义市场经济的核心问题。计划和市场,是社会资源配置的不同方式,是发展经济的不同手段,不是区别资本主义和社会主义两种制度的标志。因此,资本主义和社会主义都可以用。计划和市场相结合,是两种调节机制在各自领域、各自层面上发挥作用。一般来说,计划主要从宏观、总量和结构等方面解决好重大的资源配置和重大的社会利益关系调整。市场主要是在微观经济领域中对日常的生产经营活动和有关的资源配置发挥作用,属于基础层次调整,两者相辅相成、互相依赖。

在医药卫生领域,为了处理好计划和市场的关系,实现两种调节机制在各自不同的层面上发挥作用,国务院印发的《"十三五"深化医药卫生体制改革规划》中强调:"坚持政府主导与发挥市场机制作用相结合。在基本医疗卫生服务领域,坚持政府主导,落实政府责任,适当引入竞争机制。在非基本医疗卫生服务领域,发挥市场活力,加强规范引导,满足多样化、差异化、个性化健康需求。"其目的正是协调好、处理好卫生体制改革中的计划与市场的关系。规划中指出,要充分发挥好政府在卫生管理中的计划性,政府应进一步转变职能,卫生行政部门主要承担卫生发展规划、资格准入、规范标准、服务监管等行业管理职能,建立健全覆盖城乡居民的基本医疗卫生制度,为群众提供安全、有效、方便、价廉的医疗卫生服务,其具体目标是到2020年,基本建立覆盖城乡居民的基本医疗卫生制度,普遍建立比较完善的公共卫生服务体系和医疗服务体系、比较健全的医疗保障体系、比较规范的药品供应保障体系、比较科学的医疗卫生机构管理体制和运行机制,形成多元办医格局,人人享有基本医疗卫生服务,基本适应人民群众多层次的医疗卫生需求,人民群众健康水平进一步提高。

但是,在卫生改革中如何正确地处理计划与市场的关系,使其充分地发挥各自的作用并能达到卫生改革的最终目的,并不是一件容易的事。在卫生改革过程中,既要重视计划性,也要重视市场性,不应忽视市场在卫生资源配置中的决定性作用。正确处理卫生管理中计划与市场的关系,除了在非基本医疗卫生服务领域,通过发挥市场活力,促进卫生事业的快速发展外,在药品供应保障体系建设中,市场机制也是大有可为的。例如,实施药品生产、流通、使用全流程改革,调整利益驱动机制,能够破除以药补医,推动各级各类医疗机构全面配备、优先使用基本药物,建设符合国情的国家药物政策体系,理顺药品价格,促进医药产业结构调整和转型升级,保障药品安全有效、价格合理、供应充分。在药品供应领域里,通过深化改革,可以实现市场倒逼和产业政策引导,推动企业提高创新和研发能力,促进企业做优做强,提高产业集中度,推动中药生产现代化和标准化,实现药品、医疗器械质量达到或接近国际先进水平,打造中国标准和中国品牌。在药品流通体制领域,市场机制的引入可以加大药品、耗材流通行业结构调整力度,引导供应能力均衡配置,加快构建药品流通的全国统一开放、竞争有序的市场格局,破除地方保护,形成现代流通新体系。只有将计划与市场有机地结合起来,才能提高资源配置效率,实现卫生事业的健康发展。

(二)放权与监管之张力

放权与监管的背后是政府与医疗机构的关系问题。卫生改革的另外一个伦理难题是如何通过正确处理政府与医疗机构的关系,建立起现代医院制度,即政府给予医疗机构一定的自主权,使之在建立和明确医院法人治理结构的基础上,明确所有者和管理者的责权,形成决策、执行、监督相互制衡,有责任、有激励、有约束、有竞争、有活力的机制,以调动医疗机构的积极性和市场行为主动性。放权就是实行政事分开和管办分开,推动医院管理模式和运行方式转变。政府在加强方向、政策、引导、规划、评价等方面的宏观管理,加大对医疗行为、医疗费用等方面监管力度的同时,减少对医院人事编制、科室设定、岗位聘任、收入分配等的管理,逐步取消公立医院行政级别。合理界定政府作为出资人的举办监督职责和公立医院的自主运营管理权限。根据放权原则,落实公立医院独立法人地位,要健全公立医院法人治理机制,落实内部人事管理、机构设置、收入分配、副职推荐、中层干部任免、年度预算执行等自主权。实行党委领导下的院长负责制,完善院长选拔任用制度,实行院长任期制和任期目标责任制。建立健全公立医院全面预算管理制度、成本核算制度、财务报告制度、总会计师制度、第三方审计制度和信息公开制度。同时建立符合医疗卫生行业特点的编制人事和薪酬制度。创新公立医院编制管理方式,完善编制管理办法,积极探索开展公立医院编制管理改革试点。落实公立医院用人自主权,对急需引进的高层次人才、短缺专业人才以及具有高级专业技术职务或博士学位人员,可由医院采取考察的方式予以公开招聘。完善医疗机构与医务人员之间的用人关系。同时,地方还可以按国家有关规定,结合实际合理确定公立医院薪酬水平,逐步提高人员经费支出占

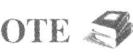

业务支出的比例,并建立动态调整机制。对工作时间之外劳动较多、高层次医疗人才集聚、公益目标任务繁重、开展家庭医生签约服务的公立医疗机构在核定绩效工资总量时予以倾斜。在绩效工资分配上,重点向临床一线、业务骨干、关键岗位以及支援基层和有突出贡献的人员倾斜,做到多劳多得、优绩优酬。

在放权的同时,国务院办公厅在深化医药卫生体制改革 2017 年重点工作安排中下达了原国家卫生计生委负责完成"制定加强医疗卫生行业综合监管的指导意见"的任务,旨在通过建立严格规范的综合监管制度实现对行业的监管。建立严格规范的综合监管制度的主要目的是加快转变政府职能,完善与医疗卫生事业发展相适应的监管模式,提高综合监管效率和水平,推进监管法制化和规范化,建立健全职责明确、分工协作、运行规范、科学有效的综合监管长效机制。一是深化医药卫生领域"放管服"改革。按照简政放权、放管结合、优化服务的要求,推进医药卫生领域行政审批制度改革。对确需保留的行政审批事项,建立清单制度并向社会公示。转变监管理念,创新监管机制和监管方式,更加注重加强事中事后监管,提升监管效能。优化政府服务,提高服务水平。促进医疗卫生机构转变服务模式,改善服务质量。二是构建多元化的监管体系。完善政府监管主导、第三方广泛参与、医疗卫生机构自我管理和社会监督为补充的多元化综合监管体系。加强部门联动,加大监管力度,切实防止和减少损害群众健康权益的违法违规行为。引导第三方依法依规参与监管工作。建立医疗卫生机构自我管理制度,加强内涵管理。三是强化全行业综合监管。健全医药卫生法律法规和标准,推动监管重心转向全行业监管。加快出台基本医药卫生法,建立健全中医药法规,完善相关标准规范。实行属地化监督,加强基层监督机构规范化建设和能力建设,建立健全综合监管保障机制。

二、医疗服务中的伦理难题

(一)提供与利用之张力

提供与利用关系的分析,其价值意义在于研究居民健康状况、医疗服务需要(求)量、利用量以及卫生资源配置相互之间的联系,分析需要(求)量、利用量的满足程度及其影响因素,是合理组织医疗服务、评价卫生系统工作效率和潜力,解决医疗服务供需矛盾,提高卫生事业社会效益和经济效益的常用的、有效的方法与手段,也可以为制定卫生事业发展规划、方针、政策以及加强现代化管理提供科学的依据。

所谓提供,也就是供给,指的是医疗服务提供者在某一特定时间内,在一定价格水平上愿意而且能够提供的医疗服务。医疗服务的提供,主要取决于:①国家或者特定区域内的卫生资源的实际拥有量;②国家或者特定区域内的卫生资源的利用效率;③提供者在某一价格上的提供意愿。医疗服务需求由需要转化而来,人们的医疗服务需要只有转化为需求,才有可能去利用卫生资源,需求才有可能得到满足。但在实际生活中,由于种种主观和客观的原因,并不是人们所有的需要都转化为需求。需要能否转化为需求,除取决于个体自身的需要外,还与个体的收入水平、家庭人口、职业、文化程度、社会地位、风俗习惯以及医疗服务机构的设置和服务质量等多种因素有关。因此,医疗需求不能全面准确地反映居民对医疗服务的实际需要。现阶段,在我国农村贫困地区,还存在大量医疗服务需要不能或难以转化为需求的现象。同时由于经济利益的驱动,医疗服务机构中部分医务人员存在诱导需求的现象,从而导致没有需要的需求大量增加。医疗服务需求能否得到满足取决于医疗服务供给量。事实上,由于受医疗技术发展水平制约、卫生资源有限、配置不合理,以及服务质量、效率等因素的影响,人们对医疗服务的需求很难被全部满足。

医疗服务供给具有如下特点:①及时性。医疗服务的对象是生物性和社会性相统一的患者,病情本身瞬息万变,供给必须及时。②准确性。准确性的核心是医疗服务的质量,医疗服务以保护人的健康和生命为目的,供给者必须准确无误,不容有丝毫差错。③专业性。医疗服务也是一种专业性技术服务,医疗服务供给是依靠医务人员运用专业技术和医学知识直接作用于患者来实现的。④垄断性。医疗服务供给的垄断性主要表现在:凡从事医疗服务供给的人,必须受过正规医学专业教育、取得执业资格证书;在享有处方权、诊治权等职业特权的前提下,对就诊患者的医疗服务供给在内容、数量和档次上都具有控制和诱导作用;当医疗机构少或规模过小,出现供不应求的局面时,处于特定环境中的医疗机构自然成了该地域医疗服务供给的垄断者。⑤连贯性。正常情况下,医疗服务供给一旦开始实施,就不允许有时间上的间隔或半途而废,而必须进行到患者治愈或死亡,才能终止供给。医疗服务供给与否,供给的内容、数量、质量及档次的高低等,都必须以患者的病情需要为依据,只有取得最终医疗效果(治愈或死亡)才能终止供给过程。⑥非均衡性。医疗服务是一种以"服务"形式存在的产品,生产过程、供给过程和消费过程在时间和空间上不可分割,这就决定了医疗服务不可能均衡地、有计划地生产和供给。

需要指出的是,医疗服务供给里所能提供的服务量不等于实际提供的数量。因为无论是医疗服务的供给能力还是供给结构,都受着多种因素的制约和影响。影响医疗服务供给的因素主要有社会经济发展水平、医疗服务价格、医疗服务成本、医疗服务需求水平、医疗资源、医疗保障制度、医疗服务技术水平等因素。

医疗服务利用是指在不同的医疗服务价格下,患者愿意且能够支付的医疗服务消费量。需要强调的是患者应当具有接受医疗服务的主观愿望,患者具有一定的经济支付能力及发生医疗服务的实际消费,这是构成医疗服务利用的三大要素。医疗服务利用是医疗服务需要和供给相互作用的结果,是综合描述医疗服务系统工作的客观指标。

医疗服务利用的特点主要有:①消费者信息缺乏。医疗市场中,由于医疗服务的特殊性、医学专业的复杂性、消费者对医学知识和信息的缺乏,医疗服务消费者很难对服务质量和数量事先做出正确判断。②医疗服务利用的被动性。由于存在着医学知识和信息的缺乏,消费者在利用服务的种类和数量上的自主选择性不大,对消费者来说医疗服务利用是被动的。③医疗服务利用的效益外在性。医疗服务的利用也不同于其他商品的消费,普通商品的消费仅给消费者带来的好处或效益只有消费者本人享受到。而医疗服务却不同,例如易感人群接种疫苗或是传染病患者被治愈,就相当于切断了传染病的传染源,对与之接触的人群也起到保护作用,即医疗服务的利用在消费者之外取得了正效益,亦体现了医疗服务利用的效益外在性。④医疗服务利用的不确定性。由于个体差异,同一疾病类型的同质患者,或者同一患者在不同时期患同样的疾病,其临床症状、体征、生理生化指标等方面都可能不尽相同,所应获得的医疗服务也可能不一样。⑤医疗服务费用支付的多源性。由于医疗服务利用具有不确定性,个体及家庭往往很难在短时期内支付高额的医疗费用来应对难以预测的、突发的重大疾病风险。因此,基本的医疗服务通常会有医疗保险、政府和社会救助的多源支付。

决定医疗服务利用的因素如下:①医疗服务供给状况。在其他因素不变的前提下,供给状况将会对医疗服务的利用产生直接影响。医疗服务供给的类型、数量、结构、质量和费用,医疗机构的地理位置等是否与消费者的需求相匹配,将影响到医疗服务的需求水平,供不应求和供非所需就会抑制人们对医疗服务的利用。②医疗服务供给者。医疗服务中医生具有双重身份,既是患者选择医疗服务的代理人,又是医疗服务的提供者。医生在提供医疗服务时,会同时考虑患者的利益和自己的经济利益,这将一定程度影响医疗服务的利用。③医疗保健制度。在其他条件不变的前提下,不同的医疗保障制度对医疗服务利用也会产生不同的影响。不同的医疗保障制度通过改变医疗服务的价格,进而对需方的医疗消费行为以及需求量产生影响。④时间价值。接受医疗服务的时间,包括患者在去医疗机构的路途上所花费的时间、在医疗机构内的等候时间(等候挂号、等候就诊、等候交费、等候检查和等候取药等)以及就诊时间也可能影响医疗服务的利用。如果利用医疗服务的时间花费可能产生影响收入、升迁等机会成本时,也会影响医疗服务的利用。

医疗服务利用直接描述卫生系统为人群提供医疗服务的数量,间接反映卫生系统通过医疗服务对居民健康状况所产生的影响,医疗服务利用指标是评价医疗服务社会效益和经济效益的常用手段。对医疗服务提供与利用关系的把握,要求一方面提高供给,加强医疗卫生领域里的供给侧机构性质改革;另一方面,在供给一定的情况下提高医疗服务的利用。

(二)质优与价廉之张力

随着社会经济的发展,人们对医疗保健提出了更高的要求。患者到医疗机构看病,不仅仅希望获得及时、准确、有效的治疗和周到的服务,更希望获得令人愉悦的体验,即获得优质的医疗服务。医疗机构为患者提供的医疗服务活动是由许许多多环节组成的连续的运行过程,整个医疗服务质量是各项医疗服务环节所产生的医疗服务质量的总和。因此,为患者提供优质的医疗服务,是一项十分复杂的系统工程。无论是医疗服务本身,还是其他与医疗活动有关的一切服务,毫无疑问都要以患者的需求为中心。另外,医疗服务的核心应该是技术性的服务,患者到医院最终的目的是治病,治好病才是最终目的。患者就医时总是把医院的医疗技术、诊治水平作为选择医院最重要的依据,在此基础上,才会考虑医院的收费、服务、环境等因素。

科学、全面、准确地分析医疗服务产品的特性,并据此对医疗服务进行设计、提供、控制与评价,对于完善医疗服务质量管理工作、为患者提供优质医疗服务具有深远的意义。作为服务类产品,医疗服务除了具有服务类产品的共同特性之外,还具有一些与其自身性质、内涵、法律法规、患者要求相适应的特性。这些特性实现和满足患者需求的程度,决定着患者的感受、认知和评价,决定着患者对医疗服务的满意程度,并最终决定着医疗服务的质量。优质医疗服务取决于以下诸多因素:医院的管理是否到位,医院形象、社会声誉是否优良,后勤保障是否及时,就医环境是否温馨,服务流程是否合理,服务态度是否和蔼可亲,候诊和就诊时间是否方便快捷,医疗技术是否高超,价格和费用是否低廉等。因此,优质医疗服务需要有相应的人才优势、技术条件和服务环境等进行支撑,而这需要有经费投入,医院为此就不可能不考虑经济效益、医疗服务收费等问题。

医疗服务市场是不完全竞争市场,其价格是在不完全竞争市场中形成的。这是因为医疗服务的对象缺乏有关知识和信息,由于信息不对称,很难对服务进行自由选择和评价。由于疾病的多样性和复杂性,患者无法对不同的服务进行比较和挑选。医疗服务具有很强的专业技术性,医疗服务提供者具有法定的垄断权,资源流动局限性明显。同时,医疗需求对价格升降的变化反应不灵敏。一般来说,医疗服务价格是对医疗服务作为商品交换所采取的一种价格形式,本质上是医疗服务价值的货币表现,是医疗机构对患者服务的医疗服务项目的收费标准,包括门诊、住院、各项检查、治疗、检验、手术项目等的收费价格。由于基本医疗服务属于公共产品的范畴,基本医疗服务不同于一般的商品,具有福利和商品的双重性,国家不向其征收税金,同时给予一定形式的财政补贴。因而基本医疗服务价格不是通过市场供求的调节自发形成的,而是采用不完全生产价格模式,即由政府有关部门通过理论价格,再根据国民经济的发展水平和居民的承受能力等来确定价格的水平,因此基本医疗服务价格一般低于医疗服务价值。

医疗服务价格一方面由生产医疗服务的要素成本决定,但另一方面,我们必须考虑医疗服务价格的社会福利性,因为医疗服务价格是社会福利性的载体。卫生事业的社会公益性是通过对政府医疗服务价格进行管制来实现的,医疗机构作为医疗服务的经营者,也是政府进行福利分配的代表者。因此,医疗机构必须提供廉价的医疗服务。这种廉价一方面要靠机构本身通过控制成本来实现,更重要的是要通过政府的价格政策和财政补贴来实现。医疗服务的价

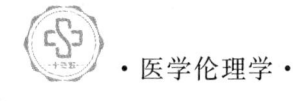

值不是全部通过市场实现的,体现福利的那部分价值通过财政补贴的形式来实现。

作为卫生管理者,如何在国家经费投入有限的情况下,实现质优与价廉的统一,满足公众的多方面需求,是一个值得深入研究的课题。

三、医院管理中的伦理难题

(一)权利与义务之张力

权利与义务是医院管理中避不开、绕不过的伦理问题。解决权利与义务的问题,首先要厘清卫生行政管理部门、医院、医务人员、患者的权利、义务的边界,正确把握各自权利、义务的内涵,消除误解。例如,目前医疗实践中普遍存在对患者基本医疗权的误解,一是认为既然患者有基本医疗权,国家就应承担社会成员的全部医疗服务;二是认为患者享有基本医疗权,就可以无偿地要求医疗机构满足社会成员的所有医疗需求;三是认为尊重患者的基本医疗权就意味着医务人员可以放弃或者减轻自己的道德责任,甚至完全服从于患者的意愿或要求。

一般来说,卫生行政管理部门、医院、医务人员与患者的权利、义务是一致的,但是,在实际的医疗活动中,往往存在着权利与义务、权利与权利的冲突。例如,患者有获得诊治的权利,医务人员有实施诊治的义务;患者有知情同意的权利,医务人员有告知并征得同意的义务。但从主观上来看,医务人员行使某种权利却不能以患者履行特定义务为前提。例如,医务人员有从事医学研究的权利,患者有支持医学科研的道德义务,但当患者拒绝履行自己的道德义务时,医务人员却不能将医疗自主权与医学科研权联系在一起,以拒绝为患者诊治从而强制患者履行其义务,这必然会引发利益冲突和医患矛盾。同时,医院、医务人员与患者之间还可能遭遇患者权利与医务人员权利的冲突、患者自身不同权利的冲突、医务人员自身不同权利的冲突、患者与患者、患者与其家属权利的冲突等。医务人员也可能面临自身义务的冲突,例如,由于医学服务的价值多元性和高度社会性,医务人员承担着为患者个人、患者群体、健康人群、整个社会健康利益服务的多重道德义务,在特定条件下,当两种或多种道德义务不能同时履行时,势必产生冲突。

长期以来,卫生事业伦理受我国传统管理伦理思想的影响,主要以义务论作为其理论基础,比较多地强调医疗机构和医务人员的道德义务,强调奉献精神,而对医疗机构及其医务人员的权利重视不够。同时,传统的患者利益至上的观念体现了对人类生命价值的尊重,却忽略了社会价值、健康价值、医学价值与医务人员的价值之间的关系,致使医务人员的劳动价值及其消耗的物化劳动价值没有得到及时、合理的补偿,直接影响了医务人员自身价值的发展和实现,也在一定程度上挫伤了他们的劳动积极性和创造性。因此,我们必须从片面的义务论中解放出来,既充分肯定并倡议广大医务人员继续发扬全心全意为人民健康服务的无私奉献精神,同时重视医务劳动、医务人员的价值,尊重知识,尊重劳动,关心和保护医务人员的合法权益。

就法律层面而言,不存在不尽义务的权利,也不存在不享有权利的义务,权利与义务是对应存在的。但就伦理道德层面来说,义务的履行并非必然以权利的享有为前提,作为医务人员不应主张没有享有权利就不履行救死扶伤的义务。因此,如何从法律与伦理层面协调好权利与义务的关系,化解同一主体或不同主体间的权利与权利、权利与义务、义务与义务的冲突,是一个十分棘手的问题。这需要我们由单纯的义务论转向权利与义务、奉献与功利的统一,走出片面的认识误区,树立正确的价值导向,化解冲突。就卫生管理者而言,需要破除患者权利至上论和片面的医者义务论,变权益对立为权益相容,使冲突双方保持一定的张力,缓解冲突,使冲突控制在一定程度内,不损害根本利益、不破坏权益一致性本质,从而比较公正合理地实现不同主体和同一主体多种权益追求的最优化,达到解决矛盾、建立和谐关系的目的。

(二)公益与福利之张力

1997年颁布的《中共中央、国务院关于卫生改革与发展的决定》对我国卫生事业的性质做了明确的界定："我国卫生事业是政府实行一定福利政策的社会公益事业。"2009年3月17日颁布的《中共中央国务院关于深化医药卫生体制改革的意见》的"深化医药卫生体制改革的指导思想"中也指出,深化医药卫生体制改革要"从我国国情出发,借鉴国际有益经验,着眼于实现人人享有基本医疗卫生服务的目标,着力解决人民群众最关心、最直接、最现实的利益问题。坚持公共医疗卫生的公益性质",其中清楚明确表明了我国卫生事业的公益性质。公益意味着医疗机构不以其自身或其成员的利益为主要的追求目标,而是以提高医疗卫生服务的公平可及性、节约医疗支出、提高医疗服务质量等为主要的追求目标。

公益论是关于公共利益的道德伦理,它强调行为的目的是为了社会利益,为了人类及其子孙后代的利益,而不是为了个人或者少数人的利益。现代卫生管理伦理思想中的公益论从人类、社会整体和后代出发,主张公正合理地分配医疗卫生资源、解决医疗活动出现的各种利益矛盾,使医疗活动不仅有利于患者个体,还有利于群体、社会、民族、国家乃至后代的一种理论。公益论着眼于人类、后代及长远利益,使社会中的绝大多数人甚至是整个人类社会受益,有利于人类生存环境的改善,有利于为子孙后代造福。公益论要求在医院管理中,医护人员要把对患者的责任和对社会、人类、后代的责任统一起来,把对现实和对未来的责任统一起来,以实现医院管理中最大、最高的善。但是,由于公益论思想把医疗工作的中心放在了集体利益上,这势必会淡化甚至忽略医务人员的个人利益。这就要求我们在顾及医疗卫生事业公益性的同时,也必须考虑医务人员的福利。在从卫生管理伦理的角度强调医务人员忘我奉献精神的同时,贯彻按劳分配原则,即多劳动者、多奉献者多获取,少奉献者少获取。医务人员在提供优质服务和增加服务项目特别是非基本医疗卫生服务项目的前提下,能够合理获利,以确保医务人员的福利。

此外,由于医疗卫生需求不同于一般的生活消费需求,没有最高、最好,只有更高、更好,人们总是希望获得更好的医疗条件,不会满足于当下所已有的。在社会经济水平和医疗技术条件有限的情况下,如何落实卫生事业实行"一定福利政策"这一要求,尚有一定的路程要走,需要妥善处理福利与公益的辩证关系。

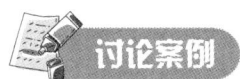 **讨论案例**

中国人口的老龄化有加速迹象

根据中国老龄协会公布的数据,截至2017年底,全国60岁及以上的老年人口已经达到2.41亿人,占总人口的17.3%,较上年提高0.6个百分点。其中,65岁及以上人口达到1.58亿人,占总人口的11.4%,较上年提高0.6个百分点。2017年新增老年人口首次超过1000万。预计到2050年前后,我国老年人口将达到峰值4.87亿,我国老龄化水平将达到35.1%,从目前平均每6个人中1个老年人,快速变为平均不足3个人中就有1个老年人,届时,老龄化水平比世界平均值高13.8个百分点,我国将跻身于世界高度老龄化国家的行列,未来老年病、慢性病用药的市场需求将较大。

请思考:如果你是一位卫生行政管理部门的工作人员,从卫生管理伦理的角度,你有何建议?

-------------------------------------- **小结**

　　卫生管理是维护人的生命健康权的重要手段,科学的卫生管理有助于优化卫生资源配置,提高资源利用效率,促进公平正义的实现。卫生管理伦理要求管理者遵循社会效益优先,兼顾经济利益的原则;遵循患者利益优先,兼顾医者利益的原则;遵循公平分配优先,兼顾利用效率的原则;遵循依法以德管理,德法共济并重的原则。在卫生管理中,需要从伦理的视角妥善处理计划与市场、放权与监管、提供与利用、质优与价廉、权利与义务、公益与福利等不同要素之间的关系。只有这样,通过深化卫生改革,现有的卫生资源配置才能更加公正、合理、优化,更好地为广大人民群众健康服务。

-------------------------------------- **思考题**

1. 卫生事业的改革与发展应坚持什么样的医德价值观?
2. 在卫生政策的制定中,应该如何贯彻和体现医德基本原则的要求?
3. 如何理解依法治医与以德治医的辩证关系?

（赖平　湖南医药学院）

第十一章 医学伦理教育、修养与评价

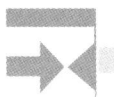

教学目标

1. 识记:医学伦理修养的含义和途径;医学伦理评价的标准、依据和方式。

2. 理解:医学伦理教育的意义;医学伦理修养的意义和医学伦理评价的意义。

3. 运用:结合临床医疗实践,进行医学伦理自我教育与修养;用医学伦理基本理论、原则、规范及评价理论,对医疗领域的道德行为进行医学伦理评价。

引导案例

陈某,男,10岁,放学回家时不小心摔一跤,肛门和直肠被柳条根刺破。因怕父亲责骂,谎说肚子疼和腹泻。第二天陈父发现真相后立即带孩子到虹口区一家医院看病。冯医生让陈父把孩子屁股扒开,他在远处看了一眼,开出6支抗菌针剂。陈父两次提醒冯医生孩子的直肠可能被刺破,请他做检查,冯医生不耐烦地说:"等打了针再说。"诊断结论为臀部外伤。1天后,孩子因肚子疼再次来到医院,赵医生了解病情后,立即戴手套检查。由于孩子肛门失控,粪便和血液喷了出来,溅了赵医生一身。赵医生脱下脏衣,擦净病床,继续做肛门检查,诊断结论为直肠穿孔合并腹膜炎。他立即在转诊单上写个大大的"急"字,建议将孩子送上级医院手术治疗。

请思考:

1. 请谈一下你对冯医生和赵医生的医学伦理评价。

2. 冯医生和赵医生处于同样的执业环境,二人有着大相径庭的行为方式,其背后隐藏着怎样的动机、教育背景或修养境界?

正如一首歌所唱,"没有人能随随便便成功。"医务人员事业有成的标准,不是位高权重钱多,而是走德艺双馨之路、拥有仁心仁术、成就精诚大医。人间正道是沧桑,扬正气、走正路,抵御诱惑、拒绝平庸。医务人员的成才成功之路上有鲜花、掌声,也有委屈、艰辛,更有坚强的意志、勇敢的心和艰苦卓绝的磨砺,伴随着医务人员的伦理素质的养成。本章讲述医学伦理教育、医学伦理修养和医学伦理评价等内容,一方面为医务人员个人伦理人格的养成提供理论参照,另一方面为理性地评价自己和他人的道德行为提供理论指导。

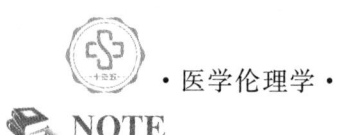

第一节　医学伦理教育

一、医学伦理教育的含义与特点

（一）医学伦理教育的含义

医学伦理教育是卫生机构和医学院校按照医学伦理学的基本理论和规范体系,运用多种多样的教育方法和手段,有组织、有目的、有计划地对医学生和医务人员进行系统化的医学伦理素质养成的影响过程。医学伦理教育的主要内容包括伦理原则与规范教育、世界观与价值观、医学职业精神与从业者的敬业、乐业和勤业精神等。

医学伦理教育的任务是为医学生和医务人员的理论素质、文化素质等打下良好的理论基础;古今中外优良的医德医风影响以及医疗实践的现实需要,促使医学伦理学的基本思想、基本理论、基本原则和规范转化为医务人员内在的医学伦理信念、伦理品质和外在道德行为,使医务人员自觉自愿地履行全心全意救死扶伤的伦理职责和义务。作为医学伦理实践活动的重要形式之一,医学伦理教育是一个知行统一的教化过程,是培育医务人员医学伦理素质修养的重要外部条件。医学伦理教育对医务人员的道德行为与道德人格产生重要影响,是医学伦理教育的实效性所在。

（二）医学伦理教育的特点

1. 医学伦理教育的实践性　医学伦理学实践性的学科特点决定了医学伦理教育遵循理论与实践相统一的原则。医学伦理教育既重视理论学习,更重视医学伦理理论、原则和方法与医疗实践的结合。医疗实践的发展不断地为医学伦理教育提供新的平台和契机,医学伦理教育迎接各种挑战与机遇,与时俱进地与临床医学共同成长;实践性避免了医学伦理教育的无的放矢和僵化说教。脱离了实践,医学伦理教育的理论就会成为无源之水、无本之木。同时,医务人员如果在临床伦理决策中没有理论指导,将会比较盲目。实践性也是检验医学伦理理论的科学性与医学伦理教育实效性的标准。

2. 医学伦理教育的长期性　德艺双馨的医务人员的成长,以及医学伦理教育目的的实现,都不是一蹴而就的。医学伦理教育始终伴随着医务人员良好的行为习惯的养成和医学伦理品质的磨砺。无论是医学院校教育、医疗机构的继续教育、临床实践中正反案例的教育,还是自我教育与修养,医学伦理教育都是连续的、不间断的。只有秉承千里之行始于足下的脚踏实地的精神,循序渐进、持之以恒地进行医学伦理教育,才能促使医务人员内化伦理规范而成就德性。

3. 医学伦理教育的多样性　医学伦理教育应根据受教育者的个性情况等内在因素、医学教育本身的规律性和特点,以及社会政治、经济、文化等环境的外在因素,采取多种多样的形式和方法进行。医学院校的医学伦理教育针对医学生的不同阶段,在明线(医学人文类课程)、暗线(医学基础课程与医学专业课程中的渗透)和环境背景(校园文化)中展开,尤其关注伦理素质的内在要素、文化的多元性、临床医学中的医学伦理问题和医学生自主学习等核心环节,有目的、有针对性、系统化地进行。继续医学伦理教育则由医疗机构根据临床医学伦理焦点问题和热点问题实时进行。医学生与医务人员的自我伦理教育与锻炼,是医学伦理规范内化为德性的关键。

二、医学伦理教育的过程

医学伦理教育的过程实际上就是灌输医学伦理学知识,培养医务人员的医学伦理素质的过程。医学伦理素质是由医学伦理认识、医学伦理情感、医学伦理意志、医学伦理信念和医学伦理行为习惯等构建的有机整体。因此,医学伦理教育的全过程就是由提高医学伦理认识、陶冶医学伦理情感、锻炼医学伦理意志、树立医学伦理信念、养成医学伦理行为和习惯等构成的开放式循环递增序列。这一过程是医学伦理品质的基本要素(知、情、意、行)的培养、提高、发展和完善的过程。

（一）提高医学伦理认识

医学伦理认识(medical ethical awareness)是指医务人员对医学伦理的基本理论、原则、规范和范畴的认知、感悟、体验、理解、认同和接受。

提高医学伦理认识既是医学伦理教育的起点,也是实现医学伦理教育其他环节的基础和前提。医务人员只有掌握医学伦理理论、原则和规范,提高医学伦理认知水平,才能产生医学伦理情感,培育医学伦理判断能力,增强履行医德义务的自觉性,从而养成医学伦理行为习惯,凝结医学美德。若医务人员的医学伦理观念意识薄弱,将很难使自己的行为符合患者、医疗职业和社会的要求。因此,医学伦理认识的教育过程主要是晓之以理,从而促进医务人员对医学伦理理论、原则、规范、范畴和医学伦理价值的认知和理解,为接受和内化伦理规范打下认知基础。

（二）陶冶医学伦理情感

医学伦理情感(medical ethical emotion)是医务人员根据医学伦理专业精神,在医学伦理认识的基础上,在处理医疗人际关系和评价医学伦理行为的实践过程中产生的同情或冷漠、爱慕或憎恨、喜好或厌恶的心理反应或情感体验。

医学伦理情感是医学伦理行为的催化剂和推动力。医学伦理情感所包含的同情心、事业心和责任感都不是与生俱来的,而是接受医学伦理教育熏陶、体验自我情感、不断反思医疗行为、接受榜样感化和反面教训的结果。医学伦理情感是医务人员识别医疗行业中善与恶、美与丑、正义与非正义等的重要因素,因此,医务人员的医学伦理情感一旦形成,就会在工作中表现为比较稳定的、惯常的爱护患者、维护患者的利益、为患者着想的医学人道行为。在医学伦理情感的教育过程中,动之以情,促使医务人员以真挚真诚的感情,去关心爱护患者,履行伦理责任,卓越地完成救死扶伤的任务。陶冶情感是医学伦理教育的重要环节。

（三）锻炼医学伦理意志

医学伦理意志(medical ethical will)是医务人员恪守医学伦理原则和规范、履行伦理义务、进行伦理判断与决策时克服困难、突破障碍、迎接挑战的毅力和能力。意志坚强者能坚持目标的一致性,锲而不舍地去实现目的;意志薄弱者可能没有勇气坚持原则,从而使医德行为半途而废。

医学伦理意志是由医学伦理认识到医学伦理行为的关键环节。对于一名医务人员而言,无论周围伦理环境如何,都要能够坚持医学伦理原则和规范,有坚持初心的勇气,这就是医学伦理意志的作用表现。在行医生涯中,医务人员会遇到各种困难、挫折和阻力:医学科学和技术发展本身的局限性和不确定性、自身的知识与性格的局限性、个人职业理想的实现程度、社会舆论的压力、患者的非理性反应和要求,甚至是亲人的不理解或责备等。是坚定地视医学为事业,还是屈服于困难与压力弃医,医学伦理意志就是选择与坚守的力量来源。医学伦理教育中的意志教育,就是炼之以志,锻炼医务人员的伦理意志,促使医务人员在艰难困苦的情境下,仍然能够坚定不移地去实现自己的信念和诺言。这一教育过程对医务人员伦理品质的形成起着重要的不可替代的作用。

（四）树立医学伦理信念

医学伦理信念(medical ethical beliefs)是医务人员将医学伦理认识、情感和意志有机结合

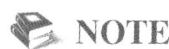

成个人行为的指南和原则。

医学伦理信念是医务人员对医学伦理观念的笃信而产生的履行伦理义务的强烈责任感，是医学人员自觉自愿地选择伦理行为的精神支柱。同时，医务人员对伦理义务深刻认识和持久践行，其医学伦理信念也会坚定。与医学伦理认识、情感和意志相比，医学伦理信念具有综合性、稳定性和持久性的特点，是医学伦理认识转化为医德行为的中介。医务人员一旦牢固地树立了医学伦理观念，就能自觉地、坚定地按照信念来选择行为，并能够依据信念鉴定自己和他人的行为是非、善恶。医学伦理信念对医学美德的形成也具有决定性的意义。在医学伦理教育过程中，帮助医务人员树立医学伦理信念是中心环节，其核心任务是使受教育者笃信医学职业精神，如利他主义精神、患者利益至上、保持专业水准、廉洁自律、关注公益、科学诚信以及医疗决策公正等。

（五）养成医学伦理行为习惯

医学伦理行为习惯是指医务人员在一定的医学伦理认识、情感、意志和信念的支配下所形成的经常性、持续性、自然而然的行为方式。行为习惯既是个体伦理素质的外在化表现，也是衡量医学伦理层次的客观标志。

医学伦理行为习惯的养成是医学伦理教育的归宿点。医学伦理规范的落脚点在于成就医务人员的医学美德。医务人员内化医学职业伦理的基本原则和规范，不仅要凝结医学伦理的情感、信念与意志，更重要的是要养成医学伦理行为习惯，并最终转化为个人的道德品质与美德。因此，医务人员养成伦理行为习惯是至关重要的。医学伦理规范所蕴含的德性完美和精神提升的价值，必须通过医学伦理行为来实现。作为内在的伦理品格，德性是伦理规范内化的结果。通过外在伦理教育与自我伦理教育，通过医务人员理性的认知、情感认同和自愿自觉地接受，外在的医学伦理原则与规范逐渐融合于自我内在的伦理意识结构中，并在伦理实践中凝结为医学美德。

医学伦理教育是一个由"知、情、意、信、行"五个环节相互联系、相互影响并构成的基本过程。提高医学伦理认识是基础和前提，树立医学伦理信念是核心和主导，培育医学伦理情感和意志是关键性的内在条件，养成医学伦理行为习惯是目的。在医学伦理教育过程中，教育者通过综合运用各种教育方法，与受教育者的自我教育相互融合，提高医务人员的医学伦理素质。

三、医学伦理教育方法

医学伦理教育具有实践性、长期性和多样性的特点，这决定了医学伦理教育实践应坚持原则，运用多种方法进行。医学伦理教育方法是为组织和实施医学伦理教育所运用的各种教育形式或措施。根据具体的教育内容和对象，方法可灵活多样，下列的教育方法可供参考。

（一）说服疏导法

通过积极引导和循循善诱，晓之以理，为医务人员的行为习惯养成和品质积淀指明方向；动之以情，促使受教育者在思想上产生共鸣，在内心深处接受和认同医学伦理原则、规范，进而内化为品德，外显为行为。这种说服疏导法是医学伦理教育的传统方法之一。面对发生差错与纠纷的医务人员，教育者应耐心地、充分地说理和解释，决不能打击挖苦或以惩罚代替说服疏导。

（二）榜样示范法

古今中外，在医疗领域的各位模范人物，都是医学伦理教育鲜活的教材。利用杏林楷模或先进典型人物的事迹，激励和影响受教育者，使之产生情感共鸣，激发仿效行为。在榜样教育过程中，对比要避免伤害，教育者应以真诚的态度帮助医务人员调动正能量，为实现医学职业理想而奋斗。

（三）案例分析法

通过选择发生在临床医疗实践中的典型案例进行伦理分析来进行伦理教育,相对于理论灌输更自然生动,易于为受教育者所接纳。利用正面案例引导,反面案例警醒受教育者进行伦理行为选择,是医学伦理教育的基本方法之一。在案例分析过程中,应围绕案例本身所蕴含的道德问题展开,通过确认核心道德问题、伦理冲突,层层递进地分析说理,明确应采取的最符合伦理要求的伦理行为。案例分析不仅应有理有据,更要抒发情感。在日常生活中,偏重理性的医务人员多侧重伦理推理,难以接受缺乏道德理由的规范;偏重情感的医务人员多侧重于情感体验,经常受到医学伦理原则与规范中蕴含的伦理情感以及教育者在教育过程中的情感投入的影响。

（四）实践体验法

受教育者通过亲身经历道德实践活动,在实践中学习医学伦理规范,体验医学道德情感,凝结医学道德信念,锻炼医学道德意志。医学伦理教育既重视基本理论的教育,又不忽视运用理论解决现实问题,引导学生将理论和实践相结合,知行合一,学以致用。医学伦理教育的目的并不是为了获得普遍有效的知识,而是为了规范伦理行为和伦理实践。伦理行为与伦理决策,离不开伦理知识,更离不开医务人员愿意行善、始终行善,并通过行善成就德性。在现实生活中,对医学伦理规范谙熟于心却知而不行、知与行脱节的问题与缺乏情感体验有关。实践体验法将促进医务人员知行合一。

（五）舆论褒贬法

舆论褒贬法是指一方面积极营造健康的道德舆论氛围,另一方面利用健康的舆论对医务人员进行医学伦理教育的方法。倡导与褒奖行善行为,鞭挞与贬抑医疗不正之风;弘扬高尚的医学伦理精神,提高医务人员的责任感和义务心;促使医务人员养成良好的医学道德行为习惯,就是舆论褒贬法的实践运用。

（六）观察学习法

耳濡目染、切身体会、学习好的经验、接受他人教训,这是观察学习法所能达成的教育目的。典型案例的感染熏陶依靠的是客观性与真实性,虽然医学伦理教育选材注意专业性、科学性与真实性,实事求是,但有时受教育者会产生质疑,从而产生逆反心理和摒弃态度,最终的结果是伦理氛围和伦理环境遭受破坏。观察学习法使受教育者身临其境,很好地克服了纯理论教育的局限性。

四、医学伦理教育的意义

（一）医学伦理教育是培养医务人员医学美德的重要手段

医学伦理教育的过程,实际上就是教与学医学伦理知识、培养医务人员高尚伦理品质的过程。医学伦理原则和规范,转化为医务人员的伦理意识、伦理行为和伦理品质,从根本上说是接受熏陶教化与个人自我修养相结合的过程,医学伦理教育起到外部强化和导向的作用。

（二）医学伦理教育是打造医务人员伦理素质的重要途径

医学伦理素质包括医学伦理的理论素质、情感素质和智慧素质。其中,医学伦理理论素质的养成是建立在医务人员对医学伦理学知识的系统把握和深刻理解的基础上,将知识性的伦理理论内化为良心和责任感,慎独自律的结果。医务人员医学伦理素质主要通过接受医学伦理教育、学习医学伦理知识、更新医学伦理观念和投身医学伦理实践等途径而形成。

（三）医学伦理教育是塑造医学人文精神的重要环节

医学伦理教育的目的不仅在于提高医务人员对医学伦理的认知能力、判断能力和选择能力,更在于塑造医务人员的医学人文精神和人文关怀能力。医务人员人文素养的积淀和医学伦理教育的实效性密切相关。

(四)医学伦理教育是培育良好医疗风尚的重要前提

医疗风尚是社会风尚的重要组成部分,在医疗风尚建设过程中,医学伦理教育起着不可替代的基础性作用。实践证明,在医学伦理教育较好的医疗单位,医务人员能够把医学伦理的基本原则和规范在实践—认识—再实践—再认识的过程中内化为个人的伦理素养,能够和谐处理医疗人际关系,塑造医疗单位的医德风尚和精神文明建设。反之,如果医疗机构不重视医学伦理教育,医务人员就会滋生自私自利的观念、遇事推诿等不良风气,导致医疗人际关系紧张、医疗质量下降等。医学伦理教育是医学职业的需要,是医学行业作风建设的重要环节。

(五)医学伦理教育是推动医学科学发展的重要措施

高新医学科学技术的应用引发新伦理难题。通过系统化的医学伦理教育,医务人员掌握医学伦理的原则和方法,面对伦理困境或医疗冲突时就能够做出合乎伦理的医学决策,推动医学科学健康发展,使医学领域的主要学科和关键技术逐步接近或达到国际先进水平。

第二节 医学伦理修养

一、医学伦理修养的含义和意义

(一)医学伦理修养的含义

医学伦理修养(medical ethical cultivation)是指医务人员为培养自己高尚的伦理人格,在知、情、意、信、行等方面所进行的自我教育、自我培养、自我塑造的过程;是经过学习和实践磨炼,把医学伦理原则规范转化为个人品质的过程;也是指经过长期学习和实践所达到的医学伦理境界。医学伦理修养过程是长期的、艰苦的,只有伦理意志坚强者,才能通过医疗实践的锻炼磨砺,形成高尚的医学伦理品质。

医务人员在协调医疗人际关系以及医学与社会关系的过程中,对自身伦理品质不断进行锻炼与改造,并通过行为举止表现出来。在医学伦理修养过程中,无论是医学伦理认识的提高、医学伦理情感的培养、医学伦理信念的形成、医学伦理意志的锻炼、医学伦理行为的训练,还是医学伦理行为习惯的养成,都是长期的、复杂的、艰巨的。个体或伦理高尚,或沉沦堕落,或成为榜样楷模,或成为反面教材,都与其伦理修养直接相关。如本章引导案例所示,冯医生和赵医生不同的行医方式、不同的行医理念,对患者的不同态度、不同的诊疗结果,归根结底是由他们不同的医学伦理修养境界决定的。

(二)医学伦理修养的意义

1. 有利于提高医务人员的伦理素质 合格的医务人员必须具有扎实的专业知识、精湛的诊疗技术、良好的沟通能力和高尚的伦理修养,具有尊重和维护患者利益的责任心、体察和理解患者的同情心、倾听和沟通患者疾苦的耐心、一视同仁的公正心。医学伦理修养是医务人员"做事与成人"的关键素质,通过医学伦理修养,医务人员继承优良的医学道德传统,为患者高度负责,提高了自身的伦理素质。

2. 有利于提高医疗质量 医学科学技术的发展水平、医务人员的专业技术水平和伦理修养境界影响着医疗质量。医学伦理修养关系到诊疗的质量、患者的满意程度和对患者根本利益的维护。医务人员良好的医德修养,有助于消除患者的不良情绪对疾病的不利影响,更好地

NOTE

获得患者的信任,缓解医患矛盾,构建和谐信任的医患关系,提高医疗服务质量。

3. 有利于形成优良的医疗行业风气 医学伦理修养虽是个体的伦理实践活动,但医疗队伍就是由每一个个体组成的,医疗行业风气的形成依赖于每一个医务人员的伦理修养。高尚医德的养成不仅需要外在的教育和规约,更需要加强内在的修养,外在的教育和规约成果最终要靠内在的涵育起作用。法律约束、行业自律与个人伦理修养是构建优良医疗行风必不可少的组成部分,其中,个人伦理修养起决定性作用。

4. 有利于全心全意为人民服务的医学伦理指导思想的实现 救死扶伤,防病治病,实行社会主义的医学人道主义,全心全意为人民身心健康服务,是医疗机构道德建设和医务人员个人伦理修养的指导思想。全心全意为人民身心健康服务,就是要树立患者利益至上的观念,以患者的需要为中心,提供最优化的医疗服务。医学伦理修养能够帮助医务人员树立一切从患者利益出发、为患者的健康着想、满足患者的合理要求、全心全意为人民服务的伦理理念。

5. 有利于提高医务人员的医学伦理评价能力 医学伦理评价要求医务人员掌握评价的标准和尺度,具有明辨是非、善恶的能力。能力的训练和提升是判断和评价的根本前提。这一切都离不开长期坚持不懈地的实践磨炼。医学伦理评价能力的提升也有助于医学伦理修养境界的提升。

二、医学伦理修养的目标与境界

(一)医学伦理修养的目标

医学伦理修养的目标决定了修养的途径和层次,明确医学伦理修养的目标,是有效地进行医学伦理修养的关键。医学伦理修养同其他的伦理修养一样,都受到一定社会历史条件的制约。我国正处于社会主义现代化建设的新时期,医学伦理修养的目标必须与医学伦理学总的指导思想保持一致,适应现代医疗卫生事业的需要。其目标如下:提高医务人员思想伦理素质,造就具有医学美德、医学职业精神和医学伦理决策能力的医务人员。

这一目标能否实现,归根结底靠医务人员自身的伦理修养和磨砺。医学伦理修养的过程是医务人员把医学伦理的原则和规范转化为内心信念与良心的过程。此过程交织着善恶两种对立的医学伦理观念的斗争。择其善者而从之,不善者改之,这就是医学伦理修养的实质。高度的自觉性是医学伦理修养的内在要求和根本特点,因为医学伦理修养是一个自我认识、自我解剖、自我教育、自我改造和自我提高的过程,没有外力强迫,完全靠个人自觉;是自己对自己的扬弃和自我成长的历程。外部条件和环境的影响是存在的,有时候还是巨大的;但最终影响力取决于个人的自觉性。医学界的无数模范人物的事迹莫不如是。

从赵雪芳医生的事迹中,不难发现她对患者高度负责的行医态度和诊疗作风。她的美德魅力、修养境界、职业精神可称为仁心仁术,成就了她的事业、她的患者,也成就了她在患者心里的"好医生"地位。赵雪芳医生激励着医务人员以她为目标,用实际行动诠释赵雪芳精神,成为"赵雪芳式的"医生,用爱护佑母婴生命,成为值得托付生命的医务人员。

(二)医学伦理修养的境界

1. 医学伦理修养境界的含义 医学伦理修养境界是指医务人员在医学伦理修养过程中实际达到的觉悟高低程度、伦理情操状况和精神修养水平。医学伦理修养境界反映出医务人员的伦理修养能力、实际修养程度已经达到的水平。由于每个人所处的社会地位、经济状况、受教育程度、人生观和世界观、职业观等不同,导致了不同的伦理修养境界。一般而言,在上述的影响因素中,人生观、世界观、职业观至关重要。个人的伦理境界不是固定不变的,它既有相对稳定的一面,也有不断发展变化的趋向。伦理境界呈现出多层次性、差别性和多样性的特点。

2. 医学伦理修养境界的层次 境界是指事物的水平高低或程度深浅。医学伦理修养境

知识链接7

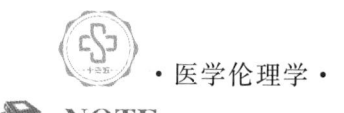
是根据个人处理医疗人际关系、医学与社会的关系中的实际做法和态度,所反映出的医学道德水平状况。可大致分为四个层次,由低到高依次如下。

(1)最低境界,即自私自利的境界:处于此境界的医务人员是完全利己主义者,认为个人私利不可侵犯、至高无上,以医谋私,把医疗职业作为获取个人私利的手段,把医学技术作为牟取私利的资本,唯利是图。在处理与患者利益冲突的时候,始终站在自己利益的立场,置患者的权益于不顾。处此境界中的医务人员虽然只是极少数,但是他们的极端自私自利的行为败坏了医疗卫生行业的声誉,严重损害患者的健康权益,引起社会关注和舆论谴责,对此不能听之任之,必须加强伦理教育,先从他律开始促使他们转变。

(2)较低境界,即先私后公的境界:处于此境界的医务人员以医谋生,把医疗卫生事业看成一种谋生手段。其主要特点为"利己行医,行医利人",主观为自己、客观为患者,先为自己谋划、后为患者打算。在处理医疗人际关系和社会关系的过程中,有时尚能考虑到利益相关者的权益,但不能始终如一地把患者利益置于首位。处于此伦理修养境界的医务人员一般具有朴素的人道观念,希望追求自己利益的同时,不伤害他人与集体的利益。但是当处理利益矛盾与冲突时,往往偏重于个人利益,斤斤计较个人利益得失。这种医学伦理境界者滑向最低层次的可能性很大,所以必须注重教育引导,严加防范。

(3)较高境界,即先公后私的境界:这是绝大多数医务人员都能够达到的修养水平。此境界的医务人员把医疗卫生事业看成自己终生的事业,而不只是谋生的职业;基本树立了为人民健康服务的理念,能够做到先人后己、先公后私;若发生利益矛盾,多以患者利益为重。处于此伦理境界的医务人员并不是绝对不关心自己的利益,但当利益冲突时总能先集体后个人,先他人后自己,在必要时能牺牲个人的利益。先公后私的境界不是自发的,是在医学实践中通过深入持久的医德教育和医务人员个人的不断努力而逐渐发展形成的。

(4)最高境界,即大公无私的境界:处于此境界的医务人员甘为医学事业奉献一切,其行为以有利于社会利益和他人利益为准则,公而忘私,具有利他主义精神。在医疗实践中,能够做到全心全意、自觉自愿地把人民的健康利益放在首位,无私奉献。此境界中的医务人员人数很少,但都堪称医德楷模,具有榜样的示范效应,代表着医务人员伦理修养的方向,其自我牺牲精神和职业理想令人向往和追求。

一个人的伦理修养境界不是固定不变的,不同层次的伦理道德境界是可以相互转化的。现实中医务人员的伦理修养境界呈现出层次性、差别性和多样性的特点。医学伦理实践活动应该从实际出发,把广泛性与先进性结合起来,促进医务人员整体修养境界的提高。对待第一种境界的医务人员,应该持否定的态度去教育和监督;肯定第二、第三种境界的医务人员并促进其升华;对第四种境界的医务人员,应鼓励和提倡他们向医学伦理塔峰攀登。

三、医学伦理修养的内容、途径与方法

(一)医学伦理修养的内容

医务人员在医疗实践过程中,通过对医学伦理理论的学习和把握,培养恪守职业伦理的自觉性和坚定性,并做到慎独自律。医学伦理修养的内容包括许多方面,大致分类为以下几种。

1.医学伦理理论修养 医务人员的伦理理论修养是其伦理素质的基础。医学伦理理论的积淀和理性思维的养成是漫长而艰巨的过程,它基于医务人员对医学伦理知识系统的把握和内化。医务人员只有对医学伦理理论与原则有较深刻的把握、理解、认同,并内化为自己的伦理信念,才能在医疗实践中明辨是非善恶,行善去恶。医学伦理的理论体系既是对医疗实践中伦理经验的概括和总结,又是医德行为的指南。

2.医学伦理意识修养 医学伦理意识是医务人员在长期的伦理实践中形成的伦理观念、

NOTE

伦理情感、伦理意志、伦理信念和伦理理论体系的总称。医务人员根据医学伦理原则和规范的要求,对自己的思想和行为进行反省和批判,及时清除不良的意识和观念,形成正确的医学伦理意识,引导高尚的行为发生。

医学伦理理论、原则、规范等要渗入医务人员的情感、意向与信念中,进而转化为伦理意识素养,这一过程的实质是医学伦理理论、原则、规范等一般性的理性知识与医务人员的信念、情感相互融合,是医务人员的主动探索与医学伦理教育相结合的过程。

3.医学伦理情感修养 医学伦理情感是医务人员依据一定的医德认识,对现实生活中的各种医德行为所产生的崇敬或鄙弃、赞赏或批评、喜爱或厌恶的心理体验和态度倾向,是医务人员对善恶的情绪或态度。它是在医学伦理理论修养的基础上,由医务人员的同情心、责任感和事业感等积淀而成,集中体现为医务人员发扬医学专业精神的情感意志和能力。医务人员对患者的同情和尊重、反躬自省与人格的完善,都会使伦理情感渐趋稳定和深刻。

4.医学伦理行为修养 由医学伦理意识到行为习惯的养成,情感和意志起到了关键的作用。医学伦理行为是医务人员在一定的伦理意识支配下表现出来的对待他人和社会的有道德意义的活动。良好的医学伦理行为是医德修养的目的,也是衡量医务人员医学伦理水平的客观标志。医学伦理的理论修养、意识与情感修养最终体现在医务人员的医疗行为上。医疗行为是医德修养的前提和基础,也是医德修养的目的和归宿。从某种意义上说,伦理就是行为所表现出来的道德心理状态。在由伦理向道德的转化过程中,伦理行为是唯一的途径。

5.医学伦理智慧修养 医学伦理智慧修养是一种相对完善的对医学伦理的认知和把握能力,是一种在伦理困境与冲突中,仍能把握隐藏在背后的伦理问题关键所在的本领。医学伦理智慧是由丰富的知识、高尚的情感和坚定的信念,以及医疗实践经验不断积累而成,是转识成智的结果。在医务人员的伦理素养结构中,医学伦理智慧占据高端地位。具有医学伦理智慧修养的医务人员能够在伦理判断与伦理决策中,从心所欲不逾矩,彻底地实现医学人道主义的精神。

医务人员伦理素养,无论是伦理理论、伦理情感,还是智慧素质,都要经过一定的途径,在自律与他律的相互作用中逐步实现。

(二)医学伦理修养的途径与方法

医学伦理修养是一个活到老、修养到老的雕琢过程。掌握修养的途径与方法,躬身实践,就能够提高修养境界。医务人员只有把医德原则和外在规范转化为内心信念,才能自觉调整和约束自己的行为,使其符合医学伦理的要求,达到全心全意为人民服务的目的。

1.坚持实践 学习理论是基础,参加伦理实践是根本,自觉反省是关键。医学伦理学理论知识的积累是理论联系实际的前提和基础。德性活动常常与知识、理性联系在一起。伦理修养的第一步,就是要通过学习明辨是非、善恶,通过学习各种伦理知识、社会科学知识和人文知识,明确做人的道理,并对所学的知识予以思考、反省,这样才能在自己的内心深处培养起趋善避恶的伦理意向和情感,从而选择符合伦理的行为,成为有道德的人。伦理是人类精神的自律。追求卓越就必须下苦功夫,运用反思、省察、克治等方法,严于律己,勇于解剖自己思想深处不符合医学伦理原则的思想和观念,克服自己的主观偏好,培养义务心和责任感。

坚持实践是医学伦理修养的根本途径,其原因如下。

其一,临床实践是产生医学道德品质的土壤,实践出真知。闭门静思与纸上谈兵式的修身养性,是难以实现医学道德修养目的的。临床医疗实践是医务人员伦理修养时的精神能源,在身体力行医学伦理的实践中,坚持认识和改造主观世界,在医疗关系中磨炼自己。在发现问题、思考问题、解决问题的过程中,提高自己的修养境界。

其二,道德实践是伦理修养的目的性环节。学以致用,知行合一,理论与实践相结合是科学的伦理修养的方法。医务人员如果离开临床医疗实践,就无从认识医疗人际关系;离开医学伦理实践,就无法明辨是与非、善与恶、正与邪、荣与辱;也就不能发现自己在医学伦理修养意识方面的不足和行为方面的偏颇。通过实践的对照、检验,找差距,补不足,知难而进,砥砺前行,不断地加强医学道德修养。

其三,临床医疗实践为医务人员的道德修养提供动力。随着医疗实践的发展,医学伦理问题与难题不断涌现,如何应对与解决,需要医学伦理理论和原则的指导,也需要实践中创造性的智慧决策。实践的需要是推动医务人员伦理修养的根本动力。

其四,临床实践是检验医务人员道德修养效果的标准。医务人员的道德修养水平与境界是否符合临床实践、患者与社会的需要,要接受临床实践的检验。医务人员坚持在医疗实践中检验自己的言行举止,检验自我修养功夫,正视差距与不足,修正、超越自我。在医德修养实践中,时刻警醒,经常进行自我省察、自我纠错、自我反省、自我改造、自我完善,最终形成稳固的内心信念和伦理品质。

2.向杏林楷模学习与自我批评　医学伦理实践中各种伦理信息的呈现状态,能够激发人们的伦理思考、伦理体验和领悟。医务人员在观察学习的过程中,模仿时而发生,关键是以什么样的人为榜样。近朱者赤、近墨者黑,与以医谋私者同流合污,就会走入营私舞弊、违法乱纪的泥淖;以杏林楷模为榜样,榜样的精神就会为自己的伦理修养提供动力;主动补不足,见贤而思齐。赵雪芳医生就是广大妇产科医生学习的榜样。在古今中外的临床医学史上,涌现出灿烂如星的医学伦理楷模。无论是医圣、药王,还是神医和名医,榜样们用人道、仁爱和仁术去治病救人,完美地体现了特定时代的医疗风俗与行业传承、伦理精神与伦理规范。榜样的力量是无穷的。在临床医疗实践中,医务人员难免会接收到极端利己主义、享乐主义、物质主义甚至腐朽堕落生活方式等各种不同的刺激和诱惑。因此,医务人员要勇于进行自我批评,敢于和思想中的各种不道德的想法做斗争,行为上自觉抵制各种不良诱惑与侵蚀,不忘初心,勇于实现崇高的职业理想。

3."慎独"途径　慎独指在无人察觉的闲居独处时,尤须谨慎地对待自己的行为,自觉遵循伦理要求。《礼记·中庸》说:道也者,不可须臾离也,可离非道也。是故君子戒慎乎其所不睹,恐惧乎其所不闻。莫见乎隐,莫显乎微,故君子慎其独也。慎独是人的伦理修养达到"尽性"的必要途径。

对于医务人员的医学伦理修养而言,慎独既是一种伦理修养的途径,也是修养所达到的一种境界。慎独是指医务人员在单独工作、无人监督、有做各种坏事的可能并且不会被人发觉的时候,仍能坚信自己的伦理信念,自觉地按一定的伦理准则去行动而不做坏事的道德境界。

慎独修养需要注意以下方面。

(1)注重高度的自觉性。不论在什么情况下,都要自觉履行医学道德义务,坚定医学伦理信念,并持之以恒,坚持不懈。医务人员工作认真负责、诊断准确、用药恰当、抢救尽心、治疗有效,很大程度上依靠其自觉性和责任感。医务人员要有持之以恒的精神,运用自身坚强的医德信念,自觉地磨炼自己的意志和毅力,努力把自己培养成一个具有精湛医术、高尚医德的纯粹医者。

(2)在隐蔽和微小处下功夫,防微杜渐。医务人员在别人看不见、听不见的时候,十分谨慎和警惕;最隐蔽、最微小的事情最能够反映出一个人的品质,显示一个人的灵魂本质。社会舆论是对行为者的外在监督,在行为已经完成、结果已经发生时才起作用。对专业性极强的医务人员而言,其工作过程往往缺乏同行监督,患者又无能力监督,医务人员是否严格恪守职业规范就要依靠慎独修养。因此,医务人员要时刻警惕、谨慎、主动,要注意防微杜渐,勿以恶小而为之,勿以善小而不为,积小善而成大德。

(3)必须打消侥幸心理与图省事的念头。医疗卫生工作劳动强度大,精神高度集中持续时间长,压力在所难免。要特别注意自己是否有职业倦怠或厌烦情绪。越是艰难困苦时,越要严格自律;决不能有马虎、侥幸和敷衍的心理;要始终保持爱心与耐心,不受环境的干扰,忙而不乱地有序开展诊疗工作。

慎独作为高层次的修养境界,其达成与伦理自律密切相关。

4.他律与自律结合 他律与自律既是医学伦理修养最基础的方法,也指修养境界的阶段。

他律作为修养方法主要指外部的规范对伦理行为的约束,医务人员被动或被迫地遵从医学伦理规范,其动机多从"服从"或"义务"出发,关注点往往是"别犯错误""不要因小失大"等。对于医务人员而言,医疗界有历史沿袭下来的传统习俗、现实社会的公众舆论、医疗机构的规章制度、具体的医学伦理规范,作为既定的约束力量,规约着从业人员的言行举止,他律机制是伦理养成的重要外部条件。

伦理的基础是人类精神的自律。无自律则无道德。自律是医务人员伦理修养的首要机制。医学伦理规范从根本上说,只有通过自律,即医务人员自觉自愿地遵守医学伦理规范,承担起对患者的伦理责任和义务,才能转化为医务人员的内心信念,从自律中实践医学伦理行为。在医学伦理修养中,医务人员通过自我教育、自我评价、自我监督和自我磨炼与改造,把外在的医学伦理规范内化为伦理信念及其指导下的自觉行为,变他律为自律,化伦理理论为伦理品质,就是自律机制的作用。

自律与他律内外结合的医学伦理修养方法是医务人员应掌握的有力武器。自律与他律既相互区别,又相互联系。自律是医务人员职业伦理水平提高的内在根据,是内部原因;他律是医务人员职业伦理水平提高的外在条件,是外部原因。自律和他律二者相互依存,不可或缺。医德修养过程是医德他律和自律交互作用的过程。没有医德他律,就没有医德自律的内容,没有医德自律,就没有医德他律实现。医德他律是自律的前提和基础,医德自律是医德他律的起点和条件。医德修养是从他律走向自律的过程。医务人员在认识客观真理的过程中,以理性为动力,以情感为助力,不断与时俱进,向着更高的伦理修养境界攀登。在没有外在监督的情况下,医务人员面对红包收或者不收,反映了自律和慎独的修养程度。

第三节 医学伦理评价

医疗领域的红包现象既是社会习俗的反应,也集中反映出医疗实践中医患关系信任程度、廉洁行医的行业作风、医务人员个体的伦理修养问题和医疗行业的教育、评价、监督等问题。

一、医学伦理评价的含义、作用与意义

(一)医学伦理评价的含义

一般而言,评价是指对人或者事物的价值判断。伦理评价是对各种社会活动中具有伦理意义、能够进行善恶评价的行为进行价值判断。医学伦理评价是人们依据一定的医学伦理原则、规范和标准,对个体及群体的医疗行为所做出的是非、善恶、道德的或不道德的价值判断。如按照善恶标准判断医务人员的行为,有利于他人和社会利益的行为是善的、道德的;不利于或有害于他人和社会利益的行为就是恶的、不道德的。医学伦理评价是促使医学伦理学从观念转化为伦理实践的重要环节,是伦理的善恶评价标准在医疗卫生服务实践活动中的具体考量与体现,是构成医德实践活动的重要形式。

医学伦理评价包括对医务人员的医学道德品行的认知评价、情感评价和意志评价,分别侧重价值认识、心理体验和意志反应,以评价促发展,利于医务人员的成长。

NOTE

（二）医学伦理评价的作用

1.善恶裁决 医学伦理评价的首要作用在于判明人们行为的善恶属性，唤起人们普遍的道德良知和社会责任感。人们通过社会评价和自我评价，对道德行为进行善恶裁决。如在本章引导案例中，冯医生未进行认真细致的临床检查，态度敷衍马虎，诊断错误，给患者造成了伤害，其行为违反了临床诊疗规范和认真负责的伦理规范，是不道德的；赵医生对患者的态度认真负责，检查患者身体时，即使出现了恶性刺激，仍然耐心细致地进行检查，其行为符合临床检查的技术规范和认真负责的伦理规范，是道德的。善的行为是提倡的；不道德的、恶的行为是受到摒弃的。

医学伦理评价支持和赞扬符合医学伦理原则的行为，批判和谴责违背医学伦理原则的行为，对医疗行为与活动是否符合医学伦理原则和规范的要求进行裁决，从而维护医学伦理原则和规范的权威。

2.价值导向 医学伦理评价明确了医务人员的责任及责任限度，说明评价行为的善恶标准，厘清了动机与效果、目的与手段及其相互关系，引导医务人员选择符合伦理的医学行为。鼓励医务人员行为趋善避恶，择善而行。这种导向作用的发挥依赖于医学伦理评价对医务人员伦理意识的影响。人们的道德行为是受思想中伦理意识支配的，道德行为是道德意识的外在形式，在从意识到行为、由内向外的转化过程中，伦理评价起着引导作用。

3.行为调节 医学伦理评价是促使医学伦理从理论观念转化为伦理实践的调节器。医务人员对评价结果的心理体验与认同，使其在以后的行为选择中，自觉避开违背伦理的行为。医学伦理评价可强化、鼓励或谴责、批评符合或不符合医学伦理规范的行为，使医务人员在做出行为选择之前就能够预见到行为的结果所引起的价值判断与社会舆论趋势，这种预见调节着行为选择的合伦理性、合目的性。

4.促进发展 医学科学的发展和高新技术的应用，带来了许多新的伦理难题。医学伦理评价把医学人文思维带进医学新领域，倡导运用理性科学的伦理理论去解决矛盾，走出伦理困境，既推动医学科学的发展，也拓展了医学伦理学的发展新空间。

医学伦理评价引导医学行为的选择，维护医学伦理原则与规范的权威，提升医务人员的医学伦理修养境界，是医学伦理实践的重要方式之一。

（三）医学伦理评价的意义

1.医学伦理评价是培养医务人员医学道德品质和调整医学道德行为的重要手段 医学伦理评价的善恶裁决，从实践维度上再次明确了医学道德的善恶标准，用事实规劝和帮助医务人员依善而行，拒斥恶行。同时，医学伦理评价深入医务人员的内心，促使其反省，使之自觉地调整以后的行为，扬善抑恶。从医学史上的典故看，医学伦理评价的核心语词都蕴含着伦理精神和人道情怀，如医者仁心、杏林春暖、妙手回春等，或直接评价伦理思想，或描述精神境界，或技术推崇，引导医务人员实现职业伦理理想。

2.医学伦理评价是医德他律转化为自律的主要渠道 在医务人员的道德他律境界，医学伦理的原则和规范只是作为外在的规约，还没有深入医务人员的内心世界。医学伦理评价的过程是宣传、灌输和推行医学伦理原则与规范的过程，也是医务人员从理性上接受一定的伦理原则和规范要求的过程。它促进了医学伦理原则和规范由外在约束条件向医学道德自律的转化，医学道德修养由他律向自律的转化。

3.医学伦理评价创造了良好的道德氛围和道德环境 医学伦理评价的目的在于告诉人们应该选择什么样的行为，这就是评价的导向性。医学伦理评价不仅具有描述性意义，还具有规约的作用，主要是对人的行为构成指令作用，使人们的行为受到规定和约束，具有促进或禁止行为的实践性力量。医学伦理评价肯定、褒扬、传播符合医学伦理原则和规范的行为，否定、谴责、通报违反医学道德原则和规范的行为,通过舆论褒贬表明社会公众的态度和情感倾向,创造良好的道德氛围,调节道德生活的向度。

4.医学伦理评价促进医学科学的健康发展和精神文明建设 医学伦理评价重视医务人员的医学决策与伦理决策的统一,促使医学技术运用时合乎伦理和人道,要求医务人员不仅要关心技术,更要注重道德修养并提升道德境界层次,从而促进医疗机构乃至整个社会的精神文明建设。同时,在现代医学高新技术应用于临床实践的过程中,产生了许多道德困境和伦理难题,就是由于道德短板效应引起的。医学伦理评价有利于医务人员实现医疗卫生保健技术与医学伦理的统一,从而有利于解决医学科学研究和发展所带来的医学道德难题,进而促进医学科学的健康发展。

二、医学伦理评价的标准

(一)医学伦理评价的标准的含义

医学伦理评价的标准是判断医学行为道德与否、行为者品德优劣的价值尺度。它是在对医疗行为进行价值判断和善恶评价的过程中,用来衡量被评价者所运用的参照系统。评价者运用这种参照系统去衡量具体的医疗行为时,符合要求的,即是善的、道德的,反之,则是恶的、不道德的。善恶评价标准的核心是维护人民群众的健康利益。

(二)医学伦理评价的具体标准

在临床医学伦理评价实践中,具体的评价标准如下。

1.疗效标准 疗效标准是指医务人员的医疗行为是否符合有利于患者疾病的缓解、痊愈和生命安全的医学目的。疗效标准关注于个体患者的治疗结果,是衡量医务人员行为是否道德、道德水平高低的重要标志,也是医学伦理评价的根本标准。临床医学的职业责任和医务人员的根本任务是防病治病、救死扶伤,实行医学人道主义,全心全意为人民服务。为实现这个根本的伦理义务,作为一个有道德责任感的医生,应该根据实际情况制订对患者最有利、经济合理、疗效良好、副作用小的治疗方案,以取得最佳的治疗效果。在治疗过程中,医务人员应充分考虑患者的个体差异以及以往疾病与健康情况,既要看到近期效果,又要注意到远期的不良影响,切忌为了快速的近期效益而为日后的治疗设置障碍。在尊重患者意见的同时坚持医疗原则,不为单纯的、表面上"好的服务态度"而放弃医疗原则。医务人员的服务态度、医疗技术水平、沟通艺术等只有放在"患者的安康利益"的标准之下,才能得到客观公正、恰如其分的评价。

引导案例所述的冯医生,其诊疗行为不规范,因而不道德。这一结论不是简单对比赵医生的行为,而是参照临床诊疗效果评价其行为是否道德。根据疗效标准,只有有利于促进患者疾病缓解、根除,减轻患者的痛苦,提升患者生命质量的医疗行为,才是道德的。冯医生问诊时不倾听患者家属主诉,查体时对患者身体"只是在远处看了一眼",就开出了抗菌针剂的处方,在家长请求进一步检查以防止恶性后果的时候,仍然没有动手检查,造成误诊和漏诊,严重危害了患者的健康。无论是按照临床诊疗规范还是疗效标准进行伦理评价,冯医生的行为都是不道德的。

2.科学标准 科学标准是指医务人员的医疗行为是否有利于促进医学科学的发展和维护人类的福祉。医学是维护人的生命和增进人类健康的科学,医学科学研究与成果运用的宗旨是维护健康和造福人类。医务人员在医学科研过程中的行为应符合医学科学研究的伦理准则和规范,不断揭示生命运动的本质规律,有利于人类健康,有利于医学科学技术的发展,值得肯定。随着医学科学研究的不断发展,人们探索出了许多新知识、新技术、新方法,这些创新知识与新技术的运用,只有在尊重人的健康的前提下才是符合科学标准的伦理行为。

3.社会标准 社会标准是指医务人员的医疗行为是否有利于人类和社会的利益。医务人

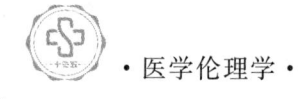
员在治病救人的同时,肩负预防疾病、提高人口素质、提高生命质量、促进社区健康的重任。如果忽视了自然环境、社会环境对人类生命质量的重要影响,甚至由于医疗管理不当造成环境污染和医源性疾病,就是不道德的。

随着社会的进步,以及医学科学和医疗卫生事业的发展,医学科学的发展呈现出整体化趋势,其社会性日益增强。医疗行为是否有利于人类生存环境的保护和改善,是否有利于促进社会发展和提高人类的健康水平,是衡量和评价医疗行为的社会标准。

凡是符合上述疗效标准、科学标准和社会标准的医疗行为,就是合乎伦理的;反之则是不道德的。在对医务人员行为进行伦理评价时,应坚持三种标准的统一,综合分析,做出全面、客观、公正、科学的评价,而不能借口文化的多元性与相对性,消解伦理评价标准的客观性和科学性。

三、医学伦理评价的依据

评价标准是客观的,外在的。但在实际的医学伦理评价过程中,因人的复杂性、医学知识与技术的不确定性,具体的评价依据还必须分析动机与效果、目的与手段这两对对立统一的矛盾。

（一）动机与效果

在医疗实践中,动机和效果是相互联系的,是行为的两个内在要素,是评价医务人员及其行为的重要依据。

1.动机　动机是医务人员实施一定的具体行为前的主观愿望或意图。动机是行为的动因,通过人们的意志活动过程表现出来。在伦理学中,重要的是好的意图,因为它本身就是一个人依愿行事的过程。医务人员选择特定的治疗行为,其动机是复杂的:最大限度地维护患者的健康和生命、经济因素、积累临床经验与磨炼技术、保护自己的防御性医疗等。既有医学动机,也有非医学动机。符合医学伦理原则和规范的动机,即医学动机;不符合医学伦理原则和规范的动机,为非医学动机。医学伦理学主张医务人员的行为动机应是医学动机。

2.效果　效果是医务人员行为所产生的客观结果。在医疗实践中,医疗效果也是复杂的:局部效果与整体效果、短期效果与长期效果、直接效果与间接效果、双重效果甚至多重效果并存。每一项诊疗措施的选择都与效果相关。例如,对于不明原因的腹痛患者,医务人员如果急于使用药物止疼,可能会掩盖病情;短期效果是好的,但长期效果是有害的。为了迎合患者的偏好,根据患者的要求滥用抗生素,也是只顾眼前效果,危害长期利益的行为。

3.动机与效果的统一　关于伦理评价的依据,伦理学思想史上曾有唯动机论、唯效果论两类相互对立的观点。唯动机论者强调动机否认效果,其理论的出发点是动机更能够反映出一个人内在的道德心理和专业精神。效果好固然好,但是效果不好,也不能求全责备。唯效果论者强调效果,其理论的出发点是动机判断有困难,结果却是显而易见的。由结果判断行为的善恶更准确。

唯动机论、唯效果论均有失偏颇。动机和效果是辩证统一的关系,其统一的基础是临床医疗实践。对医务人员执业行为的伦理评价,既要看行为的动机,又要看行为的效果,必须在效果上检验动机,具体问题具体分析。在评价时应注意如下焦点。

（1）在一般的情况下,医务人员的良好动机会产生良好效果,不良动机则会产生不良效果,动机和效果是一致的、统一的。此时,无论是根据动机还是根据效果,对医德行为做出评价的结果都是一致的。这种情况最适合运用动机与效果相互统一的理论去进行伦理判断和伦理评价。

（2）在动机和效果不一致时,甚至出现矛盾的情况下,好的动机不一定会产生好的结果,正

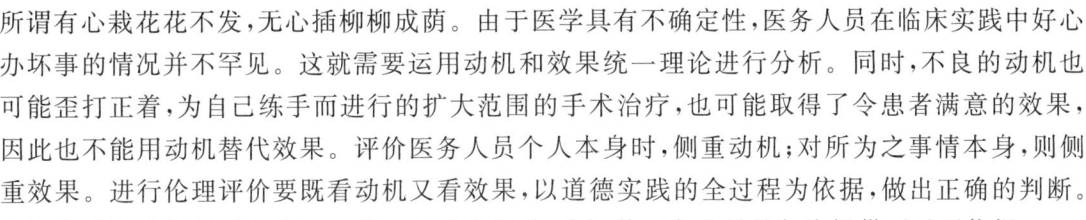

所谓有心栽花花不发,无心插柳柳成荫。由于医学具有不确定性,医务人员在临床实践中好心办坏事的情况并不罕见。这就需要运用动机和效果统一理论进行分析。同时,不良的动机也可能歪打正着,为自己练手而进行的扩大范围的手术治疗,也可能取得了令患者满意的效果,因此也不能用动机替代效果。评价医务人员个人本身时,侧重动机;对所为之事情本身,则侧重效果。进行伦理评价要既看动机又看效果,以道德实践的全过程为依据,做出正确的判断。动机和效果之间的对立统一的关系与矛盾运动,为评价医务人员的行为提供了重要依据。

(3)动机与效果的统一。动机与效果的统一是在医务活动过程中进行的。只有以医疗实践的全过程为依据,从实际出发,才能对医务人员自身或他人做出慎重的、负责任的、公正的伦理评价。既防止冤枉好人,又防止肯定伪善行为。决不能脱离具体的临床医学实践去主观定性。

(二)目的与手段

1.目的 目的是医务人员的医疗行为所期望达到的目标。如诊疗效果、治愈率、个人的名誉与声望、经济收入、患者满意度等。目的往往与动机相连,也是复杂多样的多元结构,大致可以分为三类:①医学目的,期望医疗行为能够使患者的症状缓解和恢复健康。这是最能够得到伦理辩护的目的。②非医学目的,如追求个人的名利、收入与报答。③第三类目的,医学目的与非医学目的的混合交织。有些非医学目的也不一定是恶的,不道德的。需谨慎评价。

2.手段 手段是实现医疗目的所采取的措施、方法和途径。既包括诊疗手段、医学嘱咐、心理安慰与暗示,也包括非医疗手段,如建立良好的医患关系是为了向患者推销商业保险,或利用患者的社会地位为自己牟取私利。

3.目的和手段的统一 目的和手段既相互联系又相互制约,目的决定手段,手段必须服从目的。目的正确,也需要利用正确的手段去实现,否则,不道德的手段会破坏目的的合伦理性。如某项医学科研的目的是探索新知识、新技术,以挽救更多的患者,但是其科研团队利用欺骗、诱导和强迫的方法征集受试者,则是违反人道、违反医学科研伦理规范的行为。手段与目的的背离,往往能把目的扭曲,因此,当发现目的与手段背离时,应改变手段,以免造成不良后果。在进行医学伦理评价时,应从目的和手段的统一观点出发,不仅要看是否有正确的目的,还要看是否选择了恰当的手段。另外,没有一定的手段和途径相助,目的无法实现。手段也是必不可少的。但不要拘泥于手段和方法,更要分析目的是否合乎伦理精神。

一般而言,医务人员应有正确的目的导向,不能为达目的,不择手段,而是要依据医学目的,选择恰当的手段。应遵循以下几项原则。

(1)一致性原则:即选择的医疗手段和医学目的一致。医务人员所选择的医疗手段应该符合患者的病症、病情发展阶段和身心承受能力,行之有效,以满足维护患者生命健康权益和其他权益的目的。

(2)有效原则:即选择手段的有效性必须是经过实践证明过的。临床应用的一切诊疗手段,包括各种新技术、新设备和新药品,必须经过严格的动物实验和临床试验,证明是行之有效的,否则均不能使用。

(3)最优原则:即针对同一种疾病的治疗,有许多方案可供选择时,应在环境、设备和技术等外在条件和患者身体条件允许的条件下,选择痛苦最小、耗费最少、副作用最小、安全度最高、预后最佳的医疗手段。医疗手段往往存在利弊两重性或"双刃剑"效应,要做好利弊权衡,两害相权取其轻,两利相较取其重。

(4)社会性原则:即符合保护社会健康的原则,行为的社会后果良好。一切会给社会带来不良后果的诊疗手段都不能采用,如医疗废物处理不规范而造成环境污染,抗生素、维生素和激素的滥用以及病菌扩散等,都是不符合社会性原则的行为。

(5)伦理原则:即医疗行为的选择要坚持技术性与伦理性统一。医疗行为在取得理想效果的同时应符合医学伦理原则和要求。技术上能做的,伦理上不一定能得到辩护。如在急于为眼疾患者进行角膜移植时,因找不到供体眼角膜,医生到太平间偷摘死者眼球的行为,不符合伦理学中知情同意、自愿捐献的原则,因而是不道德的行为。虽然医生的动机和目的是为了患者复明,是善的医学动机,但偷取器官的手段是错误的。接受器官的患者的复明,是效果好的一方面,合乎道德;但偷盗人体器官的行为,是效果坏的另一方面,不合乎道德要求。因其行为违反了知情同意权和人格权利。

四、医学伦理评价的类型、方法与方式

(一)医学伦理评价的类型

从评价的主体看,医学伦理评价包括自我评价和社会评价两种类型,共同促进良好道德风尚的形成。

1. 自我评价 医务人员在医疗实践中,依据一定的伦理标准,对自己的行为做出价值判断,是医务人员依靠内心信念进行道德自律的过程。反思与良心评价是自我评价的主要方式。如医务人员经过努力,成功挽救了患者的生命,心理就会感到愉快和满足;如果自己没有尽力,不敢担当,给患者造成了健康损失和生命损失,则感到内疚、不安,进而谴责自己。自我评价具有深刻性。

2. 社会评价 他人或社会依据一定的道德标准,对医务人员的职业行为进行善恶价值判断或表明倾向性态度。社会评价是人们借助社会舆论对医务人员实现他律和监督的过程。医疗机构在医德医风建设中,听取社会各界和患者群体对医务人员的评价,接受舆论监督。

自我评价和社会评价有一致的方面,也有不一致的方面。在引导医务人员行为的时候,自我评价的调节性更强。内因是变化的根据,外因是变化的条件,外因通过内因起作用,因此,在构建良好的医学道德风尚时,既要重视社会大众、领导同行、患者及其家属、新闻媒体等社会评价,也要重视医务人员作为当事人的自我评价。在本章引导案例中,如果冯医生坚决认为自己不存在职业道德上的欠缺与修养不足,在以后的诊疗过程中难免会犯同样的错误。如果医院同事、领导和患者家属将对他的负性评价反馈给他,他真心接受批评,深刻反省,真心悔过,那么,在未来的职业生涯中他就会认真负责,杜绝此类不负责任的敷衍行为发生。

(二)医学伦理评价在临床医疗中的具体方法

定性评价和定量评价是临床医学中对医务人员的医疗行为进行价值判断时所经常采用的方法。

1. 定性评价 定性评价是指在一定范围、环境、条件或时限内,通过社会评价、组织评价、患者评价、业内人士与同行评价、自我评价等多种方式的评价,对医务人员的医学道德行为给予善与恶的定性。定性评价审慎考虑具体情境和相关因素,严肃认真,实事求是,客观公正地给予善恶定性。

2. 定量评价 定量评价是把医学伦理所包含的具体内容加以量化,经过系统分析和综合评价,得出比较客观的评价结论。不同医疗机构的医学伦理评价内容细目与量化权重可能不一致,但都是运用临床医疗实践中的具体评价标准,结合岗位职责和岗位服务规范,从思想、态度、作风、技术、患者满意度等多个方面进行评价,并辅以奖惩措施。目前,无论是模糊综合评价法、百分制结合五级分制,还是核心要素评价法,都不是完美的。科学适用、简便易行的医学道德量化方法仍在探索中。

(三)医学伦理评价的方式

医学伦理评价活动借助于一定的载体,运用一定的方式方法,实现扬善抑恶的目的。其方

式主要有社会舆论、传统习俗和内心信念。

1.社会舆论 社会舆论（public opinion）是指社会公众依据一定的标准或伦理观念对某种社会现象、事件、个人的行为、组织的活动发表看法、议论和表明态度。社会舆论作为一种精神力量和伦理评价手段，影响着医务人员的思想和行为，尤其是有组织、有目的、有意图的正式的社会舆论，因其权威性、集中性、广覆盖性，深刻地影响着医务人员的思想态度、价值判断和行为选择。在一定的条件下，社会舆论可以成为强制性力量，传递着行为的价值信息和伦理意义，促使当事人反思行为后果，接受来自社会舆论的善恶裁决和规范性教育和指导。非正式的社会舆论主要通过口头传播，是社会公众自觉或不自觉地对周围的人和事发表言论，具有自发性、分散性和随意性等特征，对医务人员的行为也具有一定的调节和导向作用。

社会舆论具有广泛的影响力、感染力和强制力等特点，是医疗生活中应用最普遍的医学伦理评价方式。人们依据医学伦理的基本原则、标准和规范，对医务人员的医疗行为做出肯定或否定、赞扬或谴责的伦理议论，表明倾向性的态度。面对社会舆论，医务人员必须理智冷静地加以区别，以明辨是非、善恶、荣辱，虚心接受评价和监督，有则改之，引以为戒，纠正错误，无则加勉，实事求是，坚持真理，推进工作。

2.传统习俗 传统习俗（traditional customs）包括民族风俗、节日习俗与传统礼仪等，是人们在社会生活中长期积累形成的一种稳定的、习以为常的惯例、常规，是一种不言自明的行为趋向和行为规范，既被社会广泛认可，又根深蒂固地存在于人们的思想观念深处，约定俗成、潜移默化地起着规约作用。医疗领域中既存在着体现医学美德取向、专业价值认同等优秀的传统习俗作为医学伦理规范的重要补充，也存在着陈规陋习。因此，传统习俗作为评价方式时应注意要取其精华、去其糟粕，批判继承，吐故纳新，移风易俗。这是应用传统习俗评价时的理性态度。

3.内心信念 内心信念俗称良心（conscience），是一个人对自己行为进行善恶判断的内在伦理信念。医务人员的内心信念是对医学伦理思想、理论、原则规范的真诚信仰内化后所产生的责任感并身体力行。内心信念是巨大的精神力量，是医学伦理评价的重要方式，它通过良心发挥作用。内心信念是深刻的医德认识，是经过长期医疗实践、医德认识和医德修养的结果，具有稳定性和深刻性。稳定性是指医务人员的内心信念一旦形成，就不会轻易改变，而且在相当长的时期内影响并支配自己的道德行为。深刻性是指医务人员内心信念的形成，并非一朝一夕之事，是长期进行伦理学习和实践的结果，是伦理认识、伦理情感和伦理意志的统一。内心信念作为一种强烈的伦理责任感，推动医务人员进行伦理评价和行为选择，具有很强的约束监督作用。内心信念能发挥任何外力无法比拟的作用。

社会舆论、传统习俗和内心信念三种评价方式互相渗透和补充，相互作用，构成医学伦理评价方式的有机整体。社会舆论的形成是以人的内心信念和传统习俗为基础的，社会舆论和传统习俗能够促进内心信念的形成。三种医学伦理评价方式共同作用，决定医学伦理评价的广度和深度，也影响着医学道德修养境界水平的高低和医学美德的凝结。

讨论案例

患者，男，23岁，因"胸骨后良性肿瘤"住院，准备行手术治疗。术前一天，刚毕业的护士小王为患者做备皮、配血等术前准备，但患者拒绝抽血，再三解释后患者仍不接受。小王只好回到护士站向带教老师李某报告。李某听了小王的话，即到病房问患者："你为什么不同意抽血？"患者说："住院以后已抽了好多次血，昨天还抽了。我本来就有病，现在又要抽那么多血，不是要把我的血抽干了吗？而且我明天还要做手术，我怕抽血后会晕。"李某听后，大声说："抽一点血你都那么紧张，明天做手术时，还要砍断两根肋骨

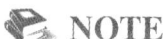
呢!"患者听了李某的话后,即刻收拾物品准备离开,他说:"我不做手术了,砍断两根肋骨我以后怎样生活啊?"原来患者的家属因担心患者知道手术的全部情况后,会引起情绪的变化,不利于患者的康复,故要求医生对患者有所隐瞒。医生根据家属的要求,权衡利弊后对患者要接受的手术避重就轻地向患者做了说明。患者听了李某的话,才知道手术的真相,故反应非常激烈。

主管医生和护士纷纷解释劝说,但患者坚持要出院,最后,护士长只好把患者在放射科工作的一名亲戚和麻醉医生请来,为患者做了大量的解释工作,患者才同意做手术。术后,患者卧床不动,甚至不肯翻身,伤口拆线后仍不肯下床活动,并经常说:"我断了两根肋骨,没有力气,我要很小心。"

请思考:

1.在该案例中,患者被刻意隐瞒了部分手术真相,医生的做法是侵犯了患者的知情同意权还是保护性医疗的行善行为?

2.请谈一下你对带教老师李某的行为如何评价。判断的伦理依据是什么?

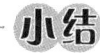 小结

医学伦理教育、医学伦理修养和医学伦理评价是医学伦理建设的主要内容和实践途径。医学伦理教育、修养、评价等,归根结底是为了培养医务人员良好的行为习惯与高尚的医学伦理品质,进而树立起职业伦理人格,成为精诚之大医。医学伦理修养强调个体的自我锻炼、自我塑造与自我教育,强调医学伦理素质的养成主要靠医务人员的内部因素和自觉行为;医学伦理教育则强调群体的外部施教和塑造过程,强调外部因素在医学伦理素养中的作用。医学伦理修养是医学伦理教育的基础,医学伦理教育则是医学伦理修养的外部条件,二者互相联系、相辅相成、互相促进。医学伦理评价是个体、社会对医务人员的言行举止所具有的伦理价值和伦理意义做出的判断,对于裁决、调节、引导和规范医务人员的医疗行为具有重要的现实意义。医学伦理教育、修养与评价作为伦理实践活动的环节,是不可分离的,共同为全方位地打造医务人员的伦理素质服务。

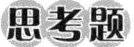 思考题

1.你对医德修养是如何理解的?

2.如何理解医德修养的根本途径是实践?

3.医德评价有哪些基本标准?其根本标准是什么?

(李德玲 首都医科大学)

练习题

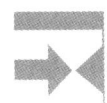

一、A1 型题

1. 以下对医德"审慎"理解不正确的是（　　）。
   - A. 用药如用兵
   - B. 用药如用刑
   - C. 戒慎恐惧
   - D. 胆欲大而心欲小
   - E. 力避有风险的患者

2. 公平合理分配基本卫生资源在微观方面的根据不包括（　　）。
   - A. 患者的年龄
   - B. 患者的身份地位
   - C. 治疗成功的可能
   - D. 患者的潜在贡献
   - E. 患者的科研价值

3. 作为医学伦理学基本范畴的权利是指医学关系中的主体（　　）。
   - A. 在道义上应履行的职责和使命
   - B. 在道义上应享有的权利和利益
   - C. 在道义上对周围人、事以及自身的内心体验和感受
   - D. 对自己应尽义务的自我认知和评价
   - E. 表现出行为前的周密思考和行为中的谨慎负责

4. 评价医德行为善恶的根本标准是（　　）。
   - A. 患者的个人意见
   - B. 患者家属的意见
   - C. 新闻媒体的认定
   - D. 社会主义医德规范体系
   - E. 有利于患者康复、有利于医学发展、有利于人类生存环境的改善

5. 美国医学家恩格尔所提出的新医学模式是（　　）。
   - A. 神灵主义医学模式
   - B. 生物-心理-社会医学模式
   - C. 自然哲学的医学模式
   - D. 生物医学模式
   - E. 机械主义的医学模式

6. 属于健康道德基本原则的是（　　）。
   - A. 知识性原则
   - B. 全心全意为人民服务原则
   - C. 医学人道主义原则
   - D. 人人参与原则
   - E. 协调性原则

7. 不属于医疗卫生界健康伦理责任的是（　　）。
   - A. 积极开展健康指导
   - B. 扩大城乡医疗卫生服务
   - C. 指定相应的地区性公共卫生政策
   - D. 开展有利于保护生态的活动
   - E. 促进防治结合

8. 在接触了传染病患者后,恰当的做法是（　　）。
   - A. 为了不引起患者的紧张,尽量少采取隔离措施
   - B. 为了避免被传染,尽可能少接触患者
   - C. 将日常医护工作交给患者家属
   - D. 按照标准操作规程实施检查和治疗
   - E. 尽量不告知其家属避免引起纠纷

9. 医患关系的特点不包括（　　）。

A.明确的目的性   B.价值利益的统一性

C.医学知识的不对称性   D.冲突的敏感性

E.情感的互惠性

10.医患关系的实质是(　　　)。

A.具有一定信托性质的契约关系

B.具有一定契约性质的信托关系

C.具有民事法律性质的行政法律关系

D.具有行政法律性质的民事法律关系

E.具有商品交换性质的经济关系

11.下列仅属于患者道德义务的是(　　　)。

A.交纳医疗费用   B.遵守医院规定   C.接受人体试验

D.尊重医者劳动   E.配合诊疗活动

12.下列仅属于医务人员道德权利的是(　　　)。

A.在注册的执业范围内进行医学诊查

B.对患者的不当决策进行特殊干涉

C.出具相应的医学证明文件

D.选择合理的医疗方案

E.参加专业学术团体

13.调适医患关系的道德要求不包括(　　　)。

A.尊重理解   B.情理至上   C.诚实守信

D.依法调适   E.求同存异

14.下列属于医际关系特点的是(　　　)。

A.权威性与配合性的统一   B.主导性与妥协性的统一

C.差异性与多样性的统一   D.主导性与平等性的统一

E.竞争性与自主性的统一

15.医生之间关系的道德要求不包括(　　　)。

A.尊重同道,彼此信任   B.取长补短,互相学习

C.精诚合作,互谅互让   D.求同存异,公平竞争

E.关照得失,和谐第一

16.在下列各项中对患者不会造成伤害的是(　　　)。

A.对患者的呼叫或提问置之不理

B.行为疏忽,粗枝大叶

C.强迫患者接受检查和治疗

D.知识技能低下

E.为治疗疾病适当限制或约束患者的自由

17.以下不能作为反对安乐死理由的是(　　　)。

A.导致医务人员的道德滑坡   B.阻碍医学科学的进步

C.侵犯患者自主的权利   D.违背医学目的与医生职责

E.给患者带来生存压力

18.以下关于临终关怀的说法中正确的是(　　　)。

A.现代临终关怀的倡导者是英国的桑德斯博士

B.临终关怀以解除临终患者痛苦为核心,以临终患者家庭为对象

C.我国临终关怀的服务主体是国家和集体,社会力量没有积极意义

D. 在服务层面上,我国的临终关怀坚持公立医院为主的模式

E. 临终关怀的主体应当是患者家属

19. 人体试验的首要原则是(　　)。

 A. 维护受试者利益的原则　　　　　　B. 知情同意的原则

 C. 实验对照的原则　　　　　　　　　D. 医学目的原则

 E. 科学性原则

20. 医学伦理修养的最根本途径是(　　)。

 A. 自我反省　　　　　B. 坚持实践　　　　　C. 以贤为师

 D. 坚持慎独　　　　　E. 伦理教育

二、A2 型题

1. 患者张某,因患有大骨节病来某医院诊治,医务人员发现此病较典型,欲拍摄多个部位的 X 线片作为教学资料,于是决定让患者又拍摄了双膝、双肘、双手、双足、脊柱等部位的 X 线片。以下说法正确的是(　　)。

 A. 医生未尊重患者知情同意的权利

 B. 促进医学教学和科研是患者的一项义务,医生的做法并无不妥

 C. 医生为了减少纠纷而不向患者说明情况是可以理解的

 D. 医生可不向患者说明,免费拍摄增加的部位

 E. 对患者无大伤害而对医院有利的事情能够得到伦理辩护

2. 一名患者突发心脏病被送医院急救,因没带押金,医生拒绝为患者办理住院手续,当患者家属拿来钱时,已错过了抢救的最佳时机,患者死亡。医生损害了患者享有的(　　)。

 A. 知情权　　　　　B. 基本的医疗权　　　　C. 保密和隐私权

 D. 自主权　　　　　E. 同意权

3. 患者宋某,男,56 岁,农民。因左小腿丹毒复发到某医院就诊,医生给他开了价格较为昂贵的新型抗生素,患者要求改用以前用过的较便宜且有效的青霉素。以下的伦理学分析正确的是(　　)。

 A. 治疗活动中医生有处方权,患者的要求是无道理的

 B. 治疗活动中医生有自主权,患者必须接受医生的意见

 C. 医生应向患者解释使用新抗生素的原因,若患者继续坚持应考虑其意见

 D. 医生的诊治权与患者的自主权发生冲突时,应无条件维护患者的自主权

 E. 若患者不服从医生的治疗方案,可让其到其他医院治疗

4. 一中年男性患者因急性阑尾炎住院治疗,手术后,主管医生为了使患者尽快恢复,给患者使用了一种价格比较贵的新型抗生素。但并没有同患者商量。患者恢复很快,几天后就可出院。出院时,患者发现自己需付上千元的药费,认为医生没有告诉自己而擅自做主,自己不应该负担这笔钱。该案例中医生所触犯的患者权利是(　　)。

 A. 平等的医疗权　　　　B. 疾病的认知权　　　　C. 知情同意权

 D. 要求保护隐私权　　　E. 患者的参与权

参考答案

5. 马某,男,52 岁,药理学教授,因患 2 型糖尿病到医院就诊,主治医生王某应考虑的医患关系模式是(　　)。

 A. 指导-合作型　　　　B. 共同参与型　　　　C. 主动-被动型

 D. 指导-参与型　　　　E. 被动服从型

三、请针对以下主题组织学生进行辩论活动

辩论主题 1:医德与医术何者更重要?

辩论主题 2：医生出差时在火车上遇到产妇临产，救助还是不救助？

辩论主题 3：在仅有一个可供移植肝脏的情况下，一位因多年酗酒而肝功能衰竭、急需肝移植的患者甲，与另一位因抓歹徒被歹徒刺伤肝脏，也急需肝移植的患者乙，若供肝与两位患者的组织相容性均匹配，应优先移植给谁？

活动步骤：①将学生分成正方、反方两组；②通过广泛阅读教材及参考资料，正、反双方搜集支撑材料；③各方分组讨论，推选参辩选手；④由正、反方辩手进行辩论；⑤同学代表及教师进行点评，教师要注意正确引导。

活动目标：加深学生对医学伦理学基本理论的理解和运用能力。

四、案例分析题

1. 近视已成为"国病"，我国青少年的近视问题在不断恶化。由于视力达标者大量减少，我国征兵标准对视力的要求也随之调整。2011 年我国征兵标准为陆勤人员右眼裸眼视力 4.9，左眼裸眼视力 4.8。2014 年征兵标准降低为右眼裸眼视力不能低于 4.6(折合 0.4)，左眼裸眼视力不能低于 4.5(折合 0.3)。

请思考：为了改变这种状况，政府、社会、家庭和个人应履行什么样的健康责任？

2. 某三甲医院的一名眼科博士，因急于为两位患者进行角膜移植，但找不到现成的供体角膜，便私自到本院太平间摘取一位刚病逝患者的角膜用于移植，使两位患者复明，手术成功。此事被死者家属发现后，死者家属以没有经过死者本人和家属的知情同意，严重损害了死者和家属的权益为由，把该医生告上法庭。经调查得知，接受角膜移植的两位患者与该医生没有特殊关系，死者生前与该医生没有利害冲突，该医生也没有牟取私利。

请思考：发生该事件的根本原因是什么？如何从伦理的视角评价该医生的行为？

3. 患者，武某，女，9 岁。因患急性化脓性扁桃体炎被收入儿科病房。当时高烧 39.5 ℃，经静脉滴注青霉素后，次日体温下降，第四日体温正常。该科某研究生为完成科研课题，需做正常儿童的无创的神经系统电生理检查。故选此儿童为受试者。受试后次日，家属探视时发现患儿头顶部皮肤有 3 个约 2 mm 直径的圆形丘疹样红斑。了解事情的经过后，对医院提出异议。家属认为，此做法不但违法，而且也是缺乏医学道德的表现。而医务人员不同意家属的看法，引起争执。

请思考：如何评价当事医生的行为？

五、材料分析题

1. 2017 年两会期间，全国政协委员、原卫生部副部长黄洁夫向媒体透露了一个颇为尴尬的事实：中国 2016 年捐献的心肺器官存在大量浪费。黄洁夫目前为中国人体器官捐献与移植委员会主任委员，他说："2016 年我国进行了 4000 多例的器官移植手术，保守估计可以做几千例肺移植手术。然而去年心脏移植 368 例，进行肺移植的手术仅为 204 例，大量的心肺器官被浪费了。"

目前国内肺尘埃沉着病患者报告人数超过 72 万人，肺移植是肺尘埃沉着病患者晚期唯一的治疗手段。肺移植的手术费用为 60 万～100 万元，中国大部分省市没有将该手术列入医疗保险。器官移植术后患者服用的药物也是一笔长期支出。肺移植患者术后每天要吃很多药物，有些人一天吃 12 粒，有些人一天吃 40 粒。肺移植后，患者需要长期服用免疫抑制药，避免身体的免疫系统对"新肺"发生排异。常见的免疫抑制药有环孢素、硫唑嘌呤、吗替麦考酚酯、他克莫司和泼尼松，这类药物的花费为每月五六千元。同时，由于免疫系统受到抑制，患者又要吃药防止真菌、细菌感染，还要服用其他相关的药物。

中国第一例"开胸验肺"的肺尘埃沉着病患者张海超，曾在微博上记录下自己术后用药的花费:肺移植术后需连续服用三个月抗病毒药物更昔洛韦,此药价格让人咂舌,价格为15700元,每月一盒,三个月即为47100元,加上服用抗排异药物的费用和复查费,每月费用在25000元左右。不说手术费,单此费用就让很多向往移植的肺尘埃沉着病患者望而却步。我当年在郑州振东耐磨材料有限公司工作三年半也没挣够这三个月费用的一半。

2012年,经历过两次肺移植手术的北京患者黄欢,坚持每周给北京市人力资源和社会保障局写一封建议信,争取药物纳入医保。2013年4月,北京市出台相关规定,将心脏(肺)移植术后抗排异治疗纳入基本医疗保险门诊特殊疾病。目前,四川、重庆等省市也逐渐将肺移植术后抗排异治疗纳入了医保,而肺移植手术仍然被拒在医保大门之外。

比器官更缺的是主刀医生。2015年10月,国家卫生计生委发布了169家器官移植医院名单,其中只有27家医院开展了肺脏移植项目。当年,国内三甲医院共有1236个。据黄洁夫透露,国内目前能做心肺移植的主刀医生仅20余人。

2016年,中国人体器官年捐献数量已居亚洲第一位、世界第三位。根据公开数据,截至2016年底,中国公民逝世后器官捐献累计近1万例,捐献大器官近2.8万个。2016年完成捐献4080例,捐献大器官11296个,较2015年提高近50%,每百万人口年捐献率(PMP)已达2.98,年捐献数量位居世界前列。

中国每年本有30万人可以接受器官移植手术挽救生命,"但是现在在我们官方登记等待器官移植的只有3.1万人。"作为全国政协委员,黄洁夫已经不止一次提案呼吁器官移植纳入医保。

请根据以上材料,分析当前我国器官移植及临床应用面临的主要伦理问题。

2.针对医疗行业"红包"现象屡禁不止的问题,国家规定,自2014年5月1日起,患者入住二级以上的医院,将会和医生一同签订医患双方不收和不送"红包"的协议书。社会各界对此反应各异。某医院在实行2个月后调查显示,只有一半医生表示认可。有的医生认为自己不被信任,医患双方都尴尬。被调查的患者中硬塞红包的人少了,但送红包的患者更加理直气壮……令人头疼的"红包"问题,有的时候是一个愿打一个愿挨,医生认为自己应得,甚至有的医生说,没有拿过患者红包的医生,不是好医生。有的时候却是双方的无奈之举。更有甚至是索要,由潜规则上升到明目张胆。医务人员和患者、医疗机构及其管理机构、社会学家和心理学家等社会各界对医疗领域的"红包"现象从不同的视角进行了分析。医疗"红包"现象已经成为医疗热点之一。

请谈一下你对"红包"现象的看法。

推荐阅读书目及推荐学习平台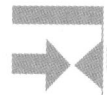

[1] [美]汤姆·比彻姆,詹姆斯·邱卓思.生命医学伦理原则[M].李伦,译.5版.北京:北京大学出版社,2014.

[2] [英]约翰·穆勒.功利主义[M].徐大建,译.北京:商务印书馆,2014.

[3] [美]保罗·卡拉尼什.当呼吸化为空气[M].何雨珈,译.杭州:浙江文艺出版社,2016.

[4] [美]谢利·卡根.死亡哲学:耶鲁大学第一公开课[M].贝小戎,蔡健仪,庞洋,译.北京:北京联合出版公司,2016.

[5] [美]阿图·葛文德.最好的告别[M].彭小华,译.杭州:浙江人民出版社,2015.

[6] [美]格雷戈里 E.彭斯.医学伦理学经典案例[M].聂精保,胡林英,译.4版.长沙:湖南科学技术出版社,2010.

[7] [美]Deborah Lupton.医学的文化研究:疾病与身体[M].苏静静,译.北京:北京大学医学出版社,2016.

[8] [英]Kathryn Montgomery.医生该如何思考:临床决策与医学实践[M].郑明华,译.北京:人民卫生出版社,2010.

[9] [美]霍华德·马凯尔.瘟疫的故事[M].罗尘,译.上海:上海社会科学院出版社,2003.

[10] [美]F. D.沃林斯基.健康社会学[M].孙牧虹,等译.北京:社会科学文献出版社,1999.

[11] 魏英敏.新伦理学教程[M].北京:北京大学出版社,2012.

[12] 王海明.新伦理学[M].北京:商务印书馆,2008.

[13] 邱仁宗,翟晓梅.生命伦理学概论[M].北京:中国协和医科大学出版社,2003.

[14] 杜治政.医学伦理学探新[M].郑州:河南医科大学出版社,2000.

[15] 何兆雄.中国医德史[M].上海:上海医科大学出版社,1988.

[16] 周俊,何兆雄.外国医学道德史[M].上海:上海医科大学出版社,1994.

[17] 李开复.向死而生:我修的死亡学分[M].北京:中信出版社,2015.

[18] 刘俊荣,刘霁堂.中华传统医德思想导读[M].北京:中央编译出版社,2011.

[19] 王一方.医学人文十五讲[M].北京:北京大学出版社,2006.

人文医学开放学院

主要参考文献

[1]伍天章.医学伦理学[M].广州:广东人民出版社,2004

[2]李勇,田芳.医学伦理学[M].3版.北京:科学出版社,2019.

[3]孙福川,王明旭.医学伦理学[M].4版.北京:人民卫生出版社,2013.

[4]孙慕义.医学伦理学[M].2版.北京:高等教育出版社,2008.

[5]丘祥兴,孙福川.医学伦理学[M].3版.北京:人民卫生出版社,2008.

[6]王明旭,曹永福.医学伦理学[M].北京:中国协和医科大学出版社,2015.

[7]李德玲,齐俊斌.医学伦理学[M].2版.西安:西安交通大学出版社,2018.

[8]刘俊荣.护理伦理学实用教程[M].北京:人民卫生出版社,2008.

[9]姜小鹰,刘俊荣.护理伦理学[M].2版.北京:人民卫生出版社,2017.

[10]李恩昌,郭继志,张杲.科学健康观与健康型社会[M].北京:人民军医出版社,2011.

[11]王明旭,尹梅.医学伦理学[M].2版.北京:人民卫生出版社,2015.

[12]彭瑞聪,高良文.中国卫生事业管理学[M].长春:吉林科学技术出版社,1988.

[13]刘俊荣.医患冲突的沟通与解决[M].广州:广东高等教育出版社,2004.